謹將本書獻給我已故的瑜伽恩師德悉卡恰（T. K. V. Desikachar），感謝您堅信我會找到屬於自己的真理，我最大的希望就是藉由本書證明您對我的信心。

獻給我的哲學老師隆・皮薩圖洛（Ron Pisaturo）——這門課永遠都上不完。

最後，我也要把本書獻給格倫・馬可斯（Glenn Marcus）。人在一生當中很難找到真心好友，更難找到充滿愛心的人生導師，他所求的不過就是引導你找出最好的自己。能在同一個人身上找到這兩種角色，簡直是奇蹟。馬可斯，你確實獨一無二。

——雷思利・卡米諾夫

獻給所有開拓前方道路的師生——特別是菲利普，我最早的學生之一，同時也是我的老師及摯友。你的好奇心和樂意探索的精神，在我剛踏上教學之路時啟發了我。友誼長存我心。

——艾美・馬修斯

目次

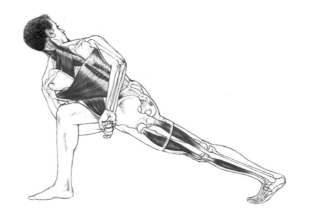

瑜伽解剖書

增修三版

解開瑜伽與人體的奧祕

作者　雷思利‧卡米諾夫 ＋ 艾美‧馬修斯
繪者　莎朗‧艾里斯 ＋ 莉迪亞‧曼
譯者　謝維玲 ＋ 林侃璇

YOGA
third
edition
ANATOMY

YOGA
ANATOMY

third
edition

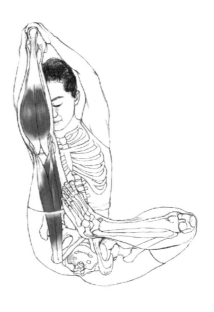

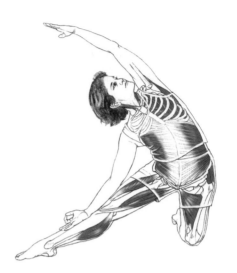

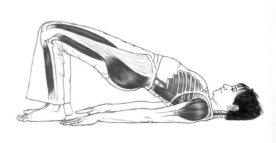

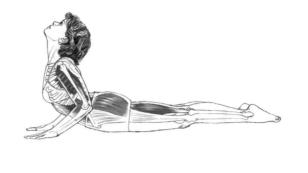

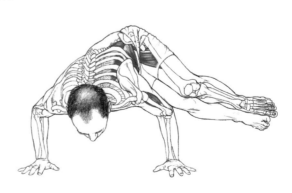

PREFACE

三版序

　　在完成前一版的工作整整十年之後，我很高興能為我們的《瑜伽解剖學》第三版撰寫序言。我與好友艾美・馬修斯，還有我的妻子兼工作夥伴莉迪亞・曼合作，過去這一年間的經驗對我們所有人來說都是一次非同尋常的劇變和挑戰。正如這麼多人受到持續蔓延全球的新冠肺炎疫情影響，我們也脫離了之前習以為常的地方、人際關係和生活習慣。過去一年絕不是可以遠離世間紛擾安靜寫作的時機，而充滿了獨特且空前未有的挑戰，但在 Human Kinetics 出版社團隊的大力支持下，我們的小組得以克服所有挑戰。

　　《瑜伽解剖書》自 2007 年首次出版以來，不僅被用作培訓瑜伽教師的標準教材，也成為我們這兩位作者職業生涯的標杆。在隔離幾乎不間斷的去年之前，艾美和我一直在旅行，為世界各地的學生開設工作坊和培訓課程。學生認識我們的原因，大多是因為我們是本書作者，本書的前兩版已經印刷了超過 100 萬冊，並翻譯成 26 種語言。

　　當我們回首看待十年前寫下的文字，發現自己現在會以不同的方式解釋，我們身為教學者所學到的教訓和經歷過的成長就會變得顯而易見。為何這個版本體現了與前一版不同的基調，就是出於此因。我們梳理了文本，將「他」或「她」替換為「他們」這種中性的主詞或受詞。我們還將許多冠詞「這個」替換為「我們的」或「你的」，就像用「你的膈膜」來代替「膈膜」一樣。這些只是我們目標中的幾個面向，希望激起讀者和瑜伽修習者的探究精神，而不是抽象地說出解剖學上確定或規定的陳述，彷彿每個人的身體並無二致。我們抱持這種精神，在本書中加入「重點提示」的專欄，寫出對於有漏洞的解剖學假設，或有問題的教學指示，我們懷抱了哪些反對觀點。

　　此外，我們在前言和現有章節中擴寫並澄清一些哲學內容，並加入新的第一章〈解剖學的故事〉，本章由我們兩人共同撰寫。以骨骼和肌肉系統為主題的第二章和第三章已經更新內容，並加入全新的第四章：神經系統。艾美在其中巧妙地總結了神經系統與瑜伽最相關的關鍵結構和功能。

　　我大幅增加了第五章和第六章的內容，這兩章的主題分別是脊椎和呼吸。我寫進更多關於椎間盤解剖學知識和損傷、背痛與情緒的內容，也包括一段對呼吸的總結，這段文字囊括了一些深奧且隱喻性的瑜伽剖析。我們把脊椎和呼吸的章節從本書第一部分的開頭移到末尾，這個想法是艾美提出的，剛開始我不贊同，但現在我同意這樣會讓內容更加循序漸進。

　　莉迪亞為本書全書描繪了賞心悅目的新插圖，從 15 年前的專案構思開始，莉迪亞就一直是瑜伽解剖書團隊的重要成員。她曾是專案攝影師、原版封面設計師、資訊設計師和整體來說的「作家鞭策者」。她現在是正式的專案插畫家，第三版中的所有新插圖都是她的作品，包括每個體位法旁邊的可愛火柴棒人簡筆圖。

　　我們很有信心，新版《瑜伽解剖書》將繼續成為瑜伽教師、修習者及各種健身運動的實用資源。我們樂於編寫本書，同樣地，也希望你樂於使用本書，並繼續讓我們得知你的使用經驗。另外，如果往後十年剛巧還有機會可以重新檢視本書資料，我們也保留讓觀點隨時間發展進步的權利。

雷思利・卡米諾夫

2021 年 1 月 30 日於麻州鱈魚角

ACKNOWLEDGMENTS

致謝

如果沒有這個極其才華洋溢且全心投入的團隊不斷提供寶貴支援，這本書根本不可能成真。Lydia Mann 是我人生、工作和感情上的真摯夥伴，也是位優秀的設計師、畫家和好友，支持著我走過出書計畫的每個階段：蒐集資料、整理和編排文章結構。她也拍攝大部分的照片（包括作者近照），並設計美國版封面，和接手本書第三版的新圖片繪製工作。沒有 Lydia 的技術和協助，這本書現在恐怕還在我大腦和硬碟之間漫遊。

艾美·馬修斯是一位才華洋溢的同事和合作夥伴，她負責的部分是本書的主幹，也就是詳細且創新的體位法分析，另外她也負責編寫或共同撰寫體位法分析章節的多數內容。我所經歷過最收穫豐碩也最有價值的職涯關係，便是與艾美共事。

Human Kinetics 出版社的編輯、製作和行銷團隊是由堪稱世界級的合作夥伴所組成。在即將截稿的時候，我們努力把非常多散落的部分整理統合，我由衷感謝他們當時展現的專業程度和彈性。

對於《瑜伽解剖學》原版的製作成果，我對我的家人深表感激，包括 Uma Elizabeth McNeill 和我的兒子 Alex、Jai 和 Shaun。在我構思、撰寫和編輯這本書原版的三年時間裡，他們始終用耐心、理解和愛來支持我。他們犧牲了許多原本可以與我共度的時光，才讓這份工作得以完成。我也要感謝我的父母親，感謝他們過去這五十年來支持自己兒子這麼獨樹一格的興趣和職業。允許孩子去尋找自己的人生道路，這大概是做父母的所能給予兒女最好的一份禮物。

我要感謝在這一路上教育我、啟發我、還有指導我的 Swami Vishnu Devananda、Lynda Huey、Leroy Perry Jr.、Craig Nelson、Gary Kraftsow、Yan Dhyansky、William LeSassier、David Gorman、Bonnie Bainbridge Cohen、Len Easter 和 Gil Hedley，我也要感謝過去與現在所有的學生和顧客，他們是我最忠誠也最嚴厲的老師。

我要感謝所有為本書示範的模特兒：Amy Mathews、Alana Kornfeld、Janet Aschkenasy、Mariko Hirakawa（本書美國版封面模特兒）、Steve Rooney（他還出借了國際攝影中心的攝影棚供我們拍攝大部分的照片）、Eden Kellner、Elizabeth Luckett、Derek Newman、Carl Horowitz、Jason Brown、Jyothi Larson、Nadiya Nottingham、Richard Freeman、Arjuna、Eddie Stern、Shaun Kaminoff、Uma McNeill，和 Lydia Mann。我也要感謝奎師那瑪查瑞瑜伽中心（Krishnamacharya

Yoga Mandiram）同意我們使用瑜伽宗師奎師那瑪查瑞（Sri T. Krishnamacharya）的肖像，作為繪製大身印和雙腿併攏根式圖解參考之用。

其他為本書提供寶貴協助的人還有 Jen Harris、Edya Kalev、Leandro Willaro、Rudi Bach、Jenna O'Brien、Sarah Barnaby，以及呼吸計畫中心所有的老師、工作人員、學生和支持者。

——雷思利‧卡米諾夫

我想再次感謝雷思利慷慨的胸襟。自從 2003 年他主動邀請我參加「呼吸計畫中心」（The Breathing Project）以來，他始終堅定地支持我的教學方法，並向他的學生推薦我的課程和工作坊。在我們這些年的合作中，我們在呼吸計畫中心開設課程，並創作、修改和重新構思這本書，他和我在運動、教學、解剖學、瑜伽和哲學這幾個方面多次對話，幫我修改精煉了想說的話以及描述的方式。

對於我現在能成為這樣的教育者，我要感謝我的家人。我的父母鼓勵我提問、查閱資料，和自行研究。他們性格慷慨、尊重他人並為人正直，這些都成為我許多價值觀的基石。

感謝所有鼓勵我對事物抱持好奇心和熱情的老師。Diane Wood 是我高中時期最鼓舞人心的老師。她以溫暖、幽默和仁慈，在嚴謹和批判性的反思之間找到了平衡，這是我希望在自己的教學中也能企及的目標。我大學的導師，已故的 Karen J. Warren，讓我走上了一條探究背景、價值觀和生態女性主義哲學的探索之路，這條路持續影響著我現今的工作。Alison West、Irene Dowd、Gil Hedley 和 Bonnie Bainbridge Cohen 在過去 20 年裡都是重要的教師，他們激勵我進行嚴謹的探索，質疑我的假設，並拓展我的想法。

如果少了以下這些了不起的人們，本書的第一版和第二版就無法問世：我的摯友 Michelle 與 Aynsley；一路支持我完成初版的夥伴 Karen；身心平衡技法的「小夥伴」：Wendy、Kidney、Elizabeth、Michal 和 Tarina；歡迎我在加州任教的身心平衡技法研習學員，尤其是 Moonshadow、Raven-Light、Sarah、Michael、Rosemary 和 Jesse；提醒我要察覺自身感覺的 Chloe Chung Misner；還有紐約的呼吸計畫中心的學生和員工。

在第二版出版後的幾年裡，我有機會和幾位出色的同事一起合作成為教師。非常感謝 Thomas、Mary Lou、Friederike、Jens、Walburga、Gloria 以及所有與我共享課堂和對話的 BMC 師生。

Sarah Barnaby 是我的摯友，也是我珍視的同事、合作夥伴和共同創作者。我們在嬰兒計畫（Babies Project）中所做的事，以及我們為幫助嬰兒和照護者所做的工作，是我此生中極為自豪的事情。謝謝你帶來啟迪的異想天開、批判性的對話，還有雞尾酒。

對於 Paul 所做的一切，我深表感激。你深得我心。

——艾美‧馬修斯

INTRODUCTION

前言

　　這本書在探討瑜伽體位法，包括姿勢、運動和呼吸練習，檢視的工具是解剖學、運動學和生理學，這些學科是對於人體結構、力學和功能的研究。共同撰寫本書的兩位作者對於東西方哲學都有深入的研究，並終身致力探索人體結構、動作和意識。

　　無論在巨觀或微觀層面上，瑜伽和解剖學這兩大領域的內容皆難以窮盡，任何人皆可依自己所好，從中挖掘出無限的樂趣及運用。因此，我們的目的是從瑜伽修習的角度出發，把最有價值的解剖學重點，介紹給老師和學生。在寫作本書時，我們一直留意要在簡明易用的資訊以及知識詳盡的資訊之間找到平衡，這成了書中文圖要描述哪些內容的指導原則。

作者

　　我們兩人（艾美和雷思利）是將近 20 年的朋友和職場同事，在這段時間裡，我們發展出一套動態的工作過程，彼此的技能、興趣和經驗有所差異但又能互補。本書的觀點根植於許多我們深信不移的基本原則，從本書中我們共同撰寫的章節（前言、第一章和第七章）就能看出那些價值觀。在我們喜好和專長分歧的領域，我們會輪流接手著述特定章節。艾美撰寫第二、第三和第四章，分別關於骨骼、肌肉和神經系統。雷思利撰寫第五和第六章，關於脊椎和呼吸。在體位法分析的部分，我們攜手以最初使用的方式來分析體位法。艾美負責仔細拆解關節和肌肉動作，她運用自己身為認證合格的運動分析師、身心平衡技法教師和全方位的解剖鬼才所受的訓練來完成任務。每個體位法中探究呼吸的段落則由雷思利負責，他受 T.K.V. 德悉卡恰那套著重呼吸的瑜伽療法傳統啟發，進行經年累月的學習和教學後，憑藉此經驗完成這部分內容。

基本原則

　　瑜伽哲學講的是我們內在深處的某樣事物——真我。人們常把這個探尋的目標說得很神祕，暗示真我存在於某個非物質層面。歷史上，這種觀點將身體和靈魂（也就是物質和靈性）

視為分歧的兩者，並把肉體描繪成邁向解脫的阻礙，而不是其載體。

　　本書當中，我們採取不同的立場：若要完全實現自我，方法之一就是與肉體一同踏上旅程，並且踏上肉體之內的旅程，而不是貶低或超脫肉體。這個觀點不只能幫我們更全方位了解解剖學，還能讓我們直接體驗到可以產出瑜伽核心概念的現實。我們得到以下結論：瑜伽最深奧的義理，即為對人體系統運作的精微認知。從我們的角度來看，瑜伽的主體和客體就是自我，而自我是肉體不可分割的屬性。

修練、內省和臣服

　　我們所承襲的最古老教義，有一部分源自數百年來對各種生命形式和現象的觀察，這些對人類活動和行為的觀察催生了瑜伽練習（kriya yoga，意指行動瑜伽）的一種定義，並由巴坦加里（Patanjali）闡釋於經典中、由尼布爾（Niebuhr）在他著名的「寧靜禱文」中重新表述。「我們是否能尋求自我觀照（swadhyaya，意指內省）來區分哪些是我們能改變的事物（tapas，意指苦行），哪些是我們不能改變的事物（ishvara praidhana，意指臣服於神）？」這個問題說明了瑜伽練習的內涵。

　　這個問題成了我們研究瑜伽解剖學的關鍵動力，並深刻影響我們所有的教學方法。從我們第一次嘗試練習和教授體位法開始，許多相關問題就隨之而生。為什麼有些身體姿勢相對容易，有些卻如此困難？為什麼有些動作我們做來容易，他人卻需費力掙扎，且相反情況亦然？此外，為什麼我們很容易克服某些難關，但卻對其他困難束手無策？我們應該投入多少精力來克服自身的障礙？何時應該臣服於難以改變的事情？

　　克服（tapas）和臣服（ishvara praidhana）都需要付出努力，因為臣服本身就是一種意志行為。這些持續存在的基本問題會產生每天似乎都不同的答案，如同我們的身體一樣。這就是我們必須不停叩問的原因。

歡迎來到我們的實驗室

　　瑜伽的內涵可供解剖學深入鑽研，而這根植於生命力如何透過身、心與呼吸的流動展現自己。瑜伽那些古老的象徵性語言，都是過去幾千年來數百萬瑜伽追隨者親身實驗的結果，只是他們使用的流程並未收錄在西方解剖學的語彙當中而已。

　　本書並未試圖將生命能量、脈輪、經脈等隱喻性的語言翻譯成解剖學中對應的詞彙，而是為我們都擁有的「實驗室」（身體）進行一場導覽。我們希望為所有瑜伽系統共通的操練原理打下穩固的基礎，而不是提供練習特定瑜伽系統的指導手冊。

　　我們在關於骨骼、肌肉和神經系統的章節中踏上探索身體實驗室之旅。對這些系統的基本知識以及描述知識所使用的術語，會奠定紮實的基礎，幫助我們整合體位法分析當中更複雜的資料。在體位法分析的內容中，我們推崇動態、相互關聯的瑜伽觀點，並依此提供關於正位、呼吸和自我覺知的資訊和提問，幫助你進行自我探索。如此一來，我們得以避免用刻板又受限的方式去分析體位法、列舉其優缺。

　　因為瑜伽練習相當強調呼吸與脊椎之間的關係，所以我們會特別關注，以單獨章節來闡述。在過程中，當我們對關於體位法提示、脊椎安全和呼吸的許多誤解提出挑戰時，會發生一定程度的「打破迷思」。你可以參考特別強調這些資訊的「重點提示」和邊欄短文。

我們已具足一切

　　古代瑜伽行者認為，我們事實上擁有三種形體：肉體、星芒體與因果體，從這個角度來看，瑜伽解剖學研究的就是能量如何在這三種層次或三種「體」裡微妙地流動。本書目的不在於支持或反駁這個理論，而是單純提供一種觀點，那就是此刻你的身體和心靈正在一個重力場裡呼吸。從真正意義來看，你可以期待從修習瑜伽的過程中得到許多好處，你的思考會更清晰、呼吸會更輕鬆、行動會更有效率。事實上，這也是我們對瑜伽修練的定義和可能的出發點：它是身、心與呼吸的合而為一。

　　另一個古老原則告訴我們，瑜伽練習的重點在於去除阻撓身體正常運作的障礙，這道理聽起來很簡單，卻跟我們的一般認知背道而馳，我們通常會以為問題出在身體缺乏或失去某種東西，但此一理解瑜伽的古老原則啟迪了我們，我們的身體已經具足擁有健康快樂所需要的一切，只要去辨認並消除阻撓身心正常運作的障礙就行了，「就像農夫把堤防挖開，讓水流到需要灌溉的農田裡。」[1]這對任何人來說都是好消息，不論我們年齡是大是小，意志是否堅定，身體是否靈活，只要有呼吸和心靈，瑜伽就可能存在。

　　在這個脈絡下，體位法練習便成為一種有系統的探索，讓我們得以消除阻撓呼吸和姿勢的內在支撐力的障礙。除非我們藉由瑜伽這類練習（苦行）刻意改變身體，否則這些姿勢及呼吸習慣就會無意識地運作下去。我們經常把瑜伽稱為一種控制下的壓力經驗，原因就在此。

　　我們鼓勵你運用體位法來揭露既存的內在和諧，而不是對人體強加秩序，但這並不代表我們不重視正位、擺放位置和順序安排的問題，我們只是主張姿勢健全是達到目的的手段，本身並不是目的。我們不是為了練瑜伽而活著，我們是為了活著，更輕鬆、喜悅、優雅地活著，而練瑜伽。

---

1. 出自巴坦加里的《瑜伽經》（*Yoga Sutras*）第四章第三節，德悉卡恰翻譯。

ANATOMY AS A STORY

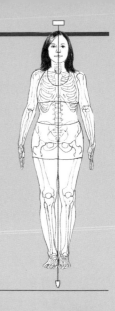

解剖學的故事

CHAPTER 1

　　瑜伽和西方解剖學的學問既深入且豐富，提供我們方法，讓我們整理對自我的認識，以及了解我們如何運動、思考、感受和體驗世界。這些研究讓我們得以思考以下問題：生命的本質、生而為人的意義、我們的存在是如何開始，以及其目的可能是什麼。

　　本書中，我們將深究這兩種學問是如何交會：當我們把西方解剖學資訊應用在瑜伽時，我們可以收集到什麼資訊，會出現什麼問題，可能會有什麼新的觀點？在前六章中，我們將詳細探討一些概念，這些概念可能有助於你在分析體位法的章節中進行探究。

　　不過，在我們深入探究之前，重要的是要認識到每種瑜伽和解剖學的研究都會帶來獨特的視角或背景，帶來一種觀察世界的觀點。這兩種研究都提供了圖表，可用來組織我們的觀察，以及命名我們之所見，但圖表不同，分別乘載了不同文化的印記，並表達不同的價值觀。

　　我們身為作者，作品也受到自己的經歷和價值觀影響，寫出的內容反映了我們的背景。我們學過西方哲學，也跟著德悉卡恰學過瑜伽。雷思利在運動醫學和徒手治療所下的功夫形成了他的觀點，而艾美的觀點也受身心動作技法影響。察覺各種方法的背景和視角有其重要性，我們因此才能了解什麼樣的（以及出自何人的）價值觀正在影響我們的研究樣貌，同時我們也才得以選擇自身的背景、價值觀和世界觀要在哪些方面和這些視角產生互動。

我們稍後會在本章中大致描述傳統解剖學和運動學原理的基本背景。但首先，讓我們進一步了解背景和圖表的含義。

背景

當我們看到人們練習體位法（或者走在街上、打籃球、洗盤子），可以注意到很多細節：他們穿著什麼、他們的身形、哪邊的身體部位在運動、髮色、皮膚、眼睛、他們移動的速度有多快或多慢等等。

根據這些初步觀察，我們通常會無意識、自然而然地心生假設，比如眼前此人的性別和年齡、健康程度、經濟階層和教育水準，甚至心情和情緒的狀態。初步的觀察和從中得到的結論都是由我們所觀察的視角所決定。我們可能以為自己是中立的旁觀者，但在第一時間注意到的事物，其實就反映了我們選擇去了解什麼。[1]

如果我們觀察世界的視角形塑了自己的見聞，那麼是什麼形塑了我們採用的視角？答案是我們的背景。從嬰兒開始，我們學著使用對自己有意義的方式來組織所見所聞，把父母和其他照顧者所教的事物、我們聽到和告訴自己的故事，以及同儕的種種經歷編織在一起。

家庭、文化、教育，都深深地融入了我們的背景框架中，其中還包括生活中所接收到的資訊，關於何為真實、應該信任誰、應該期待什麼，以及在哪裡能找到價值，所有這些或隱或顯的資訊。無論我們選擇接受還是排拒這些影響，它們在某種程度上都成為我們對自己和他人期望的基礎。當我們談起世界如何運作，無論是從個人還是文化社群，此一背景都會成為故事的框架。

地圖並非疆域

阿爾弗雷德·柯日布斯基（Alfred Korzybski）創立了通用語義學（general semantics），他用「地圖並非疆域」這句話來說明對於某物的描述不同於某物本身。地圖在有必要時會省去部分細節，讓其他部分能清晰地顯示出來。（這個假設在於，如果一個地區的所有細節都顯示在地圖上，就會有太多資訊，讓人無法做出好的選擇。

瑜伽和解剖學領域包含許多不同圖表，這是需要記住的重點。對於何為真相、探究的內容是什麼、甚至該如何定義瑜伽或解剖，這兩項研究都沒有一致的單一觀點。我們身為作者，是從自己的經驗和觀點出發。如果你有不同背景，希望你能對我們提供的想法產生興趣，並觀察我們之間有哪些雷同的想法。

---

1. 在身心平衡技法的軀體實踐中，我們使用「感覺前運動聚焦」（presensory motor focus）一詞，描述使自己傾向於看到某些事物的行為。這個動作被認為是既是有意識的過程，也是無意識的。我們的感官隨時都在接收大量訊息，「感覺前運動聚焦」也是篩選過濾訊息的一環。

相反地，要做出一張地圖，它所描繪的區域比目標領土還要小，這也是不可能的事，因為如此一來這張地圖就稱不上是地圖。）

地圖很有用，可以告訴我們當前位置，以及如何到達我們想去的地方。但所有圖表的效用都會直接受到其顯示的內容與我們需要找到的內容之間的關係所影響。圖表會以明顯（和沒那麼明顯）的方式表現出一組價值觀。製作圖表的人會規劃圖表上所顯示的東西，以滿足目標受眾的需求和期望，並使圖表與背景相符。

圖表是背景和價值觀的表達，這一觀點很重要。當我們看圖表時，我們用它來了解自己和身處的世界，了解我們用來解釋自然和科學、文化和語言、身體和關係、哲學和學習的想法。我們看到的事物正表露了我們的背景和價值觀。

在本書中，我們使用解剖學和運動學（以及一些生理學）的生物學研究來談論以體位法（身體姿勢）的方式學習瑜伽。我們相信，解剖學和瑜伽都是相當有用的研究，給予我們框架，用於探索身體和意識的體驗。這些框架為我們提供了交流這些體驗的語言，從中學習並授予他人。

瑜伽和解剖學提供的圖表有其局限，我們提供的描述和解釋可能不符合你的經驗，或是可能用無益的方式限制了你對事物的看法。我們敦促你在閱讀本書時併用自身的生活和經驗，這些想法可能會進一步證實你在自行研讀中所發現的事物，也可能會挑戰你過去獲得的知識。如果你的經驗不符合這些圖表，那麼請珍視你個人的過去經歷、經驗和知識，做出屬於你自己的圖表。

定義圖表中的用語

要利用解剖學的圖表，我們先從概述這種觀點的潛在結構並定義基本用語開始。

生物學（從字面來看就是生命科學）是一個涵蓋解剖學、運動學、生理學和胚胎學的研究領域。世界各地的人們已經探索這些自然科學知識數千年，儘管它在 18 世紀末才在歐洲被命名為生物學。我們今天

哪些部位值得命名，以及如何識別這些部位，這是牽涉價值觀、觀點和背景的複雜問題。在生物的有機整體之中，沒有哪個部位單獨存在，而英文的「解剖」一詞源自希臘語和拉丁語的「切割」。無論我們在談的是手術刀，或是把不同事物區分開來的概念，基本原理都一樣：解剖學既是以鋒利工具來講述的故事，也是對世界觀的表述。

在生物學中所研究的東西是由西歐的啟蒙時代所塑造的，奠基於當時流行的理論，認為身體如同機器，劃分成共同運作的最小部件便可加以理解。生物學的詞彙源於希臘語和拉丁語，生物學家傾向以發現身體部位之人的名字來予以命名，此時逐漸發展增加。

生物學有許多分支，我們會探討下列幾種：

· 解剖學研究的是生物及其部位的結構。此領域的一大重心是為我們體內巨觀（裸眼可見）和微觀的結構命名。

· 運動學研究我們的肌肉骨骼如何運動，包括肌肉對關節的作用和關節的活動度。

· 生理學是對生物及其各部分功能的研究。肌肉收縮、神經溝通、骨骼密度都被認為是生理功能，一如細胞、組織、器官和系統的新陳代謝、生長和運動。

· 胚胎學研究的是生物從受孕開始，到最初 8 到 10 周於子宮內的發育。

細胞、組織、器官和系統

生物學的基本理論在於細胞是生命的基本單位，所有生物都由一個或多個細胞組成。基本形狀和功能相同的細胞會構成組織來運作，不同類型的組織共同工作以執行特定功能是為器官。每個器官在體內都有一種以上的功能，並且可能隸屬於不只一種的身體系統。

身體系統由器官和組織形成，這些器官和組織在概念上被分為一組，在身體中發揮特定的作用。有些系統的名稱是描述其功能，包括消化系統、呼吸系統、排泄系統、免疫系統，和循環系統。其他系統的名稱則比較像是在描述它們的組織或器官，例如骨骼系統、結締組織系統、肌肉系統、神經系統、內分泌系統，和心血管系統。

身體系統並非截然分立的器官群，每個器官都在多個身體系統中發揮作用，所有身體系統相互依存且相互調節，有時互動方法甚至很驚人。

運動

我們做的每個動作，都與人體各個系統息息相關。沒有神經系統、循環系統、內分泌系統、呼吸系統、消化系統、免疫系統、結締組織、體液、骨骼系統、韌帶、肌肉系統（這些還只是其中一部分而已），我們就無法執行呼吸動作，或者舉起手臂彎下腰來做出站立前彎式，更別提蹬起身體完成手倒立式了。

人體系統的動態平衡

無論我們把注意力轉向身體哪個部位，與之相關的系統都不止一個，例如骨骼通常被視為骨骼系統的一部分，但骨骼在循環、神經、免疫、內分泌等系統裡也扮演著重要角色：紅血球與白血球生產自骨髓，因此骨骼屬於循環及免疫系統的一部分；神經元需要鈣質才能正常運作，因此骨骼屬於神經系統的一部分；骨細胞所分泌的荷爾蒙牽涉新陳代謝，因此骨骼也屬於內分泌系統的一部分。

事實上，沒有一個系統能單獨運作。例如沒有循環系統，其他系統如呼吸、內分泌及消化系統就無法將氧氣、荷

請記住，這套細胞、組織、器官和身體系統的理論是一張圖表，是能幫助我們整理關於身體運作方式知識的構想。細胞、組織、器官和身體系統的功能並非以井然有序的結構或層次呈現，尤其是身體系統，完全不像它們通常在構想中所呈現地那樣涇渭分明。

爾蒙和養分配送給身體細胞；如果沒有神經系統，人體就無法協調四肢肌肉或調整血管的擴張程度，或將足夠的血液輸送到骨骼、大腦、心臟或肌肉。所有人體系統都是重疊且互相依存的（見圖 1.1）。

我們在研究運動時如果只著重兩、三個身體系統，就有可能過度簡化身體每個系統在運動練習中所產生的奇妙作用。然而另一方面，我們也可以深究幾個焦點，探索令人難以置信的複雜性，讓我們的整體體驗更加豐富。為了達到本書目的，我們將更詳細地討論骨骼、肌肉、呼吸和神經系統的功能，然後聚焦在說明骨骼和肌肉系統中可能發生什麼情況以創造體位法。從任何一個起點開始，都可以讓我們了解體內的所有其他系統和組織。

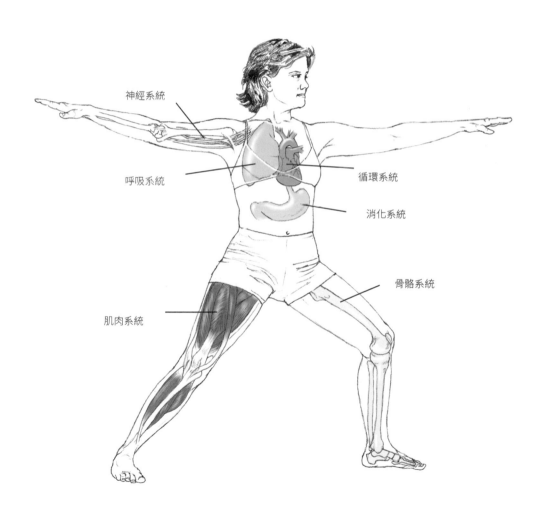

圖 1.1
數個人體系統：神經系統、消化系統、呼吸系統、循環系統、骨骼系統與肌肉系統。

理解運動系統的有用構想：神經肌肉骨骼系統

骨骼系統、肌肉系統、結締組織（或筋膜）系統和神經系統被分類成獨立的身體系統。如前所述，這種將個別身體系統細細策畫出來的解剖學理論是基於一種觀點，那就是把身體視為一台機器，可以劃分出最小部件，然後按照複雜和重要的層次結構構建起這些部件，以此設法描述身體的運作。

現在我們知道身體不是機器。我們並非被建造而成，而是自己成長起來的。把身體各部分分開理解，導致我們忽略了細胞、組織、器官和系統之間相互作用所產生的基本功能。尤其是在目前對人體免疫功能的研究中，越來越多人認為與其把某組器官稱為是一個系統，不如把不同（和不斷變化的）的一系列事件視為應對當下需求所採用的適應模式。因此，與其說是內分泌系統，不如說是內分泌反應或內分泌功能。

然而，身體系統的模型仍然存在。因此，我們建議研究每個系統的器官和組織如何相交成動態的整體，這個整體可以稱為我們的運動系統：神經肌肉骨骼（或骨骼神經肌肉或肌肉神經骨骼）系統。雖然我們可能會單獨觀察肌肉、筋膜、神經和骨骼，但當我們還要處理自身與重力和空間的關係、設法做出直立姿勢、餵飽自己、使用工具、在世界中穿行和創造變化的時候，這些組織是緊密相關的。

此系統的骨骼部分是由骨骼、韌帶和關節組織（滑液、透明軟骨、纖維軟骨盤和楔狀骨）所組成。肌肉部分由肌肉和肌腱組成，它們穿過關節空間並附著在骨骼上。神經部分包括向肌肉發送運動訊息的運動神經、蒐集資訊並提供回饋的感覺神經、神經膠質細胞，以及其他神經細胞，負責處理和計畫肌肉動作的精細順序和時間，並記錄運動模式以備將來參考。所有這些組織（神經、肌肉、肌腱、骨骼、韌帶和關節）都由結締組織層組成或包裹在結締組織中，這些結締組織提供了連結和區隔、交流和分離的功能。

結論

在接下來的三個章節中，我們會研究骨骼系統、肌肉系統和神經系統，以及這些系統如何共同作用於身體以產生運動，我們會先開始探討骨骼系統。[2]

當你閱讀時，請記得要根據你自己運動經驗的圖表來檢視書中概念。我們提供的想法是否能給出新的視角？這會讓你想起已知的事物嗎？你如何依照自己的身體狀態組織構建起各種事物？

2.我們知道自己並未在書中納入把結締組織視作獨立系統的一章。在其他三章當中，每一章都會談到結締組織的面相，你也能找到許多文章和書籍專門討論筋膜以及其他類型的結締組織。

SKELETAL SYSTEM

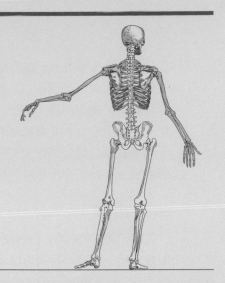

骨骼系統

CHAPTER 2

　　骨骼是一種不可思議的結構，扮演了身體中生理功能的重要角色，包括合成荷爾蒙和血液，以及儲存鈣質和重金屬，而且堅固得足以在我們的施力下抵抗崩解、輕盈得足以在空間中移動，又強韌得足以適應來自四面八方的壓力。

　　韌帶的作用同樣很神奇，既有足夠的彈性可以讓關節進行三度空間活動，也有足夠的強度可以調校並引導巨大力量，使之跨越關節空間，從一塊骨骼傳到另一塊骨骼。

　　從運動的觀點來看，我們的骨骼和韌帶傳遞了由重力的牽引和肌肉動作所引起的壓力和張力。當我們筆直站立時，這項機制能把頭部的重量轉移到地面上；它也能把腿部肌肉產生的力量轉移到手臂上，我們就能投球了。

　　骨骼系統的活動發生於許多層面。在細胞層面上，每個細胞會不斷重複進行分解和建構骨基質及韌帶纖維這個過程。在組織層面上，每個骨骼與韌帶都具有某種程度的能力，可以因應外來的力量改變形狀。在系統層面上，骨骼活動會發生在兩塊或多塊骨骼的連接處，即關節。

關節

　　在骨骼系統裡，「關節」一詞指的是兩塊或多塊骨骼表面彼此接合的空間。關節的存在取決於動作及變化，由這層意義來看，關節比較像是事件，而非地方。只要有動作發

生，無論動作多微小，都代表那裏有關節。（關節 joint 是「參與」joined 的另一種拼法）。

　　傳統上來說，我們可以依據連接兩塊骨骼的組織，在結構上為關節分類。這些組織可能是軟骨、纖維組織、關節滑液或以上三種的組合。我們也可以依據可活動的程度，以功能為關節分類，或者依據牽涉的骨骼數量及複雜性，以生物力學為關節分類。

　　本書在進行體位法的分析時，我們描述的是可動性最大的滑液關節的動作（有些滑液關節至少有一部分也是軟骨關節或纖維關節）。

滑液關節

　　從關節的中心開始，由內而外，滑液關節的組成包括：相互接合的兩個骨頭端、位於骨頭接合空間內的關節滑液、產生滑液的滑液膜，以及包覆並保護整個結構的結締組織（見圖2.1）。

　　說得更具體一點，骨頭端的接合表面會包覆一層透明軟骨，這些透明軟骨層具有緩衝與保護作用，且相當光滑，兩個骨頭端相互滑動時幾乎沒有摩擦力。

　　介於透明軟骨層之間的關節滑液，作用就像潤滑劑，可以協助關節面相互滑動。關節滑液可以稍微分散關節的力量，並且在兩個關節面之間發揮液壓密封的作用，使之吸附在一起，就像塗在兩片玻璃板之間的油脂產生緊密吸附玻璃的效果。關節滑液分泌自滑液膜，滑液膜連接兩個骨頭端，同時也定義了關節腔的邊界：任何東西只要不在滑液膜內，就不在關節腔內。

　　數層結締組織包覆在滑液膜的外面，構成了關節囊，關節囊能確保透明軟骨與關節滑液產生的活動度轉換成關節的實際動作。關節囊的較外層有一束纖維平行排列而且非常厚實的副韌帶，這些韌帶可以導引通過關節的力量，並且讓關節的動作維持在正常的軌跡上。這些結構的最外層是跨越關節的肌肉組織。

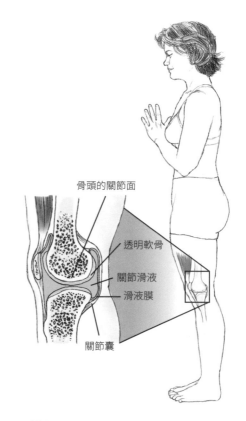

骨頭的關節面

透明軟骨
關節滑液
滑液膜

關節囊

圖 2.1
所有滑液關節都包含以下部分：骨頭的關節面、透明軟骨、關節滑液、滑液膜及關節囊（半月軟骨雖然沒有出現在圖中，但確實存在於膝關節內）。

平衡的關節空間

　　我們能把平衡的關節空間此一概念，應用到留意發生在關節的動作品質。（這個概念來自名叫身心平衡技法的身心實踐）。在一個健康且運作正常的關節，兩塊骨骼之間的液體空間不斷對穿過骨骼和韌帶並進入關節的力量做出回應，靠著適應和調整來達到動

態平衡。在此情形中，平衡不等於對稱，在完整的關節活動過程中保持關節空間平衡，不代表關節內的空間時時刻刻都是平均分配的，而是指關節內骨頭接合時能處於平衡狀態，而且在關節活動度（ROM）內的多種姿勢中都保持平衡。

平衡的關節空間是一組複雜因素共同產生的結果，這些因素並不僅限於關節面的結構、關節滑液的黏性、關節囊及關節周圍韌帶的彈性、關節周圍肌肉的各種收縮情況。從更廣泛的意義來看，以下的因素都有助於維持關節平衡：組織的含水量、身體循環的運作效率、感官神經偵測關節動作的能力、動作神經回應此回饋的能力、內分泌功能的狀態，以及心智能力的專注程度。

每塊骨頭末端的透明軟骨層都能吸收極大的力量，並將之分散到骨骼內部類似鷹架結構負責承重的骨小樑。這股力量接著會穿越各個骨骼與關節，抵達下一個和後續幾個骨骼與關節，直到遇上一個可以吸收力量的表面，例如地面，或者藉由某個動作釋放出去，例如拋球。這股力量也可能被接收並傳送到另一個結構，或者毫無效益地經由軟組織分散掉。

若關節空間在完整的關節活動過程中無法保持平衡，力量沒有分布到關節面，透明軟骨就會產生磨損。透明軟骨就如同人體其他組織，能不斷自我整修，而且不需要複雜耗時的過程，就能修復輕微的磨損或破裂（有些人體組織的重建速度比透明軟骨快，例如肌肉）。但如果關節空間長期處於不平衡的狀態，透明軟骨無法自我修復，最後就會出現傷害或磨損。當透明軟骨漸漸磨損，兩個骨頭端會互相碰撞，這些摩擦力會刺激骨骼生長不均勻，進而產生更大的摩擦力與壓力。這種摩擦與生長的循環可能會產生劇烈疼痛，並且是引發骨關節炎的原因之一。

關節空間缺乏平衡的原因有很多，有些人是天生就缺乏有效率的關節排列（不過這比我們以為的更罕見），但較常見的狀況是低效率的動作模式導致關節囊與韌帶的不平衡、關節周圍肌肉過度使用或使用不足，或者神經網絡所習慣的形態，而這些習性通常都要歸咎於輕忽隨便及缺乏警覺。即使是十分恰當的練習，都可能因為做得太久而變得危險。在我們探究一些概念或印象時也是同樣道理，不管多適當，只要排除了其他作法，就會變得危險。

當不平衡產生了，我們對動作的錯誤概念，就和我們與生俱來就有的骨骼與韌帶數目一樣多。舉個例，把肩膀往後拉是擴胸動作的常見指令，這對肩關節已經沿肋廓滑向前側的人來說很有幫助，但如果修習者有脊椎方面的毛病，把肩膀往後拉可能會導致頸部與上背部更加吃力，而忽略了潛在的脊椎問題。況且，這個作法或許一兩次有效，但如果長時間持續把肩膀往後拉，最後就可能會因為肩膀過分拉動，而在其他方向失去平衡。

關節動作

傳統的關節動作用語，描述的都是發生在單一平面、二度空間的簡單動作。但人體當中沒有一個部位是完全平坦、筆直或少於三度空間，就連骨骼的關節面也是一樣。關節面有其輪廓和體積，所以關節動作永遠都是三度空間的動作。

沒有哪一個關節動作用語能概括所有可能的關節運動。認為人體的運作方式就跟人造

> 　　用二度空間的語言來描述關節運動，風
> 險在於我們簡化了自己能做出哪些動作的概
> 念，進而簡化了我們所做的動作。我們可能
> 會剝奪自己在動作上的選擇，並過度使用少
> 數幾個我們覺得可做出的動作。

結構一樣，這個想法基本上就是個謬誤。我們經常把人體關節拿來跟鉸鏈、球窩接頭這些在工程工法中所使用的接合裝置相比，但人體關節的運作機制與這些用來連接木頭、金屬、陶瓷或塑膠的裝置並不相同，部分原因就出在材料的特性。[1]

　　從表面上來看，把肘關節的運作方式跟鉸鏈相提並論或許可以帶來幫助，但其實這類比較反而會限制我們對關節動作的理解。所有關節面都有三度空間，每個關節能做的動作都超過一種，甚至可能有三四種。每個行為的動作數量不可能相同，但就算動作很細微，關節在每度空間裡也都有動作，而且那個細微的動作可能會對兩、三個關節或在累積了五到十年後產生巨大的影響。

傳統的關節動作定義

　　描述人體關節動作的基本用語可適用於大多數的關節，有些用語對某些關節具有特定意義，有些可以描述多個關節，但會在不同關節裡代表不同的意義。

　　在解剖學上，定義關節動作時常會用平面來描述動作。平面是二度空間的表面，而且三道基本平面彼此垂直相交，當這些平面相交於人體中心點，就可以用來描述身體部位之間的空間關係（前側與後側描述的是身體方向在矢狀面的關係）或動作（屈曲與伸展描述的是脊椎在矢狀面的動作）。垂直面（又稱冠狀面或門面）將人體分成前後兩半，水平面（又稱橫斷面或桌面）將人體分成上下兩半，矢狀面（又稱正中面或輪面）將人體分成左右兩半。

脊椎關節的動作方式

　　以下用語描述的動作，都是說明脊椎關節本身的動作方式，與每一節脊椎骨彼此之間的活動關係。在脊椎關節進行這些動作時，脊椎的實際形狀會改變，而這有別於整個脊椎（軀幹）在空間中的移動（例如當動作發生在髖關節時，腿部就會出現對應的移動[2]）。有些常見的瑜伽語言並非解剖學用語，例如身體前彎，可指整個脊椎（軀幹）在空間中的移動，也可以指脊椎關節本身的屈曲動作（見第 5 章）。

　| 屈曲（flexion）：發生在矢狀面的動作，使身體的前側表面相互靠近。

　| 伸展（extension）：發生在矢狀面的動作，使身體的前側表面相互遠離。

　| 側彎（lateral flexion）：發生在垂直面或冠狀面的動作，使脊椎彎向某一側。

　| 旋轉（rotation）：發生在水平面或橫斷面的動作，以脊椎縱軸為圓心轉動。

---

1. 如果你有興趣了解其中的差異，史蒂芬‧伏格（Steven Vogel）寫過一本很棒的書《貓掌與彈弓：當自然設計遇上人類科技》（*Cats' Paws and Catapults: Mechanical Worlds of Nature and People*）（W. W. Norton & Company, 1998）。
2. 審定註：也就是當你站著，髖關節進行屈曲的動作，你會見到大腿往上抬起。

| 滾動（rolling）：脊椎所有部分都往同一方向轉動。

| 扭轉（twisting）：脊椎的上下兩部分各往不同方向轉動。

| 縱向伸直（axial extension）：沿著脊椎縱軸伸展，消除脊椎在矢狀面呈現的 S 曲線，避免脊椎過度前凸後翹。

| 迴旋（circumduction）：環繞著身體長軸運行的動作，軀幹在空間中的移動方式呈圓錐形軌跡。這個動作跟旋轉不同。

四肢關節的動作方式

以下用語描述的是可能發生在上肢與下肢（包括肩帶及骨盆）的動作。跟脊椎的情況一樣，關節動作是指實際發生在關節本身的動作方式，而不是整個關節在空間中的移動（例如當你伸直手臂朝天花板抬高時，肘關節確實在空間中移動，但關節本身不見得有動作）。

四肢均有的動作

以下用語可描述不同關節產生的動作，至於動作牽涉到哪些骨骼，要視發生動作的是哪個關節而定。[3]

| 屈曲（flexion）：使單一肢體的前側表面相互靠近。依照脊椎、髖關節及肩關節的位置，這個動作可能發生在任何一個平面。由於胚胎發展時期出現旋轉式分裂的現象，因此膝關節、踝關節及足部的屈曲動作會促使腿部的後側表面互相靠近。

| 伸展（extension）：使單一肢體的前側表面相互遠離。同樣地，依照脊椎、髖關節及肩關節的位置，這個動作可能發生在任何一個平面，而且由於胚胎發展時期出現旋轉式分裂的現象，因此膝關節、踝關節及足部的伸展動作會促使腿部的後側表面互相遠離。

| 旋轉（rotation）：單一肢體以本身的長軸為軸心進行轉動。髖關節、肩關節及小腿的旋轉動作可進一步描述為內轉（internal/medial rotation）或外轉（external/lateral rotation）。手部、足部及前臂的旋轉動作則有特定的名稱（見下一個段落）。

| 外展（abduction）：單一肢體遠離軀幹或身體中線。當這個名詞用在手部、足部和肩胛骨上時，描述的是更特定的動作（見下一個段落）。

| 內收（adduction）：單一肢體靠近軀幹或身體中線。當這個名詞用在手部、足部和肩胛骨上時，描述的是更特定的動作（見下一個段落）。

| 迴旋（circumduction）：環繞著肢體長軸運行的動作，在空間中呈圓錐形軌跡移動。這個動作跟旋轉不同。

特定四肢關節動作

有些肢體能做出前述一般用語並未提及的動作，這些四肢關節動作的專有名詞並非通

---

3. 審定註：肘關節的動作方式，就與上臂及前臂骨骼的移動有關。

稱，只能用於特定的身體部位，例如旋前與旋後只發生在足部與前臂，橈側偏斜只發生在手部與腕部。當我們把一般關節動作用語用在某些身體部位時，會指不同的動作，例如當外展一詞用在手部時，指的是遠離中指，而非遠離身體中線。

手部

| 旋轉（rotation）：以手部長軸為軸心進行轉動，手部外緣抬高稱為外翻（eversion），手部內緣抬高稱為內翻（inversion）。
| 外展（abduction）：使手指遠離中指。
| 內收（adduction）：使手指靠近中指。
| 橈側偏斜（radial deviation）：使手指往橈骨（大姆指）側靠近。
| 尺側偏斜（ulnar deviation）：使手指往尺骨（小指）側靠近。
| 對掌（opposition）：使大拇指與小指的指尖相互靠近。

腕部

| 背屈（dorsiflexion）：使手掌背面與前臂之間的夾角變小（有時稱為腕部屈曲。但從胚胎學的觀點來看是腕部伸展）。
| 掌屈（palmar flexion）：使手掌心面與前臂之間的夾角變小（有時稱為腕部伸展。但從胚胎學的觀點來看是腕部屈曲）。
| 橈側偏斜或外展（radial deviation or abduction）：使手移向前臂的橈骨側（大姆指側）。
| 尺側偏斜或內收（ulnar deviation or adduction）：使手移向前臂的尺骨側（小指側）。

前臂

| 旋轉（rotation）：橈骨與尺骨轉動時，使兩者變成互相交叉的狀態就稱為旋前（pronation）；橈骨與尺骨轉動，使兩者變成平行的狀態就稱為旋後（supination）。（有時候人們會用「掌心朝下」來代替旋前，用「掌心朝上」來代替旋後，但這種說法並不精確，因為這些動作也能靠肩關節和肩胛骨來帶動。）

鎖骨

| 上提（elevation）：發生在垂直面的動作，使鎖骨遠端（離身體中心最遠處）向上移。
| 下降（depression）：發生在垂直面的動作，使鎖骨遠端向下移。
| 向上轉動（upward rotation）：鎖骨沿長軸為中心轉動，使鎖骨上側表面向後轉。
| 向下轉動（downward rotation）：鎖骨沿長軸為中心轉動，使鎖骨上側表面向前轉。
| 前突（protraction）：鎖骨遠端向前移，通常會伴隨肩胛骨前突（向前滑動）。
| 後縮（retraction）：鎖骨遠端向後移，通常會伴隨肩胛骨後縮（向後滑動）。

肩膀（肱盂關節）

- 屈曲（flexion）：發生在矢狀面的動作，使手臂向前擺。
- 伸展（extension）：發生在矢狀面的動作，使手臂向後擺。
- 外展（abduction）：把手臂從靠近軀幹位置朝外打開，使其遠離身體。
- 內收（adduction）：把手臂從外展位置朝內收回，使其靠近身體。
- 水平外展（horizontal abduction）：把手臂伸直抬起到正前方，然後以水平移動的方式將手臂往外打開，使其遠離身體。
- 水平內收（horizontal adduction）：把手臂從外展位置以水平移動的方式收回，在身體正前方伸直。
- 前突（protraction）：發生在矢狀面的動作，使肱骨近端球狀的頭部結構向前滑動。
- 後縮（retraction）：發生在矢狀面的動作，使肱骨近端球狀的頭部結構向後滑動。

肩胛骨

- 上提（elevation）：發生在垂直面的動作，使肩胛骨向上滑動。
- 下降（depression）：發生在垂直面的動作，使肩胛骨向下滑動。
- 上轉或外轉（upward, or lateral, rotation）：發生在垂直面的肩胛骨轉動，使關節盂窩朝向上方，下緣的下角往外側移動。
- 下轉或內轉（downward, or medial, rotation）：發生在垂直面的肩胛骨轉動，使關節盂窩朝下，下緣的下角往內側朝脊椎的方向移動。
- 外展或前突（abduction or protraction）：發生在水平面的動作，移動肩胛骨使其遠離脊椎，往身體前側包覆。
- 內收或後縮（adduction or retraction）：發生在水平面的動作，使兩邊的肩胛骨移動到背部朝脊椎的方向相互靠近。

足部

- 旋轉（rotation）：以足部長軸為軸心進行轉動，足部外緣被抬高稱為外翻（eversion），足部內緣被抬高稱為內翻（inversion）。
- 外展（abduction）：足跟不動，足掌朝外側（小趾側）移動；或者腳趾遠離第二趾。
- 內收（adduction）：足跟不動，足掌朝內側（大拇趾側）移動；或者腳趾靠近第二趾。
- 旋前與旋後（pronation and supination）：足部旋前有時被視為等同外翻，有時被視為外翻加外展；足部旋後有時可代替內翻，有時被視為內翻加內收。

踝關節

- 蹠屈（plantar flexion）：腳底面與小腿的後側表面之間的夾角變小；腳尖伸直（一般稱為踝關節伸展，但從胚胎學的觀點來看是踝關節屈曲）。
- 背屈（dorsiflexion）：腳背面與小腿之間的夾角變小（一般稱為踝關節屈曲，從胚胎學的觀點來看是踝關節伸展）。

骨盆

| 薦骨前旋（nutation）：使薦骨上端前傾，下端（接近尾骨處）後傾。薦骨與連接左右兩邊的骨盆骨（或稱為無名骨）之間是薦髂關節，這個動作就發生於此處，而非整個骨盆（骨盆前傾或後傾是髖關節或腰椎的動作所致）。

| 薦骨反屈垂（counternutation）：使薦骨上端後傾，下端（接近尾骨處）前傾。這個動作發生於薦骨與連接左右兩邊的骨盆骨（或稱為無名骨）之間的薦髂關節，而非整個骨盆（骨盆前傾或後傾是髖關節或腰椎的動作所致）。

關節活動範圍

關節能產生的動作幅度稱為關節活動度（range of motion，或是 ROM）。關節活動度是骨骼形狀、連接骨骼的韌帶彈性，以及越過關節的肌肉啟動所綜合形成的產物。（肌肉啟動是目標、習慣和神經系統模式所產生的結果）。在關節其他部位所發生的事，不管發生在附近還是遠處，對任何關節的活動度都有影響。

下列是活動度的關鍵：

| 身體不同關節有不同活動度

| 單一關節在不同的動作平面上可能有不同的動作幅度（比如屈曲和伸展的幅度大於內收和外展）。單一關節在一個動作平面上也可能有不同的動作幅度（比如屈曲的幅度大於伸展）。

| 關節活動幅度大不一定比較好。有些關節適合小的活動度，增加其活動度可能會難以在關節空間中保持平衡，更有可能使關節受傷。

| 關節活動度較大的關節並不會更為重要。因為一個關節在多方向能活動度大，並不代表其動作比只能小幅度活動的關節更加重要。例如髖關節沒有比薦髂關節重要，只是髖關節的動作更容易讓人看見和分析。

| 關節活動度會因人而異，但關節依然功能正常和健康。（再說一次，在功能性運動和表達性動作的範圍內，活動度大並不代表更好或更重要。）

我們所做的每一個動作，包括進入和離開體位法，都是許多關節共同作用的產物。了解單個關節活動度並不能讓我們知悉做得出哪些整體運動。有可能有個人的肩關節能旋轉較多，另一個人的橈尺關節能旋轉較多；最終這兩個人都能把雙手旋轉到需要的位置。

既然如此，若要尋得平衡的關節空間以維持關節健康，箇中因素並不只有單一關節發生了什麼事，還需要注意其他關節，以及了解動作會如何運行於全身當中。

重量與力量的路徑

當我們移動時，都會用到多個關節。只要我們開始動作，那個動作就會經由活動的骨骼傳遞到末端的關節，再進入下一塊骨骼和關節，一路傳遞下去，最後來到脊椎或身體的周邊部位。（即使你是被動地讓他人移動你的身體，這個動作還是會通過你的身體組織。）

　　骨骼和韌帶的功能之一是傳遞壓力通過身體。如果我們細看這些壓力的傳遞方式，我們可以整理出一張有三種基本路徑的動作示意圖[4]：一條透過脊椎來連接頭顱和臀部；一條透過手臂、肩胛骨和肋骨來連接手指到脊椎；還有一條透過腿部和骨盆來連接腳趾到脊椎。讓我們檢視每條路徑所經過的骨骼：

· 頭部到臀部：從顱骨枕髁通過寰枕關節到寰椎（C1）的上關節面，通過寰樞關節到樞椎（C2）關節面，再到樞椎本體，接著通過椎間關節一路進入從頸椎第二節到腰椎第五節的椎體及其椎間盤，再通過位在腰椎第五節椎間盤和薦骨頂部之間的椎間關節到薦骨平臺，通過薦骨到其下方尖端，最後通過薦尾關節到尾骨（解剖學上稱為 coccyx，通稱 tailbone）（圖 2.2）。

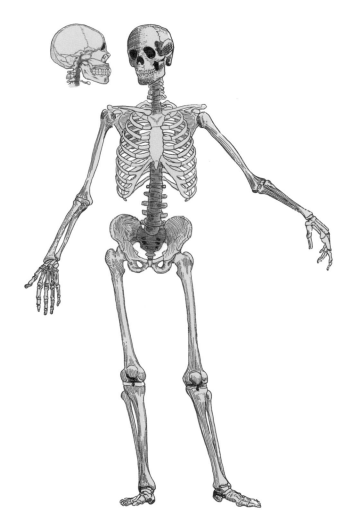

圖 2.2　從頭部到臀部的重量和力量路徑。

---

4. 理解重量和力量通過骨骼、韌帶和關節的路徑，這些概念來自身心平衡技法和芭特妮芙基本動作的原理。

· 手指到脊椎：這條路徑從手指和手掌的骨骼通過指、掌、腕的關節到橈骨和尺骨，
通過肘關節到肱骨，再通過肩盂肱骨關節到肩胛骨的肩臼，經由肩胛骨的外緣、下
角、內緣到肩胛骨，再抵達肩胛棘，接著通過肩鎖關節到達鎖骨，通過胸鎖關節到
胸骨，通過胸肋關節到肋骨，通過肋椎關節到脊椎的椎體，最後進入脊椎（圖 2.3）。

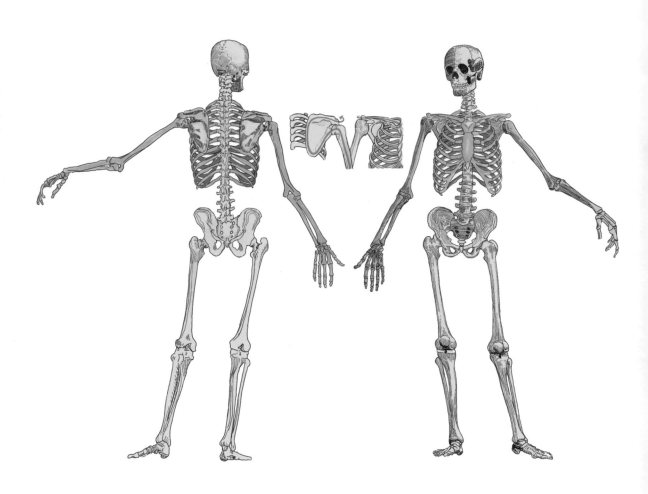

圖 2.3　重量和力量從手指到脊椎的路徑。

· 腳趾到脊椎：這條路徑從腳趾和足部的骨骼，通過腳趾、足部和腳踝的關節到脛骨
和腓骨，通過膝關節到股骨，再通過髖關節到骨盆其中一側的髖臼，經由那一側的
骨骼，通過薦髂關節到薦骨的兩側，到達薦骨並進入脊椎（圖 2.4）。

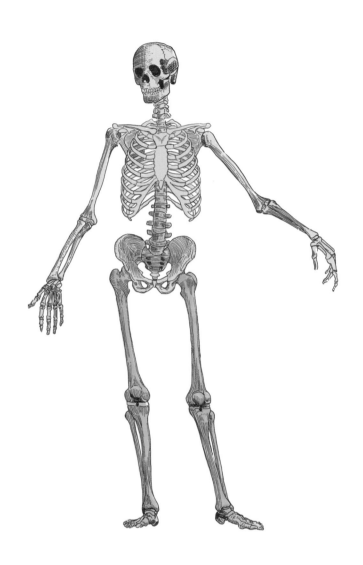

圖 2.4 重量和力量從腳趾到脊椎的路徑。

　　這些路徑（圖2.5）雖然並不一定呈直線，但直接且相當簡單，力量可以沿雙向進行（從手指到脊椎或者從脊椎到手指）。我們可以只運用一條路徑的一部分，或串連起路徑，比如從手指到腳趾，或是從頭部到雙腳。

　　所有重量路徑都會利用到多個關節，而韌帶的重要功能在於透過不同位置的關節來傳送力量。當脊椎或四肢不與重力方向垂直或處於固定位置時，上述機制讓我們能獲得清晰的重量路徑，並能在移動時不斷地重新建立清晰的重量路徑。

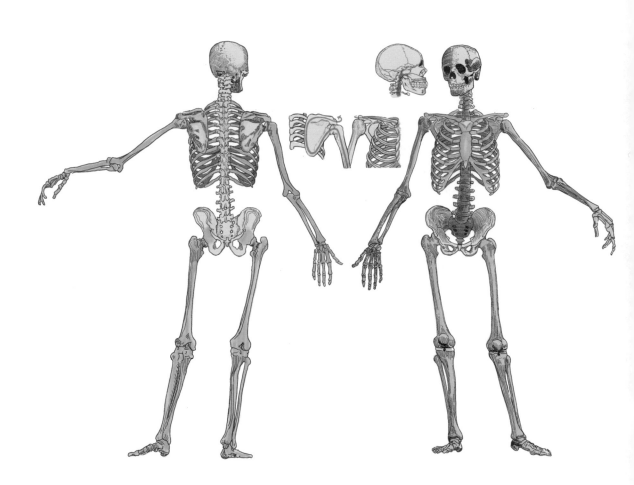

圖 2.5 所有交叉的路徑。

骨骼和韌帶的工作原則

平衡的關節空間與重量路徑，這兩個原則能同時證明下列關於骨骼系統運動的想法：

功能性運動和表達性動作會在全身運行。

這個運動可能大到能輕易感覺到，也可能小到無法察覺。運動的路徑會因為過度使用和習慣的動作模式而受阻，或因為不夠清晰、選擇過多而分散（過度活動的關節會發生此情況）。培養清晰的重量和力量路徑有助於撐起平衡的關節空間；反之，培養平衡的關節空間也能撐起清晰的重量路徑。

關節穩定度源於連接而非固定的能力。

阻止關節的所有動作（固定住關節）跟創造關節穩定性是兩回事。因為關節的功能是做出動作，關節穩定是指組成關節的幾塊骨頭之間關係清晰明確，並且具有適當的活動度（無論那是什麼）。如果關節過度活動，我們需要仔細探究並調整如何把活動分配到整條重量路徑上。

許多部位的小動作都能幫我們找到平衡的關節空間。

如果一個關節無法完成原本的動作，就有可能導致附近的另一個關節過度活動，以便動作能行經整條路徑。觀察動作如何運行於重量路徑上的所有關節，能幫我們評估哪邊該動得更多，哪邊應該限制動作量。這些觀察也能幫我們認清肢體和脊椎的整體姿勢中，許多小動作的累積效果。

結論

無論你覺得自己的身體靈活或緊繃，骨骼、關節和韌帶的動作示意圖可以讓你對自己的運動體驗產生不同的觀點。比起單只是更加努力或更加深入地練習體位法，如果你把注意力放在維持關節空間平衡和重量和力量的路徑清晰明確的話，會發生什麼事？我們建議應該根據人的整體經驗來衡量是否成功做出體位法（或任何運動），而非把單關節的活動度當作標準。看看你的運動模式：哪邊動得多，哪邊動得少？哪邊的運動能輕鬆進行，哪邊似乎有困難？如果覺得困難，是因為此動作對整體動作模式產生效用或是堵塞了的緣故？如果某個部位能輕鬆運動，是否依然與周遭的骨骼和關節有關？什麼能讓你保持平衡？

MUSCULAR
SYSTEM

肌肉系統

　　如果將骨骼系統承擔的角色視為在關節允許的範圍內，藉由韌帶在骨骼間轉移重量與力量，那麼肌肉系統的角色就是將骨骼移到適當位置，讓骨骼能夠善盡其職。肌肉產生動作，關節讓動作得以進行，結締組織將動作傳達給各個組織，骨骼會吸收並傳遞動作，神經則負責協調與整合這整齣優美的舞蹈。

　　肌肉以複雜的方式共同運作。沒有哪一塊合適的肌肉能進行所有關節動作，而是一群肌肉會共同參與一個動作。完成動作的方式有很多種，對一個人來說，最好的肌肉組合可能不適合另一個人。

　　與其創造一張單一肌肉獨自運作的圖表，不如看看肌肉如何協力合作，提供各種潛在動作模式的選項，影響體內的各個關節。這會影響你身體的每個關節。在這張關係圖中，肌肉並非單獨運作，它們永遠需要其他肌肉的調節與支援，而每條肌肉也都會影響其他肌肉，無論彼此之間距離多遠。

基本的肌肉解剖學

　　平常我們所認為的有工作效能的肌肉其實是個器官，其組成至少包括肌肉組織、結締組織、神經及血管這四種不同的組織（見圖 3.1）。肌肉組織本身具有收縮及產生動作的能力；結締組織會將收縮力傳達給骨骼、器官、皮膚等任何與肌肉相連的組織；神經會

教導肌肉知識時，我們常用相當簡化的模型：「這塊肌肉做出這個動作」，但肌肉在許多動作中會扮演許多角色，如果想要感覺肌肉之間的相互聯繫，可以嘗試以下的實驗：平躺下來，舒適地打開雙臂，擺放在身邊兩側，掌心朝上，雙腿彎曲或伸直皆可。花點時間安定在這個姿勢上，然後從小動作開始，擺動你的手指。

當你擺動手指時，能感覺到前臂肌肉如何開始活動嗎？上臂肌肉呢？肩膀和上背部的肌肉呢？你能感覺脊椎周圍的肌肉在回應手指的擺動嗎？下顎的肌肉呢？你能不能追蹤整個到達足部的動作？

如果你覺得動作沒有傳送到其他部位，看看你能不能感覺動作在哪個地方停住。你是不是讓一些不必收縮用力的部位變得緊繃了？你可以放開哪些部位的肌肉，讓手指動作更容易傳送到全身？

告訴肌肉何時啟動、持續時間多長以及需要多大的強度；血管則會提供養分，讓肌肉組織保持活躍。

肌肉可分為三種基本類型：骨骼肌、心肌、平滑肌。骨骼肌一般附著於骨骼，並且會在關節處產生動作。這種肌肉有成束明暗相間的肌纖維，因此外觀呈條紋狀。骨骼肌受軀體神經系統的控制，能夠在意志控制下完成各項功能。心肌存在於心臟，同樣也是橫紋肌，但刺激心肌的是自律神經系統以及從內分泌系統釋放出來的荷爾蒙。平滑肌位於血管、氣管和內臟器官內，不是橫紋肌，但和心肌一樣會接受來自自律神經系統及內分泌系統的刺激。

肌細胞內有成束的肌原纖維（或者肌絲，見圖 3.2）。每一束的肌原纖維、肌細胞和肌束都被包覆在一層結締組織內，然後所有結締組織層會在肌肉兩端聚集成肌腱及其他組織，並與骨骼相連（見圖 3.3）。

肌原纖維由粗、細兩種肌絲組成，肌絲彼此緊靠且交疊，被分為一個個小單位，稱作肌小節。這些有粗有細的肌絲是被扭轉成股狀的分子，能產生收縮。

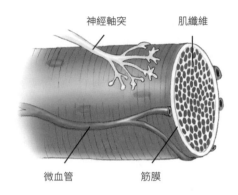

圖 3.1
肌肉的組成部分包括：肌纖維、神經、微血管與筋膜。

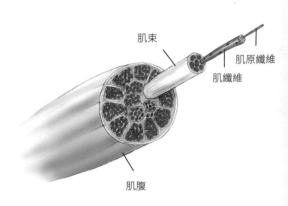

圖 3.2
肌腹由成束的肌束組成，肌束則由含有多條肌原纖維的肌纖維（肌細胞）組成。

圖 3.3
結締組織纖維（白色部分）穿過肌肉
（紅色部分），然後在肌肉兩端聚集
成肌腱，與骨骼相連。

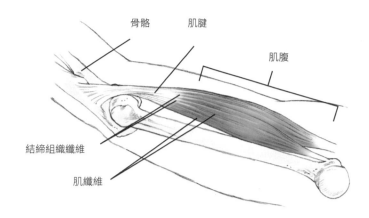

骨骼　　肌腱

肌腹

結締組織纖維

肌纖維

肌肉的收縮

　　當運動神經信號在細胞內引起一連串化學反應，就會啟動橫紋肌細胞，導致粗肌絲和細肌絲的分子在肌絲之間先相連再分開，形成彼此相扣的齒輪關係，進而產生滑動，並增加重疊的部分，拉近肌小節兩端的距離（圖 3.4）。當肌原纖維當中的所有肌小節縮短，肌原纖維便會縮短，整條肌纖維跟著縮短。隨著越來越多肌纖維收縮，就會把整條肌肉兩端的附著點拉近，使整條肌肉收縮。

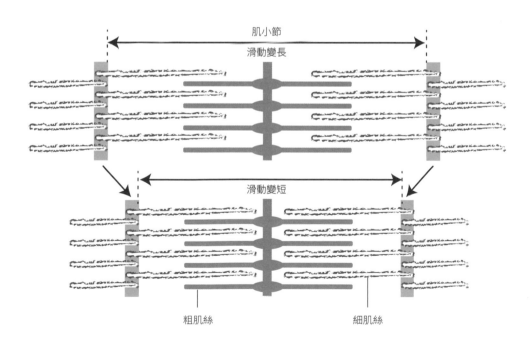

肌小節

滑動變長

滑動變短

粗肌絲　　　　　　　細肌絲

圖 3.4
肌原纖維縮短是因為粗肌絲和細肌絲沿著彼此滑動，拉近肌小節兩端的距離。

整條肌肉是否真的縮短，要視外在因素而定，尤其是阻力的大小。如果只有少數蛋白絲在肌細胞裡滑動，產生的力量可能不足以克服肌肉所在構造的重量，例如手臂或頭部的重量。身體部位的重量就是一種阻力，這個阻力是由重力所產生，也是地球上所有物體的基本阻力來源。每當我們舉起手臂、起身站立、翻滾身體或呼吸，我們都要對抗這股力量。阻力也可能來自其他力量，例如我們身上攜帶某個物體的重量、拮抗肌的收縮力，甚至情緒狀態（例如，興奮、生氣或忍住不哭可能會產生阻力；放鬆、喜悅或分神，則可能會減少阻力）。

肌肉並非依照「全有全無律」來收縮，不是所有的肌纖維都必須同時收縮，也就是說肌肉可以藉由神經與肌肉系統之間的對話協調，輸出等級精確的力量。由於肌肉是以這種變動調控的方式運作，因此最後不見得都會縮短，即使肌纖維可能會主動收縮。事實上，當外在力量大於肌肉的施力，肌肉便會處於收縮但被拉長的狀態。

> 肌肉其實不會屈曲或伸展，這些用語描述的是關節動作。精確的說法是，肌肉利用收縮作用產生所有關節動作，包括屈曲與伸展。

我們會用「向心收縮」、「離心收縮」、「等長收縮」等名詞來描述肌肉的收縮狀態（圖3.5），事實上這些名詞描述的是肌肉與阻力之間的關係所造成的作用。

向心收縮

肌纖維收縮，產生的力量大於阻力，使肌肉兩端朝彼此滑動靠近，肌肉縮短。

離心收縮

肌纖維收縮，產生的力量小於阻力，使肌肉兩端朝彼此滑動遠離，肌肉增長。此時肌肉雖延長卻處於收縮狀態，因此這跟放鬆肌肉不同。

等長收縮

肌纖維收縮，產生的力量與阻力相等，使肌肉兩端既不朝彼此滑動靠近，也不朝彼此滑動遠離，因此肌肉長度不變。等長收縮可進一步區分成意圖以靜止狀態對抗某個企圖移動身體的阻力，以及想要移動身體卻克服不了阻力，這是兩種不同的情況。在向心收縮之後維持等長收縮，跟在離心收縮之後維持等長收縮，也是兩種不同的情況。

肌肉感覺：回饋、柔軟度和伸展

我們的身體可以靠著稱為肌梭的本體感覺器官[1]來感知橫紋肌發生了什麼事，這種方法

---

1. 本體感覺最傳統的定義，是一種能力，讓我們察覺透過自身意志而產生的運動。根據這個定義，本體感覺神經末梢存在於骨骼肌、肌腱以及關節囊周圍的韌帶中。本體感受器官是一組組織（在此語境中包括肌肉、神經和結締組織）共同產生本體感覺的回饋訊號。

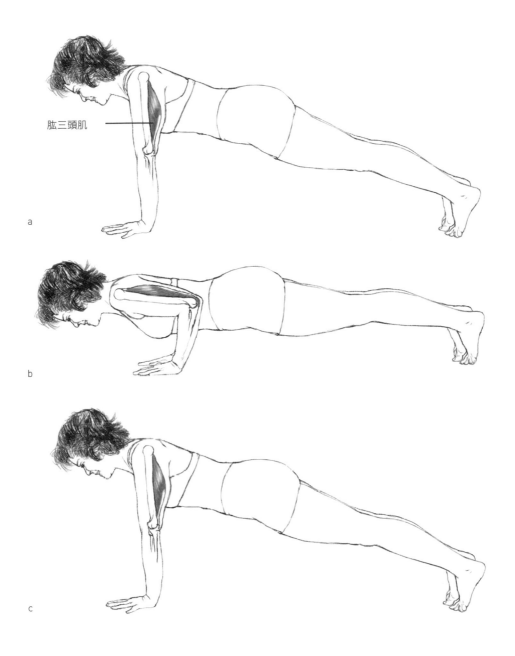

肱三頭肌

a

b

c

圖 3.5
以肱三頭肌說明肌肉的離心收縮、向心收縮及等長收縮：從（a）棒式移動到（b）鱷魚式（離心收縮）；從（b）鱷魚式返回（c）棒式（向心收縮）；維持（a）、（c）棒式（等長收縮）。

專為此功能而生,而且可以適應不同情境。肌梭是結締組織形成的囊,嵌在肌肉(我們已討論過的肌肉細胞)的肌梭外纖維之中,並與穿過肌肉的結締組織纖維一同連接到肌腱(圖 3.6)。

肌梭的囊內有稱為肌梭內纖維的微小肌肉纖維,連接囊的兩端。這些肌梭內纖維會整合起來,其末端區域正是肌肉產生收縮之處,而中央區域則是非收縮之處。當肌梭內纖維收縮,便會拉扯中心區域和肌梭末端的附著點。

當肌梭外纖維收縮時,在關節處(可能)會產生運動,拉扯肌梭囊,從而拉動肌梭內纖維。這代表肌梭內纖維的中心部分(非收縮部分),會同時受到肌梭內纖維和肌梭外纖維的收縮所影響。

位於肌梭內纖維兩端的收縮部分,可以調節肌梭外收縮對中央部分的影響。這些末端部分可以吸收肌梭外纖維的拉力,使其不對中央部分產生太大影響;相反地,也可以施加力量來放大拉力,從而增加對中央部分的影響。整個肌肉的感覺神經末梢[2]位於肌梭囊內,包裹在梭內纖維的中央部分(見圖 3.6)。

這些感覺神經元對長度的變化很敏感,其中有些則對這種變化的速度很敏感。施加在肌梭內纖維中央部分的拉力透過這些感覺神經元傳遞到中樞神經系統,身體便將其理解為對肌肉長度的感覺。(感覺神經元並不會與肌梭外纖維相連。)

在這個過程中,還有不同運動神經元參與:有些到肌梭內纖維,有些到肌梭外纖維,還有一些是到達兩者。這些運動神經元可以獨立運作,所以你的肌梭內纖維可能會收到要收縮的訊息,但同時間肌梭外纖維卻沒有得到相同訊息。

因為肌梭內纖維的運動神經元會影響施加在纖維中央部分的拉力,因此它們也影響了裹住中央部分的感覺神經元會傳出多少感覺。因此肌肉敏感度有適應性,並意味著肌肉伸展的感覺仰賴中樞神經系統送至肌梭內纖維的訊息。(如果沒有多少拉力施加在肌梭內纖維的中央部,就不會產生伸展的感覺)。

我們每天生活中所做出的許多動作都牽涉難以注意的肌肉拉長與縮短,但在我們的意識和注意力以外之處,有大量的溝通和調校在進行,以協調所有動作。如果我們確實注意到伸展的感覺,部分原因是我們要求肌肉伸展的幅度超過了神經系統預期的動作模式。這就是我們從肌梭所得到的感官回饋(伸展的感覺)。其他非肌肉的伸展感覺,可能來自筋膜和肌腱的感覺神經末梢。

肌梭能幫助設定肌肉的功能長度,並在肌肉拉長到不尋常的長度時做出反應。肌梭引發的反應之一是肌梭外纖維的收縮,這會抵消肌梭感知到的肌肉伸展。肌梭外纖維的收縮能對肌梭創造出更多拉力,並讓肌梭產生更多的伸展感覺。因此,我們從肌肉感受到的伸展感覺是個跡象,表示肌肉正在縮短,以便回復到其功能範圍。我們的神經系統不斷設定和重新設定肌肉的準備狀態(或休息狀態)和肌肉的功能長度,以應對身體內外所發生之事。

---

2. 感覺神經元將訊息從身體組織傳遞到中樞神經系統,這就是我們感知事物的方式。運動神經元將來自中樞神經系統的指令傳回組織以觸發反應,這就是我們作出動作的方式。欲知更多詳情,請參閱第 4 章。

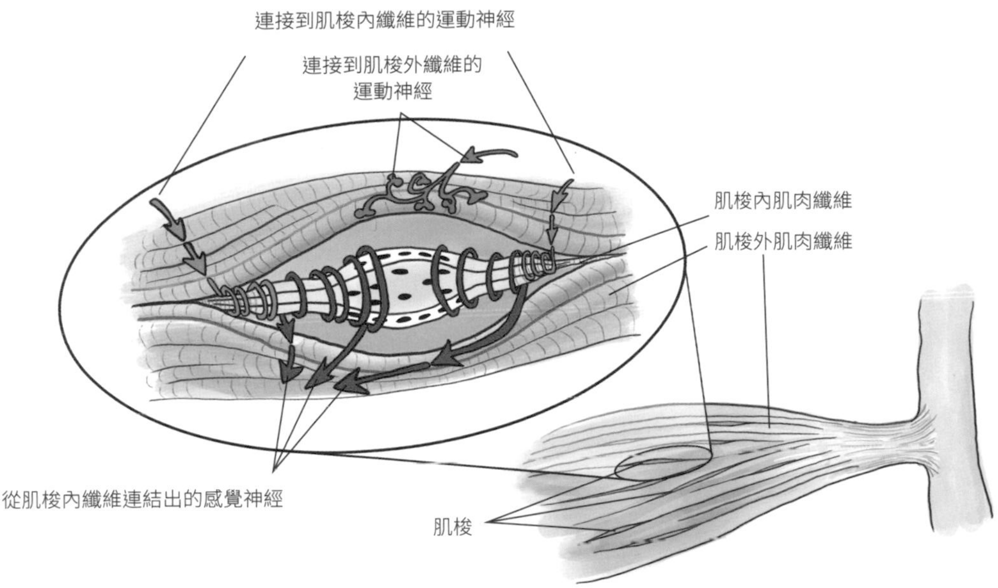

連接到肌梭內纖維的運動神經

連接到肌梭外纖維的
運動神經

肌梭內肌肉纖維

肌梭外肌肉纖維

從肌梭內纖維連結出的感覺神經

肌梭

圖 3.6
肌梭外纖維之中的肌梭。肌梭呈紡錘狀：中間寬、兩端窄。
插入圖：肌梭的內視圖，包括肌梭內纖維、感覺神經元和運動神經元，以及囊周邊的肌梭外纖維。

　　肌肉放鬆通常代表肌肉纖維沒有發生自願或刻意為之的收縮。然而，如果有個人意識清醒（甚至睡眠中也如此），他們的肌肉纖維中仍然總是會有一種潛在的自動活動，來保持肌肉的休息張力。肌梭的作用有一部分是幫助肌肉準備好面對必須面對的事，同時又不會過度活躍或浪費代謝資源。當我們坐著、站著和走路時，休息張力會讓肌肉做好反應的準備，並自動微調重心和平衡。

　　在健身和運動訓練領域，「拉長」、「放鬆」和「伸展」這些詞彙有很多用法。對於肌肉來說，拉長和放鬆並不是同一回事。一塊肌肉能既拉長又主動運作（這就是離心收縮）、可以拉長但又相對地非主動運作（肌肉放鬆），也可以拉長並逐漸從主動轉變成不主動，這個過程也可以倒過來。在任何一種情況下，肌肉都會拉長，因為外力（比如重力或另一塊肌肉的拉力）比被拉長的肌肉有著更強的作用。拉長肌肉不一定等於放鬆肌肉。

　　將「伸展」和「拉長」區分開來也很重要。如果「伸展」代表肌肉的一種特定的感覺，就不能與「拉長」這個用詞互換。肌肉有可能在沒有伸展的感覺時發生拉長，我們大部分人一天到晚都這麼做，像是走路、說話或拿起杯子等動作都牽涉了拉長和縮短肌肉，我們通常不會產生任何特定的肌肉感覺。當肌梭向肌梭外肌肉發出收縮或縮短肌肉的信號時，我們會從肌梭得到伸展的感覺。如果我們想要增加肌肉的功能長度，那麼尋求伸展的感覺可能會帶來反效果。拉力較大就會產生更明顯的感覺，但不一定會把肌肉拉得更長。

起端與止端的謬誤

　　肌肉在骨骼上的附著點常被分為肌肉的起端與止端，起端指的是靠近軀幹或身體中心的附著點，止端指的是遠離身體中心，靠近手指、腳趾、顱骨或尾骨的附著點。這種說法也暗指起端是固定端、止端是活動端，然而這只在某些動作上成立。每當我們在空間中移動軀幹，所謂的起端與止端就反轉過來了。

　　這種分類方式可能意味著肌肉是從某一點生長到另一點，從某方面來看就是從起端生長到止端。然而在胚胎學上，事實並非如此，一群群在未來將發展成肌細胞的胚胎細胞會遷移到將來要發展成形的居所，並且在抵達後開始自行整合，這個過程完全不是以線性、點對點的方式進行的。

肌肉關係：成對、分層和運動鏈

　　沒有肌肉是單獨運作的，所有肌肉都在錯綜複雜的肌肉系統網絡裡不斷互動，以維持平衡、強化、修正，並且透過結締組織互相調節。

　　肌肉之間的關係可分為多種類型。從身心平衡技法和芭特妮芙基本動作（Bartenieff Fundamentals）身心練習中所使用的肌肉再教育方法取鏡，我們能探索肌肉如何在單一關節周圍成對地維持平衡、不同層面的肌肉如何從深層到淺層產生不同作用，或者肌肉的運動鏈（kinetic chain）和結締組織如何整合軀幹與四肢。

主動肌與拮抗肌

　　把肌肉分成主動肌與拮抗肌是一種常見的分類模式，此一觀點是以特定關節動作以及產生並調節那些關節動作的肌肉為中心發展出來的。

　　首先要了解特定關節、焦點關節以及特定關節動作。每個關節動作都有產生動作的肌肉，也就是所謂的主動肌或作用肌，以及產生相反動作的肌肉，也就是拮抗肌[3]。只要一條肌肉開始動作，相對的另一條肌肉就會收到訊息作出反應並進行調節，形成所謂交互支配（reciprocal innervation）或交互抑制（reciprocal inhibition）的關係。這些成對的主動肌與拮抗肌經常跟脊髓層次的神經系統直接相關，然而有些肌肉的配對依據是反覆記錄在大腦裡的動作模式，而不是脊髓層次的動作模式。

　　主動肌與拮抗肌的角色是相對的，會隨著焦點關節和關節動作的改變而轉換。這些用語描述的不是肌肉固有的絕對特性，而是某條肌肉在特定時刻、特定關節上與另一條肌肉的關係。一條肌肉是主動肌還是拮抗肌，要看我們把焦點擺在哪個關節、哪個關節動

---

3. 主動肌的英文 agonist 在希臘文裡意指競爭者或參賽者，拮抗肌的英文 antagonist 在希臘文裡意指對手。

作，以及該動作的主要阻力來源（見圖 3.7）。

負責支撐並調節主動肌或拮抗肌動作的肌肉，則是所謂的協同肌。協同肌的作用是減少關節的非必要動作，以及穩定某個身體部位，以便支撐另一個身體部位的動作。當協同肌以這種方式發揮穩定作用，就稱為固定肌。協同肌一詞也可以指共同產生某個動作的整組肌群，是維持關節空間平衡與關節健康不可或缺的一部分。

將肌肉分為主動肌與拮抗肌，可以幫助我們檢視某個焦點關節的特定動作，但為了思考多個關節是如何與彼此相連，我們還需要檢視其他類型的肌肉關係。

有時即使是簡單的動作，動作前半段的拮抗肌也會成為後半段的主動肌，例如當我們將手臂往身體兩側打開伸直，與地板平行，然後將手肘彎起，使手掌朝肩膀方向靠近，此時在動作前半段（帶動前臂，使前臂移動成與地面垂直的位置）對執行動作的肱二頭肌而言，肱二頭肌是拮抗肌，但在後半段（帶動前臂，使前臂從垂直位置朝肩膀靠近），肱三頭肌成為主動肌並以離心收縮完成動作。

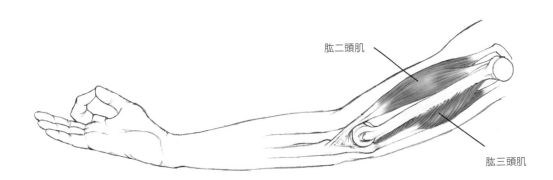

肱二頭肌

肱三頭肌

圖 3.7
當焦點關節是肘關節，關節動作是對抗重力屈曲時，肱二頭肌就成為主動肌，肱三頭肌則成為拮抗肌。

單關節肌與多關節肌分層

肌群與獨立肌肉都是分層的構造。四肢裡最深層的肌肉最接近骨骼，最淺層的肌肉最接近皮膚，然而在軀幹裡，有些最深層的肌肉比骨骼還要深，而且緊鄰胸腔、腹腔或骨盆腔及這些體腔內的器官。

各類型的肌肉所跨越的關節數量也不相同，有些能跨越一個關節，有些能跨越兩個關節；有些手部與足部肌肉能跨越八、九個關節，有些脊椎上的肌肉能跨越十二到十五個關節。橫膈膜可以影響一百多個關節，它直接跨越其中一些關節，然後藉由筋膜與骨骼連結對其他關節產生作用。

越深層的肌肉或肌肉組織通常越短（除了少數例外）[4]，而最深層、最短，只跨越一個關節的肌肉就稱作單關節肌。這些單關節肌會產生特定的動作，並且在各個關節發揮連接及區辨的作用，是個別關節正確排列並維持完整性不可或缺的要素。

肌肉越接近淺層就會變得越長、越寬，而且跨越更多關節。如果某條肌肉不止跨越一個關節，在運作時就會直接影響該肌肉所跨越的所有關節，並且間接影響體內的其他關節。這些型態較長、跨越兩個以上關節的肌肉，稱為多關節肌。多關節肌會連接四肢的各個部位，將四肢整合到軀幹裡，幫助我們應付身體重量的巨大轉移以及軀幹在空間中的動作，或者以橫膈膜的情況來說，作用是協調複雜的軀幹形狀變化。

每個關節周圍都有單關節肌與多關節肌，因此每個關節都有可能產生個別及特定的動作，也有可能跟牽動全身的一連串動作結合起來。

當我們忘記自己有能力做出精準而流暢的關節動作，就可能永遠無法發現一些原本可以做出的動作。當我們只運用淺層的較大肌肉，結果就是事倍功半。另一方面，當我們只注意到深層的單關節肌，就可能會忘記去關注動作的整體全貌。對健康、有效率的關節動作來說，每一層的肌肉都是不可或缺的。

肌肉的運動鏈

除了檢視單一關節周圍的特定肌肉以及從深層到淺層的肌肉，我們還可以考慮肌肉如何在運動鏈中互相合作。在這個情況下，我們所關注的不再是個別肌肉，而是檢視身體各部位的肌肉如何靠著結締組織連結起來，完成連續不斷的動態動作。

每當我們使用某條肌肉，這條肌肉都會經由結締組織影響身體的其他部位。我們的動作無論從身體哪個部位開始，都會隨著運動鏈從一條肌肉來到另一條肌肉，也許是透過結締組織在個別肌肉之間建立的直接關係，也許是透過在神經系統中負責排列肌肉啟動順序的感覺運動路徑。

---

4. 屬於例外狀況的肌肉：手部的伸指短肌和足部的伸趾短肌，分別位於手部的伸指長肌和足部的伸趾長肌的上方，以及軀幹裡面位於腰大肌表面的腰小肌。跨越眾多關節的腰大肌與橫膈膜也是人體最深層的肌肉之一。

我們不可能只靠單一肌肉執行某項任務，一個有效率、整合性的動作會動用足夠的肌肉產生足夠的力量，而不會消耗過多能量，或者徵召過多的肌肉去阻礙自己。意識到肌肉相互連接的多種方式可能有助於我們了解更多關於肌肉如何運作的概念，以及更多探索體位法的方式。

骨骼肌的基本運作原理

以下介紹的是肌肉在骨骼與神經系統關係裡的基本運作原理，這些原理可以幫助我們培養對肌肉系統複雜性的覺知，這種覺知或許還能防止我們落入過度簡化的陷阱，以免限制自己的動作選項。

骨骼支撐重量，肌肉移動骨骼。

肌肉移動骨骼使其承受重量的運作方式，跟肌肉企圖自行承受重量的運作方式有著極大的差異。肌肉一旦承擔負重的功能，便有可能因過度使用而變得僵硬。如果改由骨骼承受重量，肌肉就能順著整條重量路徑持續運作與微調，產生有效率的動作並維持動態靜止。

> 明確經由骨骼轉移的重量，也跟處在懸空位置的關節上所承受的重量極不相同。當我們抬起肢體讓某個關節懸空（方法是刻意地釋放關節周圍的肌肉支撐），關節周圍的韌帶必須協調分攤重量，因此重量無法在骨骼之間明確地轉移。

當肌肉能夠調校張力，就會達到最好的運作效果。

張力的一種基本定義就是「準備好做出反應」。張力高的肌肉組織不需要太多的刺激就能做出反應，因為已經準備就緒；相對地，張力低的肌肉組織就需要較多的刺激才能做出反應。張力跟敏感度雖然相關，但並不相同。肌肉組織有可能敏感度高但張力低，也就是極易察覺到刺激，但要等到接收大量刺激訊息以後才會做出反應。反之，肌肉組織也有可能張力高但敏感度低，也就是隨時準備做出反應但實際上並無反應，因為沒有接收到任何刺激訊息。

所有肌肉組織都必須能夠因應內外在環境的改變來調整張力，但重要的不是張力的絕對狀態，而是肌肉組織的適應能力。

如果某條肌肉或某個肌群的張力太低，在參與任務時就可能因為缺乏準備，必須靠其他肌肉提供代償作用，進而導致關節空間不平衡、韌帶扭傷或肌肉拉傷。相對地，如果某條肌肉或某個肌群的張力太高，肌肉組織會消耗掉比所需更多的能量、更容易過度使用，也有可能造成關節空間不平衡，導致受傷。

由於肌肉中的本體感覺器官（肌梭），肌肉能夠把張力調校到相當細微的程度。這代表它們可以發揮極高的效率，動用剛好足夠的力量完成任務。

肌肉會藉由協調阻力來調校張力並培養覺知。

肌梭的功能之一是能利用感應阻力的方式來偵測肌肉的狀態，然後利用這項資訊決定肌肉張力程度，以便每條肌肉都能應付所遇到的阻力。

肌肉一旦遇到越來越大的阻力，便會隨之提升張力。對本體感覺而言，阻力是回饋機制的重要來源，這個機制的功能是偵測肌肉組織與阻力（通常是重力）之間的關係。當肌肉有機會面對不同程度的阻力，就會學習適應並調校張力程度。

當沒有阻力存在，肌肉內的神經末梢得不到回饋，肌肉就無法利用神經去感測張力的變化，或者對張力進行細微調整。

肌肉有拉力，但無推力。

向心收縮時，肌肉的拉力大於阻力；離心收縮時，肌肉的拉力小於阻力；等長收縮時，肌肉的拉力完全等於阻力。無論是以上哪種狀況，肌肉都會啟動，而且肌原纖維裡的蛋白分子會像齒輪般相扣，共同產生拉力。肌肉絕不會主動推動肌纖維，使肌纖維朝彼此滑開——會發生這個狀況，是因為阻力大於肌肉產生的拉力。

既然如此，我們是怎麼推開某個物體的呢？所有關節動作都包含部分肌肉延長，部分肌肉縮短。無論關節處於屈曲、伸展或轉動的狀態，都有一部分肌肉會延長，一部分肌肉會縮短，縮短的肌肉進行向心收縮，延長的肌肉則進行不同程度的放鬆或離心收縮。

柔軟度與肌力是神經系統與肌肉之間關係的表現。

在傳統定義裡，柔軟度（flexibility）是指肌肉延展的能力，肌力（strength）是指肌肉產生力量與速度的能力。肌肉的柔軟度和肌力都要靠神經系統來運作，也要靠肌纖維與結締組織適應長度變化的能力來運作。

在絕大多數的情況下，柔軟度並非取決於肌肉或肌纖維的實際長度，肌肉休息時的長度、肌肉張力和延展程度都是肌梭、中樞神經和肌肉中肌梭外纖維之間溝通的結果。根據先前經驗判斷何為適合、安全和實用之後，這些溝通協調會在神經系統中建立模式。

肌力則多半取決於肌肉的實際特性，包括肌纖維的實際數量。肌力也是神經系統徵召肌纖維並整合周圍肌肉與運動鏈之後產生的結果，當神經系統徵召與整合肌肉的效率不足，肌肉便必須施力才能克服來自其他肌肉的阻力，功能性肌力就會減弱。因此，提升柔軟度與肌力不僅要靠伸展及重複練習，也要透過有意識的關注來重新訓練神經系統。

結論

肌肉以無比複雜的螺旋層次環繞著關節並且包覆骨骼。

在胚胎學裡，肌肉是跟隨體液路徑從身體中心向外發展到四肢，這種三度空間特

性會使肌肉對本身在收縮時所牽動的骨骼產生相當微妙的影響。

在三度空間裡，每個人的肌肉會共同交織出獨特的動態延長及縮短模式，創造走路、說話、開瓶、刷牙等日常生活動作，而這些用來創造整合性動作的模式會因人而異。

如果我們以為無論在任何狀況下，每個人使用肌肉的方法都一樣，那會發生什麼事？或者以為肌肉會按照某個「正確」順序執行動作？或者以為這個方法適用於每個人？或者以為練習越努力，就會越強壯？

如果我們自以為能對每個人的動作選項裡那些獨特、複雜的肌肉動作順序，做出最終且完整的分析，我們很可能為自己帶來障礙，使新選項難以出現。若我們能抱著開放的心態去觀察，就能把檢視每個人的動作模式當成一種機會，目睹各種不同的方式，成功地執行最簡單的動作。

NERVOUS SYSTEM

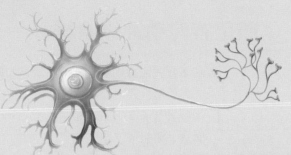

神經系統

CHAPTER 4

一個簡單的動作，比如吸一口氣將雙手舉過頭頂，都像是肌肉、骨骼、器官和神經之間的精緻舞蹈。舉起雙臂和肩帶需要骨骼肌之間的複雜合作，也需要改變血液循環，確保肌肉有血液供給來活動骨骼；還需要校準心律和血壓，讓血液能在舉起的手臂中流動；更需要延長或縮短呼吸以配合動作。這個動作也需要脊柱、腳踝和雙腳做出各種自動平衡調整（身體對其它動作產生反應時也需要這麼做）。

這些內在過程相互關聯，牽一髮而動全身。我們體內的細胞、組織、器官和身體系統之間需要大量的溝通、校準和配合，才能保持這些過程當中每個部分的動態關係。

我們也會不斷對外界環境產生反應，包括適應地形和溫度變化、判斷何時該靠近或逃離某物，以及與社群和文化互動等等。外在環境的變化會導致內在環境改變，而內在環境的改變影響了我們對周遭環境的反應。

各種大小生物為了生存，都必須做出溝通和選擇，即便是單細胞細菌，也會改變行為，回應內外環境的改變。當多細胞生物進化到能在各種環境中存活和繁衍，我們用來溝通和選擇回應方式的工具也變得更加複雜。

我們進化出幾種方法來維持體內的溝通和決策，這讓我們得以維生和不斷運動、學習與成長。方法之一就是稱為神經系統的細胞網路，我們用這套系統來感覺位在自己外部和內部的事物，讓體內各部分協調配合，並選擇要採取什麼行動去對應（有時候是有意

識的，有時候是無意識的）。在這一章當中，我們會探討神經系統如何發揮溝通的作用，也會檢視用來了解神經系統的許多圖表。

照位置勾勒神經系統

有許多方式能詳細闡述神經系統是如何運作。我們常用來釐清頭緒的起始點是其位置：

| 中樞神經系統（central nervous system, CNS）：由大腦和脊髓當中的細胞（和細胞構造）所組成。

| 周邊神經系統（peripheral nervous system, PNS）：由大腦和脊髓以外的細胞所組成。（有些神經系統的細胞部分隸屬 CNS，另一部分隸屬 PNS）。

| 腸神經系統（enteric nervous system, ENS）：有時被劃分為獨立的系統，有時被視為 PNS 的一部分。由 CNS 和 PNS 之外的細胞組成。（「軀體、自律和腸神經系統」小節有更多關於 ENS 的資訊）。

除了以位置分類神經系統以外，我們還試著用另外幾種方法解釋神經系統的運作。我們會先從細胞以及其溝通方式開始。

溝通始於細胞

細胞蒐集關於環境的資訊，並藉由直接推拉彼此，抑或以分子的形式傳遞訊號，與彼此溝通交流。這些傳訊分子可以穿透它所碰觸到的細胞膜，也能在直接包覆細胞的液體中行進。在人體當中，這種溝通不斷發生，就像是細胞、組織和器官當中的對話。比如說，修復傷口牽涉到身體組織當中大量的局部溝通，日復一日的生長和維護也一樣需要這個步驟。

在人類胚胎發育的前幾週，細胞會透過直接包覆早期細胞的液體環境來直接向彼此溝通。神經系統要在胚胎繼續成長的數週後才會開始發育。在神經系統發育之前的每件事情都會受到細胞與液體之間的溝通所影響。

最後，內分泌系統、免疫系統和神經系統發育出來，並參與細胞、體液和組織的局部溝通。我們體內終其一生都有這種局部溝通

我們進化出許多方式，利用細胞產生的傳訊分子在全身進行溝通，並把局部組織的對話協調成有系統的回應。這種全身的溝通和回應協調會在我們的內分泌系統、神經系統和免疫系統中進行，這三個系統緊密地交互作用，因此可以看做是一個維持恆定（homeostasis）的整體系統。[1]

---

1. 恆定是一個術語，用來描述體內環境為了生存所需要的條件的精確範圍。我們的內分泌系統、神經系統和免疫系統會相互依賴、彼此適應並迅速反應，此特性搭配組織和器官的細胞持續溝通，用以維持前述的精確範圍，便讓我們能在多種外部環境中生存下來。

每個系統都以不同方式溝通：

- 內分泌系統：細胞創造出傳訊分子，乘著血液把訊息帶到全身。
- 免疫系統：免疫細胞自身（以及其創造的傳訊分子）會往來全身上下，與不同的組織和器官溝通。
- 神經系統：細胞已經成長為網路，可以遠距離地進行特定和針對明確對象的溝通，也能在中心區域進行複雜的多層溝通。

神經細胞與突觸

神經系統的細胞被分為兩大類：神經元和神經膠質細胞。對於神經系統的特定任務而言，兩者都至關重要。神經系統的任務包括遠距離傳輸訊息，和創建溝通的途徑、迴路以及網絡，引起處理、評估、學習和記憶的複雜活動。

神經元和神經膠質細胞用突觸來與彼此以及身體其他的組織溝通，比如肌肉和腺體。突觸是兩個細胞之間膜與膜的關係，通常在膜之間有狹小的間隙，稱為突觸間隙。刺激或抑制動作的信號會經過突觸間隙，以稱為神經傳導物質（圖4.1）的傳訊分子來傳輸。

突觸被形容為具有可塑性，意味著其訊號能根據使用次數而增強或減弱。可塑性能快速發揮效用（千分之一秒到數分鐘），也可能花費較長時間（數分鐘到數小時），它會創造出積極與消極的反饋循環來鼓勵或抑制活動模式。

對於學習、改變、適應和創造記憶的能力而言，突觸的可塑性是不可或缺的角色，也能用來了解為何我們對於同樣活動的回應會隨時間改變，也會因人而異。

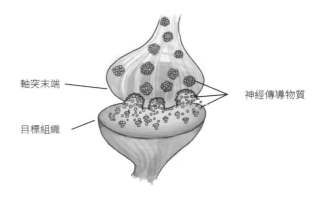

軸突末端

神經傳導物質

目標組織

圖 4.1
突觸的一端連接軸突，會釋放傳訊分子（從神經元或神經膠質細胞中釋放時稱為神經傳導物質）。下方是其目標組織，可能是另一個神經元或膠質細胞、肌肉或腺組織，或是細胞外空間，比如血流。

你是否發現在早晨和傍晚時練習瑜伽會有不同的感覺？或是在隔天練習相同體位法時的感覺也不一樣？甚至在同一個體位法之後銜接不同體位法，感覺也會有差異？有許多原因能夠解釋你的不同感受，其中一個原因，就是突觸的可塑性。

突觸可塑性也代表你持續關注的部位可能會產生更強烈的信號，更容易被感受到，而你沒注意到的部位就不會有相同結果。想當然耳，中樞神經系統內有大量的突觸活動會回應你沒有意識到（也毋須意識到）的事物，因此突觸模式的增強或減弱取決於更多因素，而不單只有你的注意力。

神經膠質細胞

神經膠質細胞在神經系統當中扮演許多角色，包括製造突觸、促進溝通、幫助維持恆定、供給神經元營養和氧氣，並且為大腦和脊髓提供免疫功能。（近來有研究顯示，神經膠質細胞在神經系統中扮演的角色遠比過去所認知的更加活躍。）

神經膠質細胞（圖 4.2）分為六組：

1. 星形膠細胞（astrocytes）：彼此相連並連接到神經元、血管、大腦內膜與脊髓中膜的星狀細胞。它們創造和調節中樞神經系統的傳訊網路，包括刺激突觸生成、影響（刺激和抑制）突觸活動、向神經元提供營養，以及調節大腦中的血流。
2. 寡突膠細胞（oligodendrocytes）：這類細胞包裹大腦和脊髓（中樞神經系統）中的神經元。這層包裹物（稱為髓磷脂）支撐神經元和促使神經信號傳播到遠方。
3. 微膠細胞（microglia）：能密切監測大腦和脊髓的活動，以及提供免疫功能，例如排出老廢細胞和在需要時於中樞神經系統當中起動發炎反應。這些細胞與周邊神經系統的白血球有著緊密的關聯。
4. 室管膜細胞（ependymal cells）：於中樞神經系統中排列在腦腔內側表面以及脊髓的中央管，會製造和調節腦脊髓液（和其他功能）。
5. 神經鞘膜細胞（neurolemmocytes）：又稱為許旺氏細胞（Schwann cells），在周邊神經系統中包裹神經元的長形部分（軸突），功能如同中樞神經系統的寡突膠細胞。在部分情況當中，包裹神經元的物質會形成髓鞘，可以幫助神經信號更快、更有效且更如預期地傳遞到位。神經鞘膜細胞也能修復周邊神經系統的神經損傷。

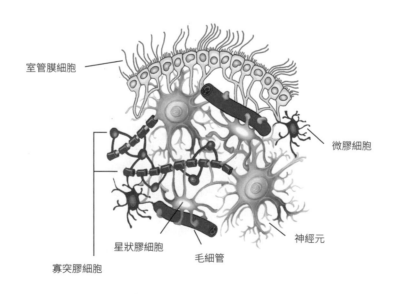

室管膜細胞

微膠細胞

星狀膠細胞

毛細管

神經元

寡突膠細胞

圖 4.2
大腦和脊髓中的細胞包括星狀膠細胞、寡突膠細胞、微膠細胞、室管膜細胞和神經元。有些人認為在神經系統當中神經膠質細胞的數量多於神經元；另一群人則認為數量相等。

6. 衛星細胞（satellite cells）：同樣位在周邊神經系統當中。在神經節（神經細胞體群）中，這類細胞覆蓋住神經細胞的表面，會保護神經元並提供養分，也能調節神經節中發生的溝通，功能如同中樞神經系統的星狀膠細胞。

神經元

神經元（圖 4.3）是功能特殊的細胞，能迅速傳達訊息到遠處：單一個神經元，就有可能一處突觸在你的脊髓中，另一處突觸卻遠在小腳趾。一個神經元與神經節[2]中的其他神經元和神經膠質細胞之間，以及與中樞神經系統的神經網路之間，也可能有成百上千個突觸。

神經元有三種類型：

1. 感覺神經元會把感官刺激訊息從組織和感覺器官帶到大腦和脊髓。訊息的傳輸方向是朝向中樞神經系統，所以這類神經元又名傳入神經元（afferent neurons）。
2. 運動神經元會攜帶該執行什麼動作的訊息，從大腦和脊髓出發，一路傳到作用器官（主要是肌肉和腺體）。訊息的傳輸方向是離開中樞神經系統，所以這類神經元又名傳出神經元（efferent neurons）。
3. 聯絡神經元會在神經元之間傳遞訊息。聯絡神經元的數量比感覺神經元和運動神經元更多。這類神經元全都分布在中樞神經系統。聯絡神經元和神經膠質細胞會創造出感官神經元、運動神經元、其它聯絡神經元和其他神經膠質細胞之間的神經迴路和神經網路，用以協助諸如記憶和學習等複雜過程。

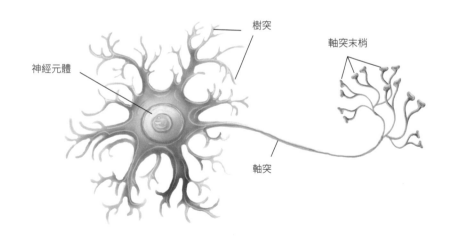

樹突

軸突末梢

神經元體

軸突

圖 4.3
神經元（neuron）一字源於形容筋、線和纖維的詞彙。神經元的外觀特徵是長長的突出和許多分支，稱為軸突和樹突。

---

2. 神經節（ganglion）是周邊神經系統中神經元和膠質細胞聚集的地方。神經叢（plexus）是相互連接的神經節網路。

感覺、處理與運動

神經系統中所有細胞會共同運作,接收感官輸入並加以處理,然後產生運動反應。每個運動反應都會創造可感受的新經驗,進而引起更多的處理程序和反應。這個循環稱為感覺運動迴路,會持續不斷發生,做出我們一輩子生存、適應、成長和學習所需的精確調整。[3]

因為突觸具有可塑性,神經系統中的感覺、處理和運動的循環持續發生且重疊,便會建立出正向和負向的反饋迴路,放大或減弱我們對刺激物的反應能力。

感覺

感覺神經元(和相關的神經膠質細胞)從體內許多組織接收有關身體內部和外部環境發生了何事的訊號。這種感官輸入能用不同方式分類,最常用的兩種分類是根據感官輸入的來源以及感官輸入刺激物的種類。

來自何處

外接收器(exteroceptors)[4]是接收體外輸入刺激的感覺神經元。種類包括:

・雙眼的光接受器(photoreceptors)
・雙耳的機械感覺接受器(mechanoreceptors)和前庭機制(vestibular mechanism)
・鼻子和口部的化學接受器(chemoreceptors)
・皮膚的溫度接受器(thermoreceptors)
・皮膚對於觸摸和壓力的機械感覺接受器

內接收器(Interoceptors)是接受來自體內輸入刺激的感覺神經元,特別是與意志行動無關的組織。這類接受器包括內臟器官和血管中的機械感覺接受器、化學接受器和溫度接受器。

本體接收器(Proprioceptors)是受到我們自己意志行動或潛在意志行動產生的輸入所刺激的感覺神經元,包括可能在無意識下做的動作,比如平衡。本體感覺輸入來自於骨骼肌、肌腱、關節囊和側韌帶的機械感覺接受器。

---

3. 內分泌系統和免疫系統也會向身體蒐集資訊。內分泌系統、免疫系統和神經系統都使用共享的資訊來處理、計畫和執行每個系統的反應。

4. 查爾斯•謝靈頓(Charles Sherrington)在其 1906 年出版的著作《神經系統的整合動作》(*The Integrative Action of the Nervous System*)中,創造了內在體感、外在體感、本體感受和傷痛覺等等術語。

刺激物的種類

機械感覺接受器會受到機械力的刺激，比如壓力、運動（位移或位置變化）、震動和張力（有時候稱為擴張或伸展）。感覺神經元有受體對應以下刺激：

- ・輕柔和粗魯的觸摸（皮膚）
- ・深層壓力（皮膚、關節和骨骼）
- ・張力、擴張或伸展（肌肉、肌腱、內臟、動脈、韌帶和筋膜）
- ・位移（關節囊和側韌帶）
- ・震動（耳朵和前庭機制）

> 近來人們常用「本體感覺」一詞表達更籠統的涵義 ——「自我感覺」。若採此義，這個用語會囊括通常被形容為內在體感和外在體感的感官輸入，因為所有這些感覺都會對我們的自我感覺產生重大影響。「內在體感」一詞也經歷過類似的涵義轉變，在一些研究領域中，它的詞義遠遠超出了來自體內的感官輸入。

溫度改變會刺激溫度接受器。這類接受器包括我們皮膚和血管中帶有受體的感覺神經元。

體內外的化學變化會刺激化學接收器。帶有這類接收器受體的感覺神經元會受下列刺激：

- ・嗅覺（鼻子）
- ・味覺（口腔和腸壁）
- ・二氧化碳濃度（主動脈和頸動脈的血管壁）
- ・荷爾蒙（腦幹）

光接收器會受到光線刺激。我們雙眼中的受體即為此類。

強烈和可能帶有傷害性的刺激物（疼痛）會刺激疼痛接受器（nociceptors, pain receptors），這些刺激物可能是源自機械力、化學物或熱度。根據推測，這些感覺神經元存在於許多不同的組織當中。[5]

處理

處理是個一般性詞彙，用來表示當好幾群神經叢和神經膠質細胞進行多次重疊和相互聯繫的溝通時，神經節和中樞神經系統中所發生的事。神經節所做的處理程序，範圍涵括基本的監測和傳輸到複雜的評估和回應（規模比大腦和脊髓當中的要小）。

---

5. 關於疼痛接受器是否能獨立成為接受器的一個類別，或是疼痛可否算是能被多種感覺接受器記錄的感官知覺，這是個重大的問題。疼痛研究是一大學術領域，對於疼痛是什麼、該如何處理和預防上都有廣泛的建議。

在我們的大腦和脊髓中，來自任何特定組織或器官的感官刺激會和所有其他進入中樞神經系統的感官刺激匯流。這些感覺結合了我們既有的經驗、期待、希望、夢想和恐懼，一同進入處理的程序（包括解讀、考慮、比較、記憶、評估、計畫、預測和選擇）。這一串過程會變成引起動作和回應的運動神經系統計畫。

我們對於大腦的運作方式所知甚少，遠遠少於我們確定已知的範疇。有個估計數據顯示，對於神經系統如何運作，我們的理解大約只占整體的15%。

運動

運動神經元（和相關的神經膠質細胞）攜帶著經過大腦、脊髓和神經節處理而產生的回應（運動神經衝動），傳遞到身體組織中。這些運動神經衝動的訊號，功能幾乎都是刺激或抑制肌肉收縮，或是刺激或抑制傳訊分子（比如荷爾蒙或神經傳遞物質）分泌。[6]

神經膠質細胞和聯絡神經元所進行的處理程序幾乎都在調整感覺和運動之間的關係。在神經系統中的少數部位，運動神經元會直接受到感覺神經元的刺激，主要是在脊髓的反射弧和一些腸神經節。（即使在脊髓反射弧和腸神經節中，我們的中樞神經系統也會接收有關事件的感官輸入，因此所發生之事有助於經驗的整體處理。）

學習運動

感覺、處理和回應的大量神經活動都發生在我們對其產生覺知之前，而且這些也無法透過意識控制。我們不會直接控制心跳快慢、消化系統活動或是腎臟調整體液濃度的方式。我們可以透過身體活動或是飲食來產生影響，但不是透過意識來控制。

有很多事可以透過有意識的學習和練習變成習慣，包括走路、說話、騎腳踏車、開車、在行駛的火車上保持平衡、或者在多次練習後做一組瑜伽串連動作。這些動作最後會在不知不覺做出時效用最佳。我們可以在不費心注意的情況下感覺、處理和反應，這是動作熟練的重要表徵，也是生存的必要條件。如果我們必須費心處理和計劃每次呼吸、消化作用，甚至是走路的動作，那就沒有什麼餘力來學習其他事物了。

我們的動作是大腦、脊髓和神經節處理程序的結果，而處理程序不斷從感官輸入以及我們的背景（包括我們的過往、希望、價值觀）取得資訊。學習新動作（或者嘗試改變習慣的動作模式）會牽涉整個感覺、處理和運動的循環，對於每個人來說情況都會因為背景不同而有所差異。

同樣的感官刺激可能對一個人的處理程序來說是安全和舒適的，但另一個人卻可能感到驚恐和危險。同樣的刺激可能會帶來非常不同的回應和情緒狀態。我們能學著改變對

---

6. 運動神經元不是唯一能刺激腺體分泌和肌肉收縮的方式：內分泌和免疫訊號也能刺激腺體分泌，而平滑肌的肌肉收縮通常是受到神經衝動的刺激，但在肌肉當中則是通過細胞之間的溝通進行傳播。

一項刺激的詮釋，整個群體的人也都能學習對某件事有相同的反應，不過如果教師假設房間裡每個學生對一項建議的反應會毫無二致，就會產生嚴重問題。

神經系統中的感覺、處理和運動程序不斷在發生，也不斷受我們周遭和內部發生的事所影響。因為有許多因素在起作用，所以我們不太能直接控制發生之事，但是我們能透過練習培養運動、思考和情感的習慣模式，以及滋養自身的方法，並在休息和行動之間取得平衡，以這些方式來產生影響。

軀體、自律和腸神經系統

另一種勾勒神經系統的方法是基於發生的運動反應類型：哪些組織參與了動作，和作用於身體的結果為何。（這套以結果為基礎來為神經系統建立架構的方法，與以位置為基礎區分中樞神經系統、周邊神經系統和腸道神經系統的方法，以及以功能為基礎的感覺運動迴路方法，三者彼此有重疊之處）。

軀體神經系統（somatic nervous system, SNS）會在肌肉骨骼系統中產生反應，尤其是我們生活中用來移動、呼吸和行動的橫紋肌。我們使用軀體神經系統做出動作，比如一條腿踩向後方、張開嘴巴，或者在失去平衡的時候張開雙臂。

自律神經系統（autonomic nervous system, ANS）在內臟器官的平滑肌、心臟的心肌、血管[7]、脂肪組織和腺體等部位產生反應。軀幹神經系統會增加或減少腺體與器官的活動，這個模式稱為交感神經反應和副交感神經反應。大部分的腺體和器官會從交感神經和副交感神經兩者當中的運動神經元接收訊息。（圖 4.4）

交感神經反應藉著提高心跳速率、把血流送到骨骼肌和大腦中，或者減緩消化系統活動來增加我們的警覺和準備，以便應對外在環境的各種事件。交感神經反應的特徵通常是全身性的戰或逃反應，不過這是交感神經活動的極端表現。在沒有威脅的日常活動中，交感神經反應可以是經過調節、單獨和局部的反應。

副交感神經反應藉著增加蠕動與腺體活動、運送更多血流到消化系統，以及減慢心律，來增加與消化、恆定、生長和治癒有關的體內活動。副交感反應的特徵在於休息和消化，這類反應並非單純不採取動作，實際上仍會有針對內在環境（而非外在世界）的主動運動反應。[8]

這些反應通常被認為在某種程度上擁有相互對抗的特徵，彷彿我們的內在狀態要不是受交感神經影響，就是受副交感神經影響。但交感神經反應和副交感神經反應在身體中不是以非此即彼的模式運作，它們不會抵銷彼此。這兩個神經系統的反應事實上互相協作和協調，不斷調整我們體內環境的狀態，以回應來自身體內外的各種感覺。

---

7. 因為部分自律神經系統會影響流向骨骼肌的血液，橫紋肌也會受到自律神經系統影響。
8. 副交感神經系統的運動神經包括迷走神經，迷走神經有部分隸屬感覺神經。迷走神經會行經許多組織，包括肺臟、心臟、消化器官、咽喉和發聲機構，它的作用在於製造系統性的張力變化，包括心跳速率變異性、壓力反應和放鬆反應。

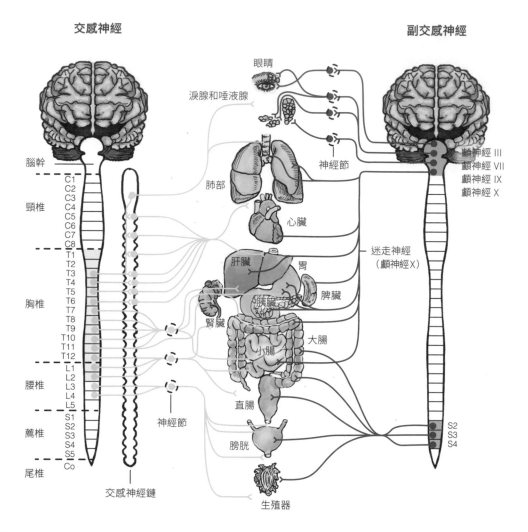

交感神經　　　　　　　　　　　　　　　　　　　　副交感神經

眼睛

淚腺和唾液腺

神經節

腦幹

顱神經 III
顱神經 VII
顱神經 IX
顱神經 X

C1
C2
C3
頸椎　C4
C5
C6
C7
C8
T1
T2
T3
T4
T5
胸椎　T6
T7
T8
T9
T10
T11
T12

肺部

心臟

肝臟　　　胃

迷走神經
（顱神經X）

脾臟
胰臟
腎臟

L1
L2
腰椎　L3
L4
L5

小腸　　大腸

S1
S2
薦椎　S3
S4
S5
Co

尾椎

神經節

直腸

交感神經鏈

膀胱

生殖器

S2
S3
S4

圖 4.4
接收交感神經和副交感神經運動衝動的身體組織。交感神經衝動來源於脊髓頸椎段、胸椎段和腰椎段的運動神經元，
副交感神經衝動來源於腦部（顱神經）和脊髓薦骨段的運動神經元。

　　腸神經系統 (enteric nervous system，ENS) 有時被稱為我們的第二大腦，因為這個部分有腸神經節的網絡，感覺神經元、神經膠質細胞和運動神經元在其中進行溝通，感官輸入在不經過中樞神經系統的情況下便引起處理程序和運動反應。腸神經系統專門在平滑肌、腺體和消化道的內分泌細胞中產生反應，讓部分消化系統不需與大腦和脊髓溝通便能自主運作。

　　腸神經系統有時跟我們的腸道感覺有關，它能感覺到腸道的狀態，並計畫和執行反應。不過腸神經系統跟中樞神經系統並未完全隔絕分開，進入腸神經節的感官訊息也會進入大腦和脊髓，而來自大腦和脊髓的運動神經衝動和來自腸神經系統的運動神經衝動會進入同樣的組織。我們從腸神經系統所得到的所有感覺，都是因為此系統也會與中樞神經

重點提示：不可或缺的交感神經系統

有些瑜伽老師會在教授特定體位時提到此動作能幫助「帶動你的副交感神經系統」或「讓交感神經系統平靜下來」。這些說法是有問題的，因為交感神經系統若沒有動作，我們就無法產生正常行動。交感神經系統反應讓我們能聽到老師授課、有意識地移動、覺察到房間的空間，還有感覺到自己的動作。任何需要注意力的活動都受到交感神經系統的支援。交感神經系統反應和副交感神經系統反應可以並存：比如保持平靜的警覺狀態與交感神經和副交感神經的活動都有關係。

只有在我們感到壓力、焦慮或緊張的時候，交感神經系統才會不活躍。我們需要擁有讓自己感覺愉悅、平靜和放鬆的能力。

我們不太可能斷言體位法會影響到一個人的內在狀態。平靜、焦慮或無趣的狀態是感覺、處理和運動反應的綜合產物，而非只受自律神經系統的作用。

系統進行雙向溝通。腸神經系統不只會接收中樞神經系統根據身體其他部位事件所發出的運動神經衝動，也會將訊息傳送回大腦和脊髓。如果我們有察覺到腸道感覺，就會發現它是整個神經系統的產物。

整體而言

我們有許多看待神經系統的方式：

| 位置：中樞神經系統、周邊神經系統，或腸神經系統
| 功能：感覺、處理和運動
| 結果：軀體、自律神經（包括交感神經和副交感神經），或腸神經

圖 4.5 同時展示出這三個系統，箭頭表示出神經系統之間產生交流的可能路徑。當我們以這種分層的方式檢視神經系統時，可以看到從全身組織中接收到的大部分感覺都會進入大腦和脊髓。有時候一個組織的感官輸入會直接連接到該組織的運動反應，但更常見的狀態是，身體許多不同部位的感覺（針對體內外的皆有）會共同導致運動反應。比如，來自內臟（自律神經組織）的感覺可能會在骨骼肌產生反應，或者關節囊韌帶（軀體組織）的感覺可能是內臟的副交感神經反應的部分成因。

我們可以把自己的背景算進神經系統裡溝通如此複雜的原因之一。我們過往的經驗、當下情緒和對未來的期許會影響我們如何解讀感覺、訊息處理，和有意識或無意識的運動反應計畫。因為個人的歷史和背景會影響我們所做出的決定，所以思維和動作的習慣

神經系統組織

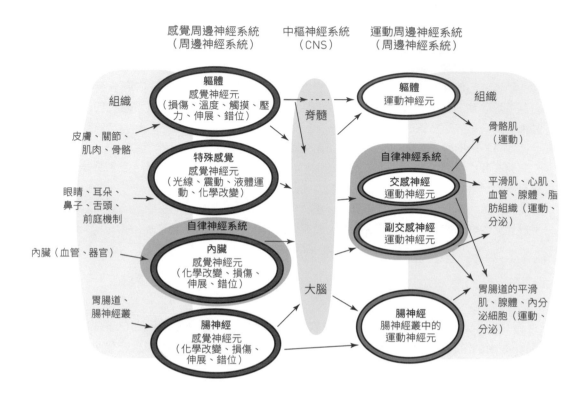

圖 4.5 神經系統分層圖
這張圖來自於艾美·馬修斯和莎拉·巴娜比（Sarah Barnaby）的著作《神經系統組織》（Nervous System Organization）。
根據創用 CC 授權條款 4.0 發布。

對每個人來說都是獨一無二的，我們對於體位法或其他動作經驗（或環境、情況）的反應對於每個個體來說也都是獨特的。

動作

前幾章中，我們討論過骨骼和肌肉在動作中所扮演的角色：骨骼系統透過骨頭和關節排列成各種清晰微妙的路徑來傳遞力量，肌肉系統則產生經過精密校準和有適應能力的運動力量。神經系統也會參與骨骼和肌肉系統的活動，方法是從全身上下取得感官輸入，解讀和處理那些感覺，規劃動作反應，並發送協調訊息至全身來執行動作。在肌肉系統的那一章，我們曾經提過這些動作總會涉及多種肌肉的共同運作，伴隨肌梭的本體感覺反饋，去調節整體運動模式中每塊肌肉的張力。對於計畫和執行這些骨骼肌的運動模式，神經系統至關重要。

　　神經系統處理過程中規劃動作的部分，會徵召和微調校準許多不同肌肉，但其目的並不是為了讓我們有意識地控制各個肌肉。我們無法把訊息傳送到單一肌肉上，以便調動或放鬆它。相對地，規劃動作的部位會產生反應模式，提供我們期待取得的感覺回饋，此感覺回饋可能關於執行一項艱難任務，比如改變重心、拿起杯子或書本翻頁。當我們的日常活動對肌肉而言運作起來都算輕鬆，感覺回饋可能就不會納入來自肌肉的感覺（肌肉出力或拉伸的感覺）。當肌肉頗有效率地發揮作用，我們有可能渾然未覺，不知它是我們身體中無須注意力便能做出大量活動的其中一員。

結論

　　在一群練習相同體位法的人當中，每個人都會有不同經驗。瑜伽教師在這種場合中的角色為何？讓每個人擁有同樣經驗會是重要的事嗎？如果不同人需要不同動作才能覺得有安全感、喜悅或其他情緒，那該怎麼辦？

　　我們體內所有的溝通系統擁有不可思議的反應能力和適應力，讓我們在練習瑜伽（與非練習）的場合遭遇新情況時，能夠持續學習、適應，以及做出如何反應的新決定。

YOGA AND THE SPINE

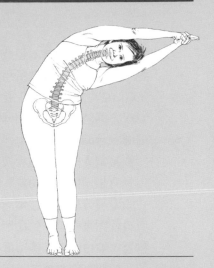

瑜伽與脊椎

　　正如前幾個章節所提及，本書的主題既是透過解剖圖表來看待瑜伽練習，也是透過瑜伽練習圖表來看待解剖。我們可以說，本書討論的是這兩個主題的根本共同點：探究生命如何運作。

　　當我們把努力的重心放在改善自己生理、心理和靈性的福祉，瑜伽與解剖這兩張圖表可以高度互補且強而有力。瑜伽哲學本身與宇宙本真以及個人解脫有關。人體解剖學是在研究肉體，以發現所有人都具備但表現形態各異的結構和功能。

　　沒有兩個人是一模一樣的，即使同卵雙胞胎也是如此。因此，根據定義，每個人找尋自我真實的旅途，都會因個人身體、環境、需求和價值觀而獨一無二。我們聚焦於生命既普世又獨特的真相，用作瑜伽和解剖的基礎，藉此回到生命最初的組成部分──細胞。我們對解剖和瑜伽的研究，以極微小的細胞為起始，接著邁入其型態和功能。瑜伽宗師德悉卡恰在他的年代是瑜伽療法的佼佼者，同時也是一名結構工程師。每當他提醒我們「練習的形式必須有助於發揮練習的功能」，這段發言都是源自他兼具這兩種身分。

始於細胞的瑜伽課

　　瑜伽最根本的概念可以追溯到觀察細胞的型態和功能。以解剖學的角度而言，當我們了解單一細胞的基本概念，就能了解任何由細胞組成的物體（比如人體）的基本概念。

細胞是生命的基本組成，從單細
胞生物到幾兆個細胞所組成的動物
皆然。我們的人體由上兆個細胞所
組成，同時也對至少相同數量的細
菌細胞起到宿主的作用。[1]

數量驚人的細胞儘管複雜多樣，
但具有相同的基本功能。細胞從外
在吸取養分進入內在環境，將那些
原料代謝為能量和生命所需的化學
物質，並由內向外排出廢物。

一般認為細胞擁有三個構造：
細胞膜、細胞核，和細胞質（見
圖 5.1）。細胞膜賦予細胞外型

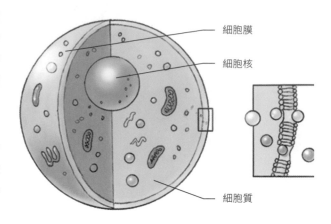

細胞膜
細胞核
細胞質

圖 5.1
細胞膜必須在穩定性和通透性之間取得平衡。

形狀，把細胞的內部（包括細胞核和細胞質）與外在環境隔離開來。細胞所處的外在環
境含有細胞所需的養分，細胞必須分辨要讓外部哪些物質進入、哪些要摒除在外，也必
須分辨哪些物質要留在細胞內部，哪些要排出外界。細胞膜會被歸類於半透膜，正是出
自此原因。換言之，細胞膜必須既能穩定地區隔內外，也能維持空間開放。

在瑜伽語言中，sthira 是指穩定的邊界，sukha 表示寬闊的空間。在梵文裡，sthira 有堅
實、堅硬、堅固、緊實、堅強、穩定、耐久、持久和永久之意。Sukha 由兩個字根組成，
su 指良好，kha 指空間，組合起來除了有輕鬆、舒適、愉悅、柔和與溫和之意，也表示
幸福快樂、通達無礙的狀態。

所有成功活著的生物都必須在穩定性與通透性、穩固性與可塑性、持續性與調適性、
空間與邊界之間取得平衡。sthira 和 sukha 的平衡關係也表現在成功的人造結構上，比如
吊橋一方面伸縮性夠好，不怕強風和地震，另一方面又有夠牢固，可以支撐承重的橋面。
這個意象也導引出了脊椎結構固有的張力和壓縮原理。

Sukha 也代表擁有良好的軸孔，可以引申為一種居於中心位置、可供順暢運作的空間。
人就如同中心有軸孔的車輪，需要擁有健全的核心空間，否則各部位就無法聯繫運作。

我們在接下來兩章會說明，這些術語是強而有力的工具，讓我們得以從可能有用的大
量細節中聚焦在解剖和瑜伽的重點。即使創造 sthira 和 sukha 兩字的古人對細胞一無所知，
但生物無疑是由細胞組成，而他們觀察生物的技巧高超。讓單一細胞茁壯成長的事物，
與讓細胞構成之物茁壯成長的任何事物並無二致，都是攝取食物、新陳代謝、排泄廢物，
所以這些活動自然會形成普遍概念，古人流傳至今的概念就是 prana（生命能量）、agni
（火），和 apana（下行氣）。這些瑜伽概念和所有生物都會有的功能性活動有關，下一
章的主題重點是呼吸，將更深入探討這類概念。

---

1. 「人體中有多少細胞？」這是個不太容易回答的問題。如果答案是將近 60 兆，其中大概只有一半的細胞含有人類
    DNA，因為人類基因組僅由大約 25,000 個基因組成，而人體內所有種類細菌的基因合起來大約多達 500 倍。我們可
    以準確地說，體內非人類遺傳物質的多樣性（如果不是數量的話）遠遠超過我們自身。

鑑彼知此

　　微觀的本質會反應出宏觀的本質，反之亦然。這種想法不是什麼新的概念。在此趟探索之旅中，我們聚焦於更具體的範圍，從小處（細胞）著眼，延伸到可觀察的個人與社會結構。我們該如何將任何生活關係帶向平衡狀態，瑜伽練習能提供一種觀察角度。而本章欲探討的脊椎，就是大自然對於 sthira 和 sukha 這兩種對比的人體工學需求，所提供的一種優雅的解決方案。

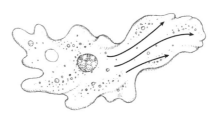

圖 5.2
細胞改變形狀並且伸出一隻偽足。

物種的發展：脊椎簡史

　　什麼是脊椎？為什麼我們需要脊椎？為什麼瑜伽體位法和呼吸練習都那麼重視脊椎？為了回答諸如此類的問題，我們得了解一些基本原理，例如中樞神經系統及其複雜的生理、感覺和運動功能在經歷數百萬年的演化後，如何成為人類不可或缺的生存結構。

　　想像某個細胞在原始海洋裡漂浮，周圍環繞著現成的養分，正有待細胞膜（見圖 5.1）攝取進來。現在想像那些養分在某些區域的濃度較低，在某些區域的濃度較高，因此生物若能藉由改變形狀獲取養分，將有更多成功存活的機會。這大概就是最初的行走移動模式，圖 5.2 的偽足證明了簡單細胞確實具備這種能力，也展示出改變形狀成為了求生之道。

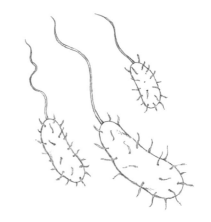

圖 5.3
帶有鞭毛的細菌。

　　我們不難看出四處移動對這些生物來說越來越重要，因此偽足最終會自我改善成一種特有器官，就像圖 5.3 細菌身上的鞭毛。

　　那時，這些原始生命形式不再被動地隨波逐流，而能主動地尋覓生存所需的養分。除了覓食以外，移動能力也為生物提供了另一個好處：避免自己成為其他生物的食物，而這也讓我們看到瑜伽教義中所謂吸引（raga）與排斥（dvesha）在早期的生物性基礎。趨吉避凶是所有活著的生物的基本活動，為了因應這種迫切需求，生物甚至會採取更複雜的適應機制。當生物對環境的敏

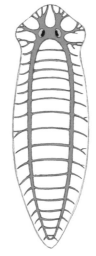

圖 5.4
扁形蟲及原始的中樞神經系統。

感度及反應變得越來越複雜，到了某個時間點，這些活動就需要中樞構造的整合與指引。

圖 5.4 呈現的是一種名為扁形蟲的扁平寄生蟲，我們可以從中看見原始中樞神經系統的發展，一群原始的神經細胞聚集在牠的頭部，還有左右成對的兩條神經索通過全身。蠕蟲是無脊椎動物，但在後代子孫身上，這些原始神經細胞已經演化為腦、脊髓以及其餘的神經系統，這些器官都需要一種構造，既可以自由活動，但又穩固得足以為這些中央神經系統重要而脆弱的組織提供保護，那就是骨骼構造的脊椎。

水生動物（例如圖 5.5 的魚）的脊椎形狀與環境條件是一致的：力學上水從四面八方對魚施加等量的壓力。當這條魚運用頭、尾和魚鰭在水中前進，脊椎就會朝左右兩側水平擺動。

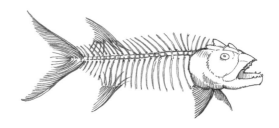

圖 5.5
魚的脊椎是直線型。

即使後來水生動物跨出演化的一大步，成為陸生動物，這種脊椎側向水平擺動模式仍然保留了下來。圖 5.6 顯示的是兩棲動物蠑螈的移動模式，儘管四肢（由魚鰭演化而來）可以協助身體移動，卻不負責把脊椎撐離地面。直立機制可能是為了抬頭看見遠方食物或威脅所發展出來的，但這種演化還需要搭配脊椎結構的大幅轉變。

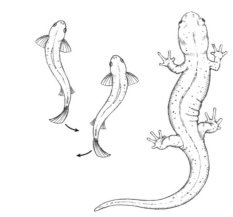

圖 5.6
水生及兩棲類動物的脊椎能進行側向擺動。

直線型的脊椎（例如魚脊）一旦得到四肢的支撐，位於兩個支撐端之間的中心點就會是所有重力作用的集中點（見圖 5.7），成為最脆弱的地方，因此當四肢從匍匐變成直立，演化最成功的那些陸生動物能夠因應重力而拱起脊椎，將重力的負荷引導到支撐端，而非引導至毫無支撐的中心點。想一想希臘和羅馬建築的差異，至今仍屹立不搖的羅馬建築數量遠多得多，原因不在於建築物的年份較新，而是因為羅馬人更常採用拱型結構。

人類身上的拱形結構便是後來出

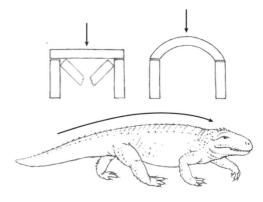

圖 5.7
拱形架構提供的支撐比直線更穩固。

現於陸生動物脊椎的原發性弧度（primary curve），也就是我們所熟知的胸椎弧度（thoracic curve）。我們會用「原發性」一詞，是因為這是最早形成的前後向脊椎弧度，同時也是人類在胎兒期就顯現出來的第一個脊椎弧度。

接著演化出來的是頸椎弧度。我們的魚類始祖沒有真正的頸部，牠們的鰓就位於腦部後方，頭和身體是一起移動的。陸生動物的呼吸結構隨著演化逐漸下移，遠離頭部，使得動物發展出活動自如的頸部，讓頭部及感覺器官可以快速、精準、獨立地活動，提供對周遭環境更寬廣的視野以及更強大的生存優勢。這種頸部的適應機制，便發展出可以在貓身上看到的繼發性或前凸性曲線的脊椎弧度（見圖5.8）。

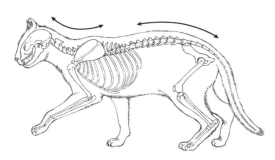

圖5.8
貓科動物的脊椎展現了原發性和繼發性弧度。

當動物開始利用前肢與環境互動，下肢的承重能力就變得更加必要，而這也促使人類開始發展獨有的繼發性前凸曲線「腰椎弧度」。在一開始，這只是從脊椎末端將原發性弧度拉直，如此一來，當黃腹土撥鼠（見圖5.9）等動物將身體重心轉移到支撐基礎面（下肢）的正上方時，便可讓自己維持在直立姿態的時間更長。

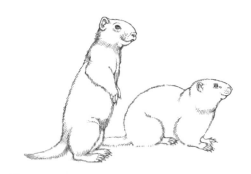

圖5.9
把原發性脊椎弧度撐直，前肢便可離地。

尾部對保持平衡也有幫助，但隨著尾部逐漸消失，脊椎的形狀也必須改變，才能將重心完全轉移到支撐基礎面的正上方。當人類演化走到這一步時，髖關節、薦骨及腿部結構依然與在地面以四足行走的動物沒有太大差異，只有軀幹被往上與朝後推離地面，變成站立的姿勢，形成向前凸的腰椎弧度。

圖5.10a說明黑猩猩的脊椎形狀與人類有何差異。請注意黑猩猩沒有腰椎弧度，這不會影響牠們爬樹或在樹林之間擺盪，但卻影響了牠們在地面上移動，較高的重心讓牠們必須用前臂指節行走（圖5.10b）或者，當牠們用後腿小跑幾步時，長長的雙臂就得向後甩。在缺乏腰椎弧度的情況下，牠們唯有用這樣的方式才能將身體重量轉移到雙腳。

人類的脊椎跟其他哺乳動物不同，擁有一整套原發性弧度（胸椎弧度和薦椎弧度）與繼發性弧度（頸椎弧度和腰椎弧度）（見圖5.11）。唯有真正的兩足動物（這類生物不只是偶爾才用到兩條腿，其主要移動方式就是用兩條腿移動）才需要這兩對脊柱弧度，在樹林間擺盪和用指節行走的靈長類動物雖然也有些許頸椎弧度，但沒有腰椎弧度，因此不被認為是真正的兩足動物。

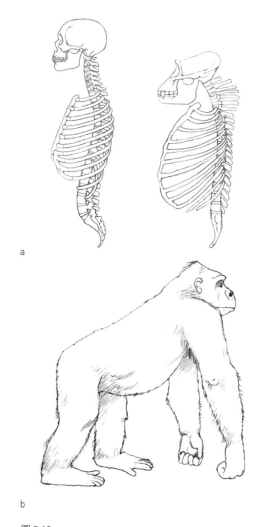

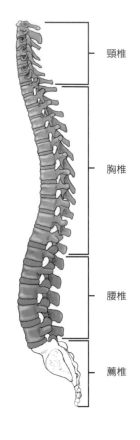

頸椎

胸椎

腰椎

薦椎

圖 5.10
（a）只有人類才有腰椎弧度，因此（b）我們的靈長
類遠親不算是真正的兩足動物。

圖 5.11
脊柱的弧度部位

　　如果我們從瑜伽的角度看人類從四足動物變成兩足動物的演化過程，我們可以說，下半身為了達到承重與移動的目的，較著重於 sthira（穩定性）的發展；上半身為了呼吸、向外發展與抓握的目的，較著重於 sukha（可動性）的發展。關於這種分化的另一個說法是下半身把我們帶向環境，而上半身把環境帶向我們。

個體的發展：更簡略的人體脊椎簡史

在對脊椎的演化過程（物種的發展）有所認識之後，我們還可以從了解每個人的發展歷程（個體的發展）中獲得有用知識。雖然成長中的胎兒會先顯現隨後又失去我們與人類始祖均有的某些特徵，比如腮和尾巴，但人們長久以來一直對個體會重演物種發展的理論抱持懷疑的態度。然而，至少有一點是真實的：在脊椎發育過程中，物種發展和個體發育有相似之處。

想想脊椎在整個胎兒期中只顯現出一個原發性弧度（見圖 5.12）。當我們的頭部順利通過狹窄的產道那 90 度彎角，頸部便經歷第一個繼發性（前凸曲線）的弧度（見圖 5.13），這是我們的脊椎首度脫離只有原發性弧度的狀態。

即使是通過剖腹產誕生，身體的姿勢控制仍會從頭部逐漸往下發展，頸椎弧度便會在我們六個月大前出現，並且在九個月大學會坐直時完全成形。

等我們像四足始祖那樣爬行幾個月之後，就必須具備腰椎弧度，以便讓重量落在雙腳上，因此大概到十二至十八個月大，我們開始學走路時，腰椎會從原發性（後凸曲線）弧度的狀態中逐漸拉直。到了三歲左右，我們的腰椎會開始發展前凸（前凹）形狀，不過這要等到六到八歲大時才能從外觀上看出來。大約在十歲之後，我們的腰椎曲線通常會約略形成成人擁有的樣態（見圖 5.14），雖然脊椎骨頭會在我們二、三十歲時持續骨化。

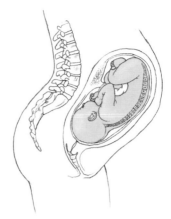

圖 5.12
胎兒在子宮裡整條脊椎呈現原發性弧度。

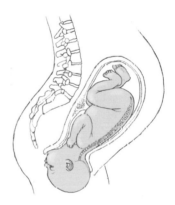

圖 5.13
當胎兒的頭順利通過子宮頸與陰道之間的 90 度彎角，繼發性弧度首度出現。

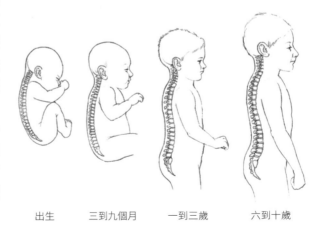

出生　　　　三到九個月　　　一到三歲　　　　六到十歲

圖 5.14
原發性弧度及繼發性弧度的發展。

從重力找到穩定

　　大自然調和相互牴觸的需求的能力充分展現在人類脊椎上，因為人類是地球上唯一真正的兩足動物，卻似乎也是力學構造最不穩定的生物。從工程學的觀點來看，人類是支撐基礎面積最小、重心最高、智力發展最好（相較於全身重量[2]）的哺乳類動物。值得慶幸的是，雖然我們擁有保齡球般沉重的頭部（重達 4.5 至 5 公斤）並需要在身體上方達到平衡，但這個頭重腳輕的缺點，可以靠發達的腦部得到彌補，它會設法讓整體平衡有效運作，而且瑜伽練習能在我們的脊椎和呼吸完全支持住頭部時，幫助我們找到感覺。為什麼這一點很重要？根據估計，我們的顱骨每從重心中線往前移 2.5 公分，支撐頭部的肌肉就會需要負擔額外 4.5 公斤的重量。

　　人類的體型，尤其是脊椎，完美地解決了剛性結構與可塑性結構並存的矛盾與需求。人體內 sthira（穩定性）和 sukha（可動性）兩股力量的結構性平衡，牽涉到所謂的「內在平衡」（intrinsic equilibrium）原理——一種可以透過瑜伽訓練開發出來並長久留置的深層支撐力。

脊椎是尋求平衡的柱狀體

　　脊椎是設計完善的構造，其部件演化成可以化解重力與肢體活動帶來的壓力和張力。它有二十四節椎骨，椎骨之間以軟骨組成的椎間盤、有關節囊包覆的小面關節和許多脊椎韌帶互相連結（見圖 5.15 藍色區域）。這個軟、硬組織交織排列的結構，呈現了穩定部件與活動部件的結合：脊椎骨是穩定（sthira）用的結構，而椎間盤、小面關節（囊）和相鄰脊椎的韌帶網絡（見圖 5.16），則是主動、可活動的元素（sukha）。至於脊柱的內在平衡，則呈現在穩定性與活動性元素的整合與互動過程中，這些部件能夠儲存和釋放能量，對施加其上的重力和運動做出回應。

　　為了要了解脊椎的整體結構，我們可以把脊椎分成兩根柱子來看。在圖 5.17 的側視圖裡，脊柱前後兩部分大致可分為椎體與椎弓。在功能上，脊椎顯然可以應付穩定性與可塑性的雙重需求。前半部的椎體負責處理重量負載及壓力，後半部的椎弓負責處理身體活動所產生的張力，而在兩根柱子軟硬組織之間的動

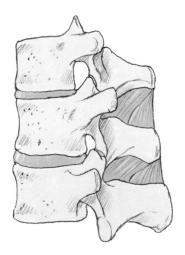

圖 5.15
脊椎內部由軟、硬組織交織而成的區域。

---

2. 腦化指數（EQ）是大腦尺寸的一種相對度量，定義是在給定大小的動物上，所觀察到的大腦質量與所預測的質量之比率。這種度量比大腦與身體的尺寸比例更為精確。在哺乳動物中，人類的腦化指數排在首位，海豚、虎鯨和黑猩猩緊隨其後。烏鴉得分相當高，河馬排名最後（Pontarotti 2016）。

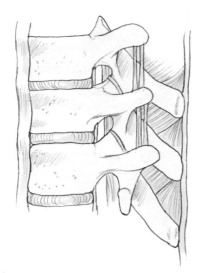

圖 5.16
脊椎的韌帶組織。

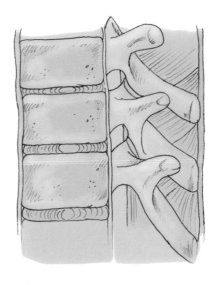

圖 5.17
從側面觀之，脊椎可分為前半部的椎體和椎間盤，
以及後半部的椎弓和脊突。

態關係裡，也存在著「穩定性」與「可動性」的平衡。椎體會把壓力傳送到椎間盤，椎間盤則藉由反方向的作用力來阻擋這股壓力；椎弓會把張力傳送到所有相連的韌帶（圖5.18），使受到拉長的韌帶藉由回彈來抵抗這個張力。簡單來說，脊柱的這些結構元素共同編織出一支繁複的舞蹈，藉由平衡壓力與張力，達到保護中樞神經系統的目的。

從頸椎頂端到腰椎末端，每節椎體在脊椎上的位置不同，功能需求也就不同，因此在外形上會有明顯差異（圖5.19）。不過，所有椎骨還是有共同的構造元素，如圖5.20所示。

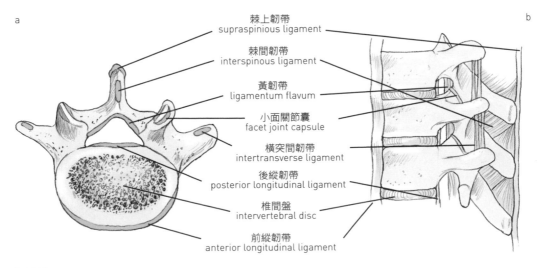

a

棘上韌帶
supraspinious ligament

棘間韌帶
interspinous ligament

黃韌帶
ligamentum flavum

小面關節囊
facet joint capsule

橫突間韌帶
intertransverse ligament

後縱韌帶
posterior longitudinal ligament

椎間盤
intervertebral disc

前縱韌帶
anterior longitudinal ligament

b

圖 5.18
(a) 脊椎韌帶俯視圖 (b) 脊椎韌帶側視圖

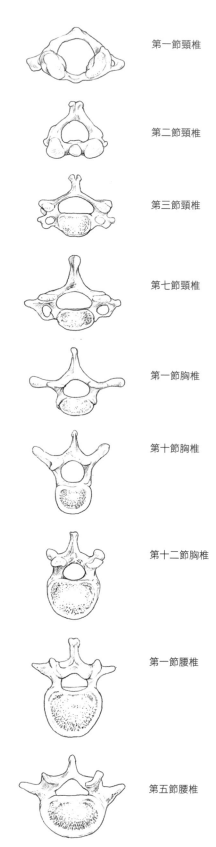

第一節頸椎

第二節頸椎

第三節頸椎

第七節頸椎

第一節胸椎

第十節胸椎

第十二節胸椎

第一節腰椎

第五節腰椎

圖 5.19
椎骨隨著所在部位而變化不同的形狀。

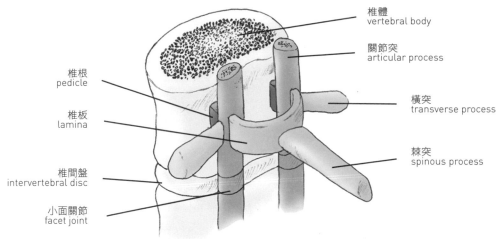

圖 5.20
脊椎骨的基本構造。

椎體
vertebral body

關節突
articular process

橫突
transverse process

棘突
spinous process

椎根
pedicle

椎板
lamina

椎間盤
intervertebral disc

小面關節
facet joint

椎間盤與韌帶

如果更進一步觀察，我們會發現穩定性與可動性也展現在椎間盤上：結實的環狀纖維緊緊包覆住柔軟的球狀髓核，它是脊索殘留下來的組織，脊索是脊柱在胚胎時期初期[3]的前身之一。在健康的椎間盤裡，髓核會被環狀纖維和脊椎骨完全包覆住（見圖 5.21），環狀纖維本身也會被前縱韌帶與後縱韌帶包覆住前半部與後半部，以此形成緊密連結（見圖 5.18）。受到緊密包覆的髓核，不管身體動作從哪個方向推動，都有隨時返回椎間盤中央的強烈傾向。

擠壓與反擠壓

一般的負重動作和軸心轉動（扭轉）動作，都會產生以脊椎為主軸的壓力。這股力量會把髓核擠向環狀纖維，環狀纖維則會回推抵消壓力（見圖 5.22）。

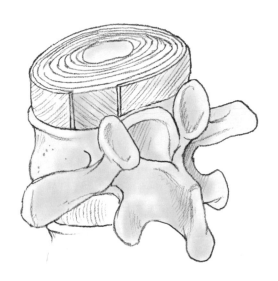

圖 5.21
髓核緊密地被包裹在環狀纖維裡，這種纖維是由許多層同心圓方式環繞且呈斜角交錯排列的纖維（類似腹內斜肌和腹外斜肌的交叉排列方式）所組成。

---

3. 胚胎在懷孕三週時會發展出脊索，它由中胚層（中間層）細胞組成、呈小巧而形狀可變的桿狀。中胚層是胚胎發育早期形成的三個初級細胞層之一，另外兩層是內胚層（內層）和外胚層（外層）。

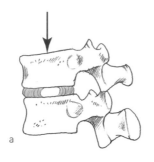
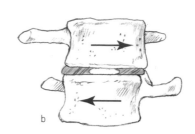

圖 5.22
重量負荷（a）和扭轉力（b）會對髓核形成對稱壓力，將髓核壓平，但髓核會在來自環狀纖維的壓力作用之下恢復球形，解除椎間空間的壓力。

　　如果壓力夠大，髓核並不會破裂，而是讓部分水分溢流到椎體的骨骼孔隙，等到脊椎上的重量移除之後，親水性的髓核又會把水分吸回來，讓椎間盤恢復原有的厚度。我們早上起床時，除非罹患「晨僵」（morning stiffness），身高都會比較高，原因就在此。

　　屈曲、伸展和側彎動作都會導致髓核產生不對稱位移，但結果卻一樣：無論椎體邊緣在哪一端受到擠壓，髓核都會往相反的方向被推向「敞開」的那側，再被環狀纖維反推回來，將髓核推向椎間盤中心，促使讓椎體返回中立位置（見圖 5.23）。

　　輔助這個反推作用的是縱向韌帶，它沿整條脊椎的前後分布，其中前縱韌帶是從薦骨前側一直連到頭顱後部底端的枕骨前側，並且緊密依附在每個椎間盤的前側表面。因此，當它在身體後仰過程中受到張力影響，不只會試圖把椎體彈回中立位置，而且和椎間盤表面連接的張力持續增加，還會把髓核往後推。當前彎動作導致後縱韌帶（從薦骨後側一直連到枕骨後側）遭受張力影響，也會發生同樣情況。

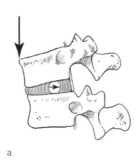
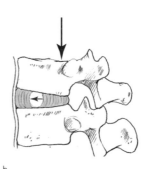

圖 5.23
屈曲（a）和伸展（b）動作會導致髓核的不對稱位移，但髓核會在環狀纖維的壓力作用之下回到中心點，進而幫助脊椎返回中立位置。

任何對脊柱前側的椎間盤構成壓力的動作，勢必也會對脊柱後側的韌帶構成張力，而韌帶試圖脫離伸展狀態的彈回作用，也額外提供了讓脊椎返回中立位置的內在平衡力量。

顯然，這些活動發生在和循環系統、肌肉系統與自律神經系統無關的組織裡，換句話說，它們不會消耗這些系統的能量，運作時也不需要有意識的意向。然而，如果我們要徹底探討自己習慣用哪些行為干涉這個與生俱來的自然支持機制，還是需要刻意留心。這個觀點以解剖學為基礎，藉此來探討瑜伽練習的關鍵目標會頗有效果，畢竟瑜伽練習的目標就是辨明並移除妨礙我們自然狀態的阻礙。

不健康的椎間盤

世界上有大量的疼痛事件要歸因於椎間盤受損或「滑脫」，所以這一節是個好機會來談談椎間盤結構受損時會發生什麼事。雖然我們常說「椎間盤滑脫」，但事實上並不會發生這種情況。環狀纖維穩穩地固定在椎體的椎板上，所以兩節椎體之間不可能滑動。真正導致椎間盤退化的原因，是人在過了大約 25 歲之後環狀纖維的纖維會彈性減弱，所以可能會引發撕裂傷和髓核內容物減少，通常就稱作突出。雖然前方突出也會產生，但更加常見的是如同圖 5.24 所示的後方突出。

圖 5.24a 是年輕的椎間盤俯視圖，其髓核飽滿，外頭包覆著完好無缺的環狀纖維。圖 5.24b 展示出當纖維軟骨構成的環遭到撕裂，髓核朝著椎間盤後側邊緣漏出，但沒有突破環狀纖維，通常稱為椎間盤膨出（disc bulge）。當髓核往外推，超出椎間盤邊緣，但仍在後縱韌帶裡面（圖 5.24c），其分類是椎間盤突出（disc protrusion）。一旦髓核突破後縱韌帶，就是椎間盤脫出（disc extrusion，圖 5.24d）。當髓核碎片自由游離於重要神經所經過的空間裡，此狀態在診斷上便屬於最嚴重的椎間盤退化型態

椎間盤退化階段

a] 未改變的（「正常的」）椎間盤

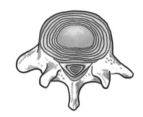

b] 椎間盤膨出

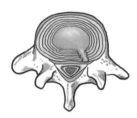

c] 椎間盤突出

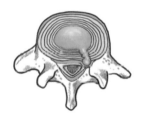

d] 椎間盤脫出

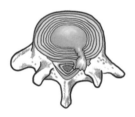

e] 椎間盤游離

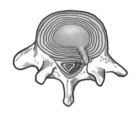

圖 5.24
椎間盤退化分類：（a）正常椎間盤；（b）椎間盤膨出；（c）椎間盤突出；（d）椎間盤脫出；（e）椎間盤游離。

——椎間盤游離（disc sequestration，圖 5.24e）。

想當然爾，椎間盤游離會伴隨令人擔心的神經症狀，比如劇烈疼痛、感覺運動障礙或大小便失禁。如果這些症狀持續或惡化，通常建議立刻動手術，以預防可能產生的神經損傷。研究報告指出，即使游離是最嚴重的椎間盤突出型態，但在部分病患身上卻不會引發疼痛，而感覺疼痛的患者在沒有接受手術的情況下，症狀最終也常常會消失，之後在磁振造影檢查（MRI）中幾乎找不到（甚至完全沒有）游離碎片。此結論與一項研究結果吻合：研究表明椎間盤突出越嚴重（圖 5.24 d 和 e），身體自然的癒合機制就越有可能重新吸收游離的髓核（Weber 1982）。

有幾種理論對此現象提出解釋（Geiss et al. 2007; Marshall, Trethewie, and Curtain 1977; Gertzbein et al. 1975），大部分理論都關注髓核的化學性質，以及髓核碎片游離時身體免疫系統有什麼反應。你可以回想一下，髓核是胚胎脊索殘留下的東西，它位於椎間盤中心一處完全沒有血管的環境中，於是在脊索發育之後才成型的循環系統和免疫系統無法接觸到髓核。因此，當免疫系統遇到髓核時，會將其標註成「非自身產物」而展開發炎攻擊以清除威脅，產生許多與疼痛有關的化學物質和炎症。[4]除了神經根部的髓核生理壓力引起的疼痛以外，未經控制的椎間盤突出所引起的疼痛，顯然大部分是免疫系統的發炎反應所造成。免疫系統正盡力重新吸收「入侵者」。

症狀較輕的椎間盤退化（圖 5.24 b, c, d）又是什麼狀況？越來越多學者和臨床醫師認為這是人類脊椎正常的磨損，而不是疾病進程。他們當中許多人甚至質疑在談論退化的椎間盤或背痛成因時，到底應不應該使用「疾病」一詞（Goel 2019）。

許多研究（Jensen et al. 1994; Boden et al. 1990; Weishaupt et al. 1998; Boos et al. 1995, 2000; Powell et al. 1986; Borenstein et al. 2001; Wiesel et al. 1984; Wood et al. 1995; Jarvik et al. 2001）都再三重現了一項科學發現：當沒有背痛病史的中年人接受磁振造影檢查 (MRI) 時，至少有一半的人會發現有椎間盤膨出、突出和脫出。因為這些受試者無症狀，所以他們沒有理由去做磁振造影檢查，不像飽受痛楚的人會去尋求治療。背痛和椎間盤退化的證據，這兩者之間的關係似乎大多只能算是相關：背痛患者會接受磁振造影檢查，但相關性並非因果關係。因此，對於多數人背痛的成因以及為何瑜伽練習能大有幫助，提出新解便有其價值。我們會在呼吸的章節中繼續討論這個部分。

脊椎動作類型

一般認為，脊椎動作可分為屈曲、伸展、軸心轉動（扭轉）與側向屈曲（側彎）四種類型，而這些動作或多或少都會在日常生活中自主發生，例如彎下腰來綁鞋帶（屈曲；見圖 5.25）、從高處架子上拿東西（伸展；見圖 5.25）、轉身把袋子從車子後座拿到前座（軸

---

4. 在受損的椎間盤細胞核中曾發現導致發炎的生物化學物質，如前列腺素、白三烯、凝血脂素、一氧化二氮、細胞激素（IL-1、IL-6、TNFa 和 IFNy）以及白血球（巨噬細胞和淋巴細胞）。

心轉動;見圖 5.26),或者把手臂伸進外套袖子裡(側彎;見圖 5.27 以及圖 5.28)。當然各種瑜伽的訓練也是在強調這些動作。這些插圖、表格 5.1 及表格 5.3,會對動作的移動幅度進行細部分析,請注意這些數字是從不同的人身上測得的平均值,每個人的柔軟

表 5.1 脊椎屈曲和伸展

	屈曲		伸展		總和
	角度	每節椎體平均值	角度	每節椎體平均值	角度
頸椎 (C1 到 C7)	40°	5.7°	75°	10.7°	115°
胸椎 (T1 到 T12)	45°	3.8°	25°	2.0°	70°
腰椎 (L1 到 L5)	60°	12°	35°	7.0°	95°
總和	145°		135°		280°

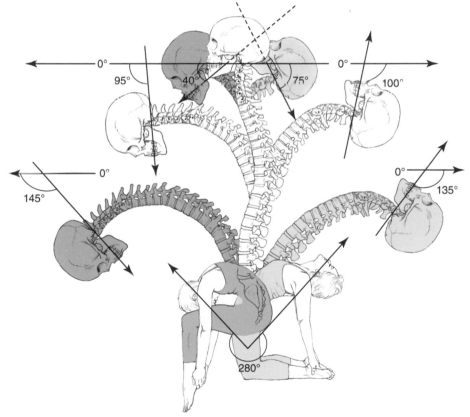

圖 5.25
脊椎屈曲和伸展的平均活動範圍。表格 5.1 顯示每節椎體的平均關節活動度,這個數值的來源是該節段的總活動度除以該節段的椎體總數。請注意,每節椎體的平均關節活動度並不計入每個節段之中各層的活動度差異。

資料來源:A.J. Kapandji, Physiology of the Joints, Vol.3: The Vertebral Column, Pelvic Girdle and Head, 6th ed. (Elsevier, 2008)

表 5.2　軸心轉動

	角度	每節椎體平均值
頸椎〔C1 到 C7〕	75°	10.7°
胸椎〔T1 到 T12〕	35°	2.9°
腰椎〔L1 到 L5〕	5°	1.0°
總和	115°	

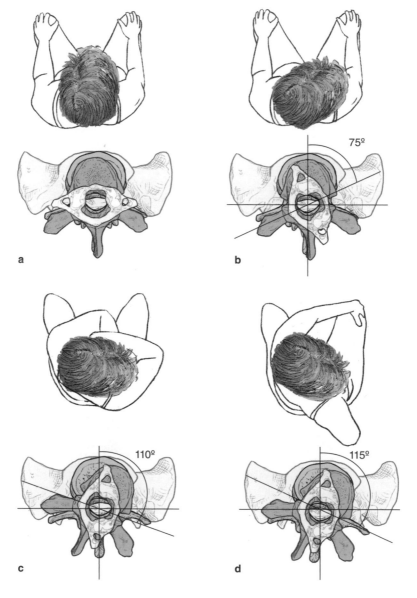

圖 5.26
（a）中立，軸心轉動 0 度；（b）頸椎單獨的動作，軸心轉動 75 度；（c）頸椎加胸椎；軸心轉動 110 度；（d）頸椎、胸椎加腰椎；軸心轉動 115 度。

度和不同區域的脊椎狀況都明顯不同，因此圖中的移動角度和幅度只是概略的數字，任一方向的動作都存在著 5 度的差異。另外，事實上我們無法把脊椎的部位或關節活動度（ROM）徹底分開來看，因為脊椎和全身在活動時都是相連統合的整體。

對於瑜伽修習者和老師而言，這些數字的價值在於看清動作在脊椎上的分布多麼不均衡，組合表（表格 5.4）中可以明顯看到每節椎體的平均活動範圍。比如檢視胸椎（T1-T12）那一橫列，你會找到表格上平均椎體關節活動度最低的五個數值當中的四個。簡單總結這些數字所呈現的事實：我們的脊椎不喜歡以 12 節胸椎做出屈曲、伸展或扭轉動作（每節椎體平均移動角度是 1.7 到 3.8 度），但最不喜歡的還是透過 5 節腰椎來做出扭轉動作（每節椎體平均角度為 1.0 度）。

表 5.3 側向屈曲

	角度	每節椎體平均值
頸椎（C1 到 C7）	35°	5.0°
胸椎（T1 到 T12）	20°	1.7°
腰椎（L1 到 L5）	20°	4.0°
總和	75°	

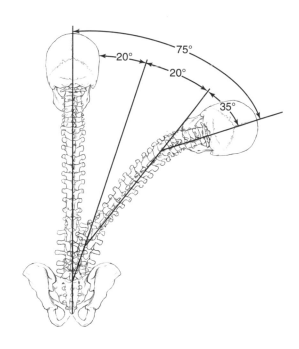

圖 5.27
脊椎側向屈曲的動作範圍。請注意側向屈曲是如何達成總和 75 度的動作範圍，這個動作是整條脊椎在全部的動作方式中，動作角度在各部位分配得最平均的一個。

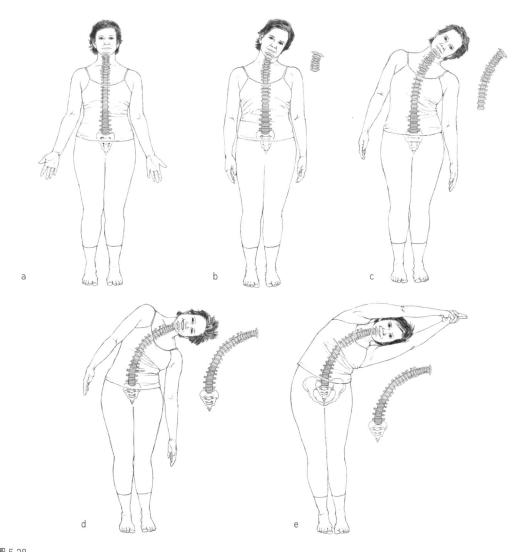

圖 5.28
（a）脊椎中立；（b）頸椎側向屈曲；（c）頸椎與胸椎側向屈曲；（d）頸椎、胸椎與腰椎側向屈曲；（e）側向屈曲以及骨盆側向移動。

屈曲及伸展、原發性弧度與繼發性弧度

　　強調原發性弧度的脊椎動作，就是屈曲。如同先前所討論，原發性弧度主要出現於胸椎，但這種後凸曲線同樣也明顯存在於薦骨上。在瑜伽體位法裡，最能完整體現脊椎弧度的是嬰兒式（見圖 5.29），而這並非偶然，因為嬰兒式重現了胎兒在子宮裡的原發性弧度。

　　從某個角度來看，身體所有後凸的型態都可視為原發性弧度。要辨識出所有原發性弧度，有一個簡單的方法：在攤屍式（見圖 5.30）中，注意身體所有接觸地面的彎曲部位，就是原發性弧度的所在：後腦勺的弧度、上背部、肩胛骨、手背、薦骨、大腿後側、小

表 5.4　屈曲、伸展、軸心轉動和側向屈曲動作分布在頸椎、胸椎和腰椎的綜合比較

	屈曲		伸展		總和	軸心轉動		側向屈曲	
	角度	每節椎體平均值	角度	每節椎體平均值		角度	每節椎體平均值	角度	每節椎體平均值
頸椎 （C1 到 C7）	40°	5.7°	75°	10.7°	115°	75°	7.1°	35°	5.0°
胸椎 （T1 到 T12）	45°	3.8°	25°	2.0°	70°	35°	2.9°	20°	1.7°
腰椎 （L1 到 L5）	60°	12°	35°	7.0°	95°	5°	1.0°	20°	4.0°
總和	145°		135°		280°	115°		75°	

腿和足跟。由此可知，繼發性弧度就存在於這個姿勢中所有未與地面接觸的身體彎曲部位：頸椎與腰椎、膝蓋後側及跟腱。

脊椎屈曲可定義為增加脊椎原發性弧度、減少繼發性弧度；相反的，脊椎伸展可以定義為增加繼發性弧度、減少原發性弧度。把薦椎與胸椎稱為原發性弧度、腰椎與頸椎稱作繼發性弧度，是以較為非臨床的方式來表達後凸（kyphotic）和前凸（lordotic），這兩個術語經常被脊椎後凸（kyphosis）和脊椎前凸（lordosis）所取代。但這樣代換是有問題的，因為字尾 -osis 會把我們對脊柱一般特徵的描述變成表示異常或過度彎曲的診斷用語。

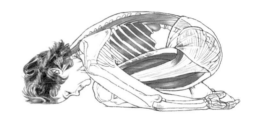

圖 5.29
嬰兒式體位法，複製了胎兒在子宮裡的原發性弧度。

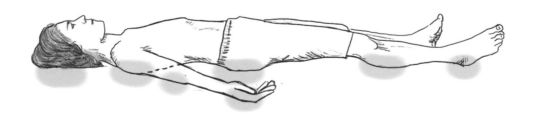

圖 5.30
攤屍式體位法，身體的原發性弧度（陰影示意處）會接觸到地面。

只要牽涉到身體動作，原發性弧度和繼發性弧度就可視為反向關係：我們越增加或減少其中一種弧度，另一種弧度就越傾向反其道而行。例如增加胸椎後凸幅度，往往就會自動減少頸椎與腰椎的前凸幅度。在瑜伽訓練裡，探索原發性弧度及繼發性弧度反向關係最典型的一個姿勢，就是貓／牛式（見圖 5.31）。

由於雙臂及雙腿支撐著脊椎的兩端，因此脊椎的弧度可以往兩個方向自由活動，產生屈曲和伸展的形狀變化。雖然瑜伽老師在教導這個動作時，常常會告訴學生在吐氣時脊椎屈曲，吸氣時脊椎伸展，但我們會在下一章探討其他關於呼吸提示和脊椎運動的觀點。

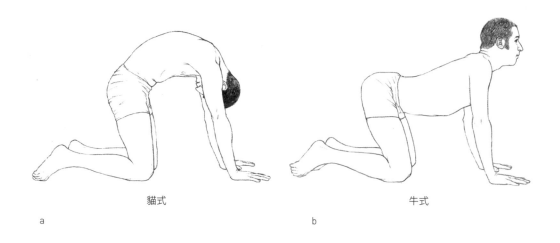

貓式　　　　　　　　　　　　　　　　　　　　牛式

a　　　　　　　　　　　　　　　　　　　　　　b

圖 5.31
練習貓／牛式能夠加強 (a) 原發性弧度及 (b) 繼發性弧度的相互關係。

運動與呼吸

從舒適的坐姿開始，試著逐漸增加胸椎後凸弧度，注意我們的頸部和下背部在這個動作中有沒有被拉直。現在，做同樣的動作，但改由頭部開始進行屈曲。如果把頭向前低，你的胸部和下背部也會受到帶動嗎？若改用下背部開始屈曲，也會出現同樣的結果嗎？注意這些脊椎屈曲動作是否會自然帶動呼氣或吸氣。

現在往相反的方向練習，試著減少胸椎弧度，注意我們的頸部和下背部在這個動作中是否增加曲度。如果我們改從頭或下背部開始這個伸展動作，會得到同樣或不同的結果嗎？有沒有注意到，這些脊椎伸展動作會不會自然帶動吸氣或呼氣？

接下來，倒過來做，幾組呼吸過後，緩慢增加呼氣的長度和深度，接著增加吸氣的長度和深度。你有沒有注意到脊椎想進入屈曲或伸展？如果答案為是，那麼是哪個呼吸階段會讓脊椎想要進行屈曲或伸展？

從空間與脊椎的觀點看前彎及後仰

脊椎伸展不一定等於後仰，脊椎屈曲也不一定等於身體前彎，為了避免混淆，我們必須區分清楚。屈曲與伸展是以脊椎各個弧度彼此之間的關係來定義，前彎與後仰則是指身體在空間中的動作，這兩種名詞當然有所關連，但不能互換。請想像下面這兩個對照的例子，看看這兩種身體型態在一些標準的瑜伽動作中可能會有何表現，就可以理解這兩種名詞的差異。

1. 一個久坐不動、筋骨僵硬的辦公室上班族，即便他試著將臀部往前推、手臂向上伸直高舉過頭，試圖做出站立後仰姿勢，彎腰駝背的體態也不會因此改變。他的脊椎在身體往後仰時，依然處於屈曲狀態（見圖 5.32a）。

2. 一位身體柔軟的舞者，在做站立前彎式時手舉過頭，完全伸展脊椎的曲線，保持脊椎伸展，並以髖關節屈曲讓身體向前彎。她的脊椎在身體往前彎時，依然處於伸展狀態（見圖 5.32b）。

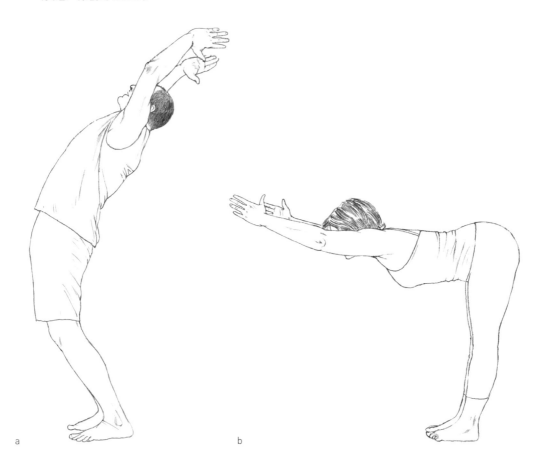

a　　　　　　　　　　　　　　　b

圖 5.32
（a）身體後仰，脊椎屈曲；（b）身體前彎，脊椎伸展。

能區分身體軀幹在空間中的動作與脊椎弧度的關係差異是種寶貴的技巧，因為這兩種概念很常同時發生，需要練習才能分辨。

圖 5.33 呈現的是另一種站立後仰姿勢。在這裡，繼發性弧度受到控制，骨盆則始終穩定維持在雙腳正上方，結果是，身體大幅減少空間中的後仰動作，但更強調胸椎的伸展（減少原發性弧度）。比起前述的舞者或上班族的動作，雖然這個姿勢的空間動作幅度不大，卻為胸椎和肋骨構造提供了更平衡且安全的伸展經驗，對呼吸的干擾也較少。

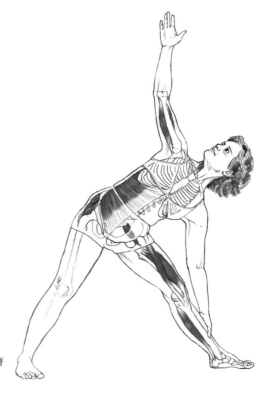

圖 5.33
以站姿進行脊椎伸展，但是身體往後仰的空間動作幅度不大。

從空間與脊椎看側彎及扭轉動作

在檢視與側向彎曲及扭轉動作有關的瑜伽姿勢時，也要釐清兩者在空間動作和脊椎動作關係上的不同。三角式常又稱為側向彎曲姿，事實上，三角式的確會拉長沿身體側面延伸的結締組織（見圖 5.34）。然而身體側線也有可能在脊椎沒有明顯做出側向彎曲的情況下拉長，所以我們還是需要界定「側向彎曲」這個動作究竟代表什麼。

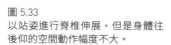

圖 5.34
身體側向彎曲的空間動作，但是脊椎側向屈曲程度極小。

在三角式練習裡，要把身體側線拉長可能必須先大幅打開雙腳，脊椎保持中立伸展，從骨盆開始做出側彎動作。這會需要髖關節進行更多的動作，但有些修習者不見得清楚此事（見戰士式 I）。對某些人來說，要突顯脊椎側向彎曲，可以縮小雙腳張開的幅度，以增加骨盆和大腿之間的穩定度，使脊椎側向彎曲來讓身體產生動作。

在檢視反轉三角式（見圖 5.35a）時，我們可以把相同的觀點運用到脊椎的扭轉動作上：這個姿勢中，腰椎幾乎完全無法進行軸心轉動（只能轉 5 度角；見圖 5.26、5.35b 和表格 5.4），所以這意味著腰椎必須跟著薦骨的動作方向一起移動，也就是說，為了轉動下背部的脊椎骨，骨盆必須

我們的胸腰結合部具有彈性，時常會因為其他部位動作受限而導致它過度活動。在扭轉動作中，此現象的起因是第十二節胸椎下關節小面的弧度就如同腰椎椎體，所以會和其他腰椎椎體一樣鎖進第一節腰椎的上關節小面，結果就限制了軸心轉動。不過，第十二節胸椎的上關節小面是平的，所以能夠像其他胸椎一樣彼此滑動。因此第十一和十二節胸椎之間的關節是薦骨上方第一個能自由旋轉的脊椎關節。你可以把這個扭轉動作想成是發生在浮肋之間，浮肋不與肋廓前方接觸，所以前端有更大的活動自由度。

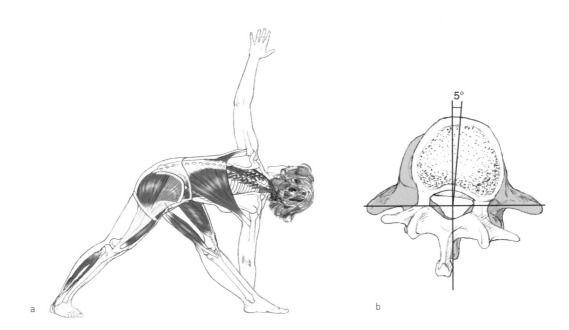

圖 5.35
（a）反轉三角式；（b）在這個姿勢下整段腰椎只能以縱軸為中心轉動 5 度。

71

往同一個方向轉動。如果骨盆可以在髖關節上自由轉動，那麼這個姿勢對整條脊椎施予的扭轉力會更為平均，而不是讓第十一節與十二節胸椎（薦骨上方的前兩塊椎骨，可以相對於彼此自由旋轉）負荷過重（見圖 5.36）。如果骨盆和薦骨也在轉動，腰椎因此參與整個動作，那麼肋廓、上背部、頸部和肩膀也會隨著呼吸而更有自由活動的空間。

如果髖關節活動受到限制，腰椎可能會出現和肋廓與肩帶動作方向相反的現象，在此情況下，大部分的扭轉動作將會來自第十一節與第十二節胸椎，以及其上方數個胸椎關節。此外，肩帶及手臂沿著肋廓扭轉，也會讓人以為脊椎轉動幅度比實際上還要大。身體確實可以在空間中轉動，不過當我們仔細觀察脊椎時，才可能發現這個扭轉動作可能不是來自你認為的地方。

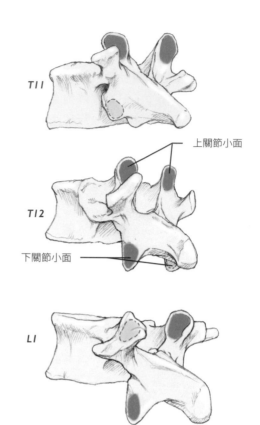

圖 5.36
第十二節胸椎是過渡型椎體（淡藍色區塊顯示的是看不到的關節面）。

縱向伸直、鎖印及大身印

縱向伸直是第五種脊椎動作，可以定義為同時減少脊椎原發性弧度和繼發性弧度（見圖 5.37）。換句話說，就是同時讓頸椎弧度、胸椎弧度和腰椎弧度同時變得更平，結果因為頭部跟骨盆的距離增加了，你會暫時變得比較高一點。因為原發性弧度和繼發性弧度之間存在著反向關係，而這表現在屈曲與伸展這兩種自然的動作上，因此從縱向伸直會同時減少三種弧度，進而避開這層反向關係的觀點來看，縱向伸直就屬於「不自然」的動作。縱向伸直無法完全自然發生，通常需要刻意的努力及訓練才能分辨需要使用或放鬆哪些肌肉，並培養這份必要的感官覺察。

縱向伸直動作會改變「鎖印」這種呼吸構造的狀態，使得三大膈膜（骨盆膈膜、橫膈膜和聲帶）及其周遭肌肉組織變得更加平衡（更多 sthira，更具穩定性），所以在縱向伸直的情況下，胸腔與腹腔的形狀改變能力會受到更多限制。整體來說，可能會減少呼吸量，但增加呼吸長度以及對呼吸的支持。在瑜伽的說法裡，這種脊椎與呼吸狀態就是所謂的大身印（mahamudra），而大身印始終會牽涉到縱向伸直與鎖印。大身印可以透過許多姿勢體驗，包括坐姿、站姿、仰臥姿勢及手臂支撐姿勢。

　　坐姿的大身印（見圖 5.38）
是在縱向伸直上施加扭轉
力，驅使呼吸動作更深入我
們身體的核心。[5]一般認為如
果能在正確執行大身印的三
鎖印的情況下完成這項呼吸
練習，將是一種至高無上的
成就，因為它完整結合了體
位法與呼吸法，因此能讓我
們在邁向瑜伽內在四支的路
途中踏上重要的一階。[6]

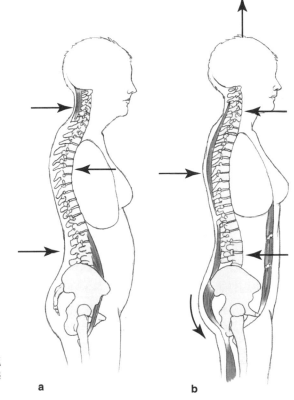

圖 5.37
縱向伸直會同時減少原發性弧度（a）與繼發性弧
度（b），這樣會延展上半身，使之超越平常狀態
的高度。

a　　　　　　　　　**b**

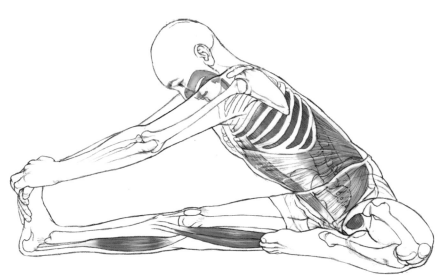

圖 5.38
大身印結合了縱向伸直、扭轉動作以及三鎖印。

---

5. 從哈達瑜伽的觀點來看，大身印的效果跟開啟中脈有關，而中脈是最重要的經脈或生命能量通道。
6. 巴坦加里的阿斯坦加瑜伽（Ashtanga，別名八支瑜伽，eight-limbedyoga、王瑜伽 raja yoga，涵義為高貴的道路），其
　中的前四支（外在四支）包括道德戒律的持戒（yama）、奉行（niyama）、身體實踐的體位法（asana）和呼吸法
　（pranayama），它們為後四支（內在四支）奠定基礎。內在四支包括感官收攝（pratyahara）、專注（dharana）、冥
　想（dhyana）、三摩地（samadhi）。

內在平衡：脊椎、肋廓、骨盆，及壓力區

理論上來說，如果我們去除所有附著在脊椎上的肌肉，脊椎還是不會崩塌。為什麼？因為「內在平衡」。這個概念解釋了為何脊椎是自我支撐的構造，以及為何任何一個脊椎動作都能產生一種位能，幫助脊椎返回中立位置。同樣的結構原理也出現在肋廓與骨盆結構上，兩者跟脊椎一樣靠機械張力結合起來。[7]此外，內在平衡也會展現在骨盆、腹部、及胸腔的壓力區差異（見下一章）。

如同瑜伽的理論及練習原則所示，當阻礙排除，身體就會發生最深遠的改變[8]。在內在平衡的例子裡，體內的支撐力並非來自肌肉，而是來自軟骨、韌帶與骨骼這些非收縮性組織之間的關係。因此，這股支撐力量若能彰顯出來，絕對是因為某些外部肌肉的力量不再從中阻撓。

為了維持我們習慣性且無意識的動作，肌肉會因重力而維持在效率低下的狀態，並持續消耗肌肉能量。在大多數情況下，我們對這些動作毫無自覺，在肌肉產生不適時才會意識到。因此減少這類出力便能帶來強烈的緩和感和釋放能量。人們容易把內在平衡誤認為是有一股神祕的能量來源浮現[9]，因為發現內在平衡時，體內經常同時產生深刻的（有時是壓倒性的）活力充沛感覺。這個概念原本被認為屬於神祕學的領域，但從解剖學來解釋，瑜伽練習確實能幫助我們識別並減少效率低下的肌肉活動，從而釋放體內所儲存的大量固有潛在的能量和支撐。

結論

如同本書的前言所述，我們需要在堅定與屈服之間找到健康的關係，才能尊重我們的身體在瑜伽練習裡的真實特性。如果缺乏這種認知，我們就會徒勞無功地重製大自然已經放在人體核心裡的能量，永遠忽略了那股來自身體深層的內在支撐力。下一章節，我們會深入探討瑜伽練習的核心——呼吸的結構及功能，以便更深化本章的討論。

---

7. 當外科醫師分開胸骨進行胸腔手術時，就會經歷這種狀況，病患胸腔的固有能量被釋放，所以肋廓兩側會彈開。
8. 巴坦加里《瑜伽經》的解脫篇 (4:2,3)。
9. 這參考了昆達里尼的理論。第六章有更完整的觀念表述，一如瑜伽宗師奎師那瑪查瑞 (Sri T. Krishnamacharya) 的教誨。

DYNAMICS OF BREATHING

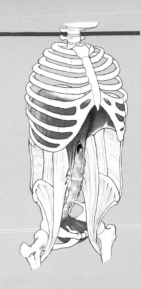

呼吸動力學

CHAPTER 6

本章將再次以細胞（圖 5.1）為起點，從瑜伽的角度探索呼吸解剖學。第五章提出了瑜伽最根本的概念是源自對細胞型態和功能的觀察。從半透膜一直到脊椎複雜的內在平衡，sthira 和 sukha 的概念都能幫助我們關注與瑜伽練習最相關的關鍵結構細節。

當我們現在要細究呼吸動力學，目光轉移至所有生物都有的功能性活動，包括攝入、代謝、排泄，以及相關的瑜伽概念：生命能量（prana）、消化火（agni）和下行氣（apana）。

Prana、Agni 和 Apana

梵文字 prana 由 pra 及 an 兩個字根所組成，pra 是介詞字首，意指「在……之前」；an 是動詞，意指「呼吸」、「吹氣」、「活著」。Prana 本指生命能量，但也可以代表帶入生命能量的動作。在本章中，prana 意指單一個體的生命運作過程，當字首為大寫時，則泛指一切生命力的表現形式。

原物料進入生物體內後必須經過消化和代謝，這是屬於 agni（火）[1]範圍的能力。我們體內的 agni 與消化之火有關，普遍來說，這個能力是關於代謝和吸收能以任何方式滋養

---

1. Agni 也是一位吠陀神祇，祂被世界上現存最古老的宗教文本《梨俱吠陀：阿耆尼》（the Rig Veda: Agnim）的第一個字所召喚而出。

我們的物質。英文字「ignite」（點燃）便是源於梵文的
agni。

火會產生灰燼，代謝產生廢物。下行氣 apana 源於
apa，意思是「離開」、「脫離」或「往下」，指的是排
泄的動作和被排出的廢物。本質上來說，生命能量談的
是把原料帶入系統，消化火是將原料轉化為養分，而下
行氣是把所有不需要的東西排出體外。

我們稍後會在這個章節當中更深入地討論消化火。現
在先把焦點放在生命能量和下行氣上，以及這些用語跟
呼吸之間如何產生關聯。

人體的 Prana 與 Apana 路徑：
養分進，廢物出

人體的養分和廢物通道雖然不像細胞那麼簡單，但也
沒有複雜到無法用 prana 與 apana 這兩個用語來描述。圖
6.1 所示的是簡化版的養分和廢物通道。人體上下兩端各
有一個開口通向外在環境，當我們從身體頂端把生命能
量（固體和液體養分）攝取進來，這些固體和液體會進
入消化道，經歷一連串消化過程，走完曲曲折折的路徑
後，代謝出來的廢物就從下方排出去。這些廢物勢必會
往下移動，因為出口就在底部，也就是說，當 apana 這股
力量作用在固體和液體廢物時，一定是往下運行，然後
排出。正是基於這個明顯的事實，所以 apana 和向下排出
的力量深切相關，而譯為「下行氣」。

此外，我們也會藉由呼吸把氣體形式的生命能量帶進
體內。這些氣體就跟固體與液體養分一樣，從人體的頂
端進入，但只會停留在肺部這塊橫膈膜以上的空間（見
圖 6.2），跟肺泡的微血管進行氣體交換，然後肺部中的
廢氣就必須依循相同路徑排出。因此，下行氣的力量作
用於呼吸的廢氣時，必須向上運行來幫助吐氣。這促使
我們主要將 apa 翻譯為「離開」、「脫離」或「往下」，
因為下行氣顯然必須能依照要排出哪種廢物而自由地往
上或往下運行——往下排出固體和液體廢物，向上排出
氣體廢物。

我們可以透過瑜伽訓練，習得逆轉下行氣這項基本實
用技巧，但大多數人其實無法在未受訓練的狀態下辦到。

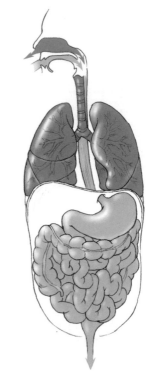

圖 6.1
生命能量以固體和液體的營養（食物和飲
料；藍色部分）型態進入身體系統頂端並
向下運行，並且以廢物的型態（apana）
於身體底部排出。以氣體型態（空氣；紅
色）出現的生命能量同樣進入系統頂端並
往下運行，但氣體廢物必須往上運行，從
進入體內的位置排出體外。

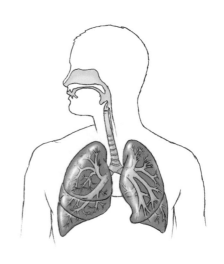

圖 6.2　氣體進出人體的通道

我們大多數人習慣以向下推擠的方式運作下行氣，因為每當體內有廢物要排出，我們都傾向擠壓它，將它推下去。這就是為什麼大多數的初學者被要求完全吐氣時，往往會收縮自己的呼吸肌肉，就像在用力解尿或排便的樣子。在講述基本呼吸解剖學之後，我們就會了解培養往上的下行氣與改善姿勢支撐有緊密的關係。

從 Dukha 到 Sukha

Dukha 一般翻譯成受苦，此字源於 dus，意思是壞的、困難的或艱難的，而 kha 的意思是空間。受苦的體驗來自於空間滯塞，這項認知引領我們了解瑜伽練習的目標和方法。

Sukha（字面意思是好的空間）表示輕鬆、愉悅、稱心如意、溫和。上一章曾經提到 sukha 也意味著「有良好的軸孔」，代表體內的中心空間可讓功能順暢運作。從呼吸練習的觀點來看，我們的身體需要感受到體內空間良好、中心穩固、不受阻礙，這麼一來生命能量和下行氣才能有良好的互惠關係。[2]

這個生命模式點出了所有傳統瑜伽的基本見解[3]，那就是藉由清除阻塞物或障礙物（kleshas[4]），以減少 dukha。當我們製造出更多好的空間，生命能量就會順暢流動，恢復正常健康的運作狀態。由於呼氣是一種排除體內廢物的動作，因此觀照呼氣會是很實用的作法，只要我們觀照好呼氣，吸氣就會觀照好自己。當我們去除不要的廢物，就有更多空間留給需要的養分。德悉卡恰支持這個洞見，常提到瑜伽療法有九成都與排除廢物有關。他說得很有道理，因為在生理上，七成的廢物以二氧化碳的形式排出體外，而呼氣當中所含的二氧化碳是吸氣的 100 倍。

誕生於呼吸與重力當中

當胎兒在子宮時，母親負責呼吸，她的肺會將氧氣輸送到子宮與胎盤，氧氣再從此處運往臍帶。其中一半含氧血經由臍帶進入胎兒的下腔靜脈，其餘進入肝臟。此時胎兒的左右心房相通，這些含氧血會繞過肺部（出生後才開始運作），不用說，人類胎兒的血液循環與離開母體後的血液循環是截然不同的。（見圖 6.3）

出生代表了跟維繫生命長達九個月的臍帶分離。突然間，生平第一次，新生兒必須實際參與身體的一些活動，以確保自己能夠存活下去，而這些最初始的動作，宣告了我們在肉體上與生理上的獨立。那是我們的第一口氣，也是我們有生以來最重要、最有力量的一口氣。這是最有力量的一口氣，因為它必須突破出生前處於靜態的肺部組織原先存在的表面張力，這股克服表面張力所需的力量，是正常吸氣力道的三到四倍之多。嬰兒

---

2. 這個概念源於《瑜伽雅納瓦基亞》（Yoga Yajnavalkya）6:2 對於呼吸法的定義：「呼吸法應該是吸氣和呼氣平衡地交匯」。
3. 巴坦加里《瑜伽經》2.3-2.9
4. Klester（klesha 的字根）意思是引發痛苦或苦難的事物。

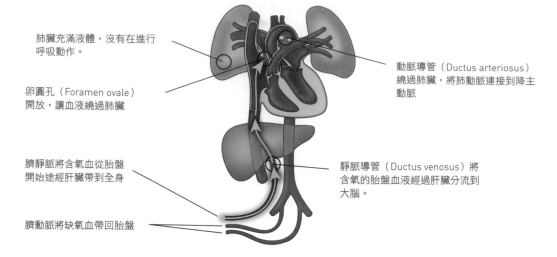

肺臟充滿液體，沒有在進行
呼吸動作。

卵圓孔（Foramen ovale）
開放，讓血液繞過肺臟

動脈導管（Ductus arteriosus）
繞過肺臟，將肺動脈連接到降主
動脈

臍靜脈將含氧血從胎盤
開始途經肝臟帶到全身

靜脈導管（Ductus venosus）將
含氧的胎盤血液經過肝臟分流到
大腦。

臍動脈將缺氧血帶回胎盤

圖 6.3
胎兒血液循環繞過其肺臟。

肺臟初次擴張會受到表面張力素（surfactant）的幫助，這種物質會降低緊繃的新生肺部
組織的表面張力。因為表面張力素要到懷孕後期才會生成，因此在懷孕 28 週前出生的早
產兒都會出現呼吸困難。

　　肺臟首次擴張，為整個循環系統帶來了巨大的變化，脫離了原本從母親那裡接收含氧
血的運作模式。這一口氣不但讓血液湧向肺部、將心臟分成左右兩個幫浦，也讓胎血循
環系統的特有血管停止運作、封閉起來，形成支撐腹部臟器的韌帶組織。

　　另一個發生在出生時的巨大變化，就是體驗到身體在空間中的重量。子宮內的胎兒原
本處於充滿羊水、受到支撐和緩衝的環境，突然間，整個宇宙擴大了——四肢和頭部可
以隨意活動，而且身體必須在重力環境中得到支撐。

　　由於大人都會用襁褓包著嬰兒移動，因此嬰兒在這麼幼小的階段，穩定性與活動性似
乎不是很大的問題。事實上，嬰兒在吸進第一口氣和喝奶時，就開始發展姿勢技巧了。
同時呼吸、吸吮與吞嚥的動作既複雜、具協調性且重複，此動作最後會讓嬰兒獲得肌
力，學會第一個維持姿勢的技巧：支撐頭部的重量。想想看，嬰兒的頭部占身體全長的
1/4，而成人的頭部只有身長的 1/8，對嬰兒來說，這不是容易的事情。

　　支撐頭部牽涉到許多肌肉的協調動作，以及在活動性與穩定性間保持平衡的動作（就
如同所有支撐身體重量的技巧）。維持的姿勢技巧會從頭部往下發展，直到一歲以後，
也就是嬰兒開始走路的階段，並在十歲左右腰椎前凸的曲線形成時達到巔峰（見第 5
章）。

　　呼吸與姿勢、prana 與 apana 以及 sthira 與 sukha 之間的整合關係，是我們在地球上擁有
健康生活的必要條件，如果一方出了問題，另一方也會出問題。從這點來看，瑜伽訓練
可視為一種讓人體會身體整合的方法，從而使人較常處於舒適（sukha）狀態，較少處於
痛苦（dukha）狀態。

總結來說，從出生的那一刻起，人體就面臨兩種未曾在子宮裡出現過的力量：呼吸和重力。只要我們仍然在這個星球上呼吸，為了成長茁壯，我們就得學會調和這些力量。

呼吸的定義：位於兩個體腔的活動

在醫學的傳統定義裡，呼吸是把空氣吸入肺部再排出去的過程，這個過程是一種動作，更具體地說，是一種發生在體腔內的動作，後文我們將稱之為「形狀變化」。所以，為了符合探索的要求，我們如此定義：

呼吸是體腔的形狀變化。

圖 6.4 是簡化的人體構造圖，顯示了人體軀幹可分成上下兩個體腔：胸腔與腹腔。這兩個體腔有共通點，但也有重大差異。以共通點來說，兩者都包含了重要器官：胸腔容納心臟與肺臟，腹腔則容納胃、肝臟、膽囊、脾臟、胰臟、小腸與大腸、腎臟、膀胱。

兩個體腔都有個通往外界的開口：胸腔的開口在上，腹腔的開口在下，而且都需要橫膈膜，這個重要結構既隔開也連結兩個體腔。（見圖 6.12）

另一個重要的共通結構點是兩個體腔都靠脊椎從後方支撐（見圖 6.5），並且可以改變形狀，共享脊椎部分的活動度。這種改變形狀的能力跟呼吸密不可分，如果兩個體腔不能做出變形的動作，人體就無法呼吸。

雖然腹腔和胸腔都能改變形狀，但改變方式卻有結構上的重大差異。

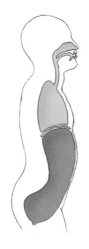

圖 6.4
胸腔（黃色），腹腔（藍色）。這兩個體腔各有一端向外界開通，並透過橫膈膜的開口通往彼此。

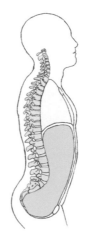

圖 6.5
我們的脊椎位在體腔後方

水球與手風琴

　　腹腔改變形狀的方式，就跟水球等充滿液體且有彈性的結構物一樣。當我們擠壓水球的一端，另一端便會鼓起（見圖6.6）。這是因為水無法壓縮，我們的擠壓動作只會讓固定體積的水從彈性容器的一端流到另一端。這個道理在呼吸動作擠壓腹腔時也同樣成立，當呼吸動作擠壓某一區，另一區就會鼓起，這是因為在呼吸狀況下，受到改變的是腹腔的形狀，而不是體積。除了呼吸以外，其他生命運作過程的確會改變腹腔體積，如果我們喝下大量液體，或者吃了一頓大餐，整個腹腔的體積就會隨著臟器（胃、腸、膀胱）的膨脹而增加。腹腔的體積一旦增加，胸腔的體積便會減少，因此人在大餐後、排便前或者懷孕時，可能會感到有點難呼吸。

　　和腹腔不同的是，胸腔的形狀和體積都會改變，就像一個充塞了氣體的有彈性容器，類似手風琴的風箱。當我們擠壓時，風箱體積減少，空氣被迫跑出來；當我們把風箱拉開，體積增加，空氣就會跑進去（見圖6.7），這是因為手風琴跟空氣一樣具有壓縮和擴張的特性。對胸腔來說也是如此，不同於腹腔及其內部的臟器，胸腔可以為了呼吸改變形狀及體積。

　　現在讓我們把胸腔和腹腔想像成一架手風琴疊放在一顆水球上，這可以幫助我們理解兩個體腔在呼吸過程中的互動：當一方變動，另一方勢必也會有所變動。前面提過，當我們吸氣時（形狀上的改變會使大氣壓力把空氣推入肺部），胸腔擴張，體積會增加，然後這個力量往下推擠，腹腔便會因上方的動作而改變形狀。當我們將呼吸定義為形狀變化，就很容易理解造成呼吸順暢或受阻的原因——純粹要看體腔結構有沒有改變形狀的能力。

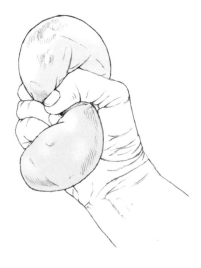

圖 6.6
水球的形狀會改變，但體積不變。

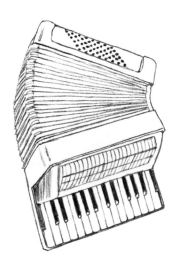

圖 6.7
手風琴的形狀和體積都會改變。

宇宙使我們呼吸

體積與壓力成反比關係：體積增加，壓力就減少；體積減少，壓力就增加。由於空氣永遠往壓力較低的地方流動，所以當胸腔內體積增加，壓力就會減少，促使空氣流進去。這就是吸氣。

值得注意的是，儘管我們覺得自己在吸氣，但空氣並不是被我們拉進體內，而是被圍繞在我們周圍的海平面大氣壓力[5]給推進體內，也就是說，真正使空氣進入肺部的那股力量其實來自體外。我們花在呼吸上的能量會改變胸腔的形狀，減少胸腔內部的壓力，使空氣得以被大氣壓力給推進體內。換句話說，你創造空間，然後宇宙將空間填滿。

在放鬆、安靜的呼吸過程裡（例如睡覺時），呼氣是一種被動式的逆向動作：吸氣時被擴張開來的胸腔和肺部組織會迅速回到原來的體積，把空氣推出去，讓胸腔恢復原狀，這就是所謂的「被動式返回」。只要這些組織的彈性稍稍減弱，身體就無法充分進行被動呼氣，肺氣腫、肺纖維化和慢性阻塞性肺病[6]這類呼吸系統的問題，就是源於肺部組織的彈性大幅降低，導致呼吸困難的現象。

在主動呼氣模式裡（例如吹蠟燭、說話、唱歌及各種瑜伽訓練），包覆著兩個體腔的肌肉系統會收縮，將腹腔往上推入胸腔，或將胸腔往下推入腹腔，或兩者相互推擠。

呼吸時刻

你可以輕易地體驗到呼氣是「被動式返回」的過程。吸飽一口氣後停頓，然後暢通呼吸道，注意空氣如何自動離開身體，完全不需要任何肌肉出力。

---

5. 在海平面高度，大氣壓力為每平方英吋 14.7 磅，或每平方公分 1.03 公斤。
6. 慢性阻塞性肺病（Chronic obstructive pulmonary disease，COPD）的特徵是長期呼吸問題和氣息不通暢，通常跟肺氣腫引起的肺臟結構受損有關，空氣卡在肺臟當中，阻擋氣息流入。

呼吸造成的三度空間形狀變化

由於肺臟在胸腔裡占據三度空間，因此當胸腔為了讓空氣進出而改變形狀，肺臟也會發生三度的形狀變化。具體地說，當我們吸入一口氣，胸腔的體積就會往上下、左右和前後擴大，呼氣則會縮小這個三度空間的體積（見圖 6.8）。

胸腔形狀的改變必定會牽動腹腔形狀，因此我們也可以說，腹腔的形狀也會發生三度的變化（並非體積變化），會在上下、左右、前後三個方向受到擠壓（見圖 6.9）。

在我們活生生會呼吸的人體裡，胸腔的形狀改變時，一定會伴隨腹腔形狀的改變，所以腹部的健康會強烈影響呼吸品質，而呼吸品質也會強烈影響腹部臟器的健康。

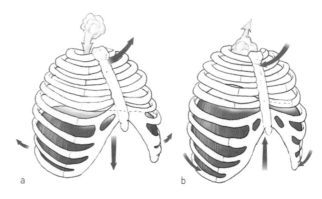

圖 6.8
在吸氣（a）及呼氣（b）時，胸腔形狀的三度空間變化。

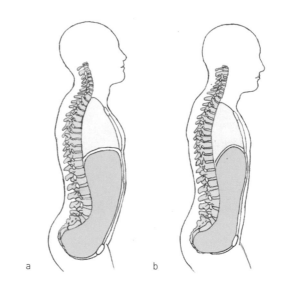

圖 6.9
在吸氣（a）及呼氣（b）時，
腹腔的形狀改變。

擴大呼吸的定義

根據目前所知的資訊，我們可以對呼吸的定義作出以下的延伸解釋：

呼吸是把空氣吸進肺部再排出去的過程，
是胸腔與腹腔發生三度空間形狀變化所引發的結果。

這個定義不僅解釋了呼吸是什麼，也解釋了呼吸是如何完成。請試著這樣思考：每次談論呼吸時，都以形狀變化來取代呼吸二字，例如「我的呼吸很順暢」真正的意思是「我的形狀變化很順暢」，還有「我呼吸困難」實際上是指「我在改變體腔形狀上有困難」。這個概念帶有實用又深遠的治療觀念隱喻，不僅告訴我們呼吸和姿勢問題的根源在哪裡，

最後還能引導我們深入了解位在背部負責支撐兩個體腔並使之改變形狀的結構——脊椎（見第 5 章）。

有一個洞見，是瑜伽練習的關鍵基礎：脊椎運動是體腔形狀變化活動（呼吸）的根本要件。在本章稍後的討論當中，我們會研究各種協調脊椎活動與呼吸過程的方法其中的解剖學原理。

橫膈膜在呼吸中的角色：Slara 公式

我們的橫膈膜是一塊單獨作用的肌肉，能夠在呼吸時改變兩個體腔的三度空間形狀變化，因此幾乎所有介紹解剖學的書，都會提到橫膈膜是呼吸動作的主要肌肉。現在就讓我們把橫膈膜加到呼吸的定義裡，開始探索這塊引人注目的肌肉：

> 橫膈膜是使胸腔與腹腔形狀發生三度空間改變的主要肌肉。

為了認識橫膈膜如何造成這麼多三度空間的變化，我們會探討下列幾個部分：橫膈膜的形狀與在體內的位置、附著在什麼部位、什麼構造依附著橫膈膜（相互關係），以及橫膈膜的動作。這張橫膈膜的特質清單可以總稱為「Slara 公式」：形狀（shape）、位置（location）、附著點（attachments）、關係（relations）、動作（action）。

橫膈膜的形狀

橫膈膜的圓頂形狀（見圖 6.10）常讓人聯想到許多畫面，最普遍的就是水母和降落傘（見圖 6.11）。創造出此圓頂的，便是圓頂所包圍的器官，以及支撐著圓頂的器官。（請見下文「橫膈膜的關係」）如果沒有這些器官，整個圓頂的架構就會塌陷，就像沒戴在頭上的癱軟毛線帽。另一個明顯的特徵是，橫膈膜的形狀是不對稱的雙圓頂形，右邊比左邊高，那是因為右邊有肝臟從下方頂著，左邊則有心臟從上方壓著。

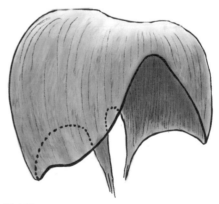

圖 6.10
橫膈膜的形狀

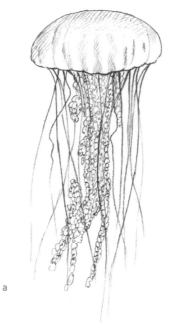
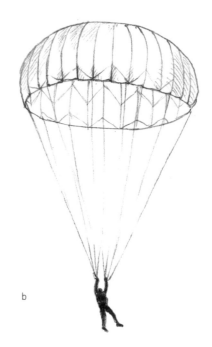

圖 6.11
橫膈膜的形狀讓許多人想到水母 (a) 或降落傘 (b)。

橫膈膜的位置

　　橫膈膜是胸腔的底、腹腔的頂，將軀幹分成胸腔與腹腔，整個結構在體內延伸得很廣。要描述橫膈膜的位置，一種說法是從乳頭一直延伸到肚臍。用比較符合解剖學的說法，則是橫膈膜的最頂端介於第三肋與第四肋之間，底端的肌纖維連接到第二、三節腰椎的前方。

橫膈膜的附著點

　　開始細究橫膈膜的肌纖維時，為了避免混淆，我們會避免使用「起點」和「止點」的稱呼，單純稱為橫膈膜的「下附著點」和「上附著點」。我們很快就會說明採用此作法的詳細理由。

下附著點

　　橫膈膜肌纖維的下緣附著於四個部位（見圖 6.12）。[7]

1. 胸骨部位：位於胸骨最下端的劍突背面。
2. 肋骨部位：第六到第十對肋骨的軟骨部分內側表面。

---

7. 傳統解剖書只列出三個區域：胸骨、肋骨和腰椎。但因為弓狀韌帶存在的必要性在於橫膈膜從第十肋以下的位置便突出於肋骨之外，因此將弓狀韌帶與肋骨附著點放在一起討論不太合理。

3. 弓狀部位：從第十對肋骨的軟骨部分一直延伸
至腰椎的弓狀韌帶[8]，連接在第十一、十二對
浮肋以及第一腰椎的椎體和橫突。

4. 腰椎部位：橫膈腳位於腰椎前面，右側接在第
三節腰椎、左側接在第二節腰椎。

圖 6.13 中可看見中心腱、三個橫膈膜裂孔、弓
狀韌帶和附著點，以及橫膈腳連接到腰椎的前側表
面。三個開口（裂孔）的用途分別是讓靜脈血液經
由下腔靜脈從下半身回流到心臟、讓食道通過（食
管裂孔疝）和讓動脈提供血液給下半身（主動脈
裂孔）。裂孔的英文 hiatus 來自於拉丁文 hiare，意
思是保持開放或打呵欠。

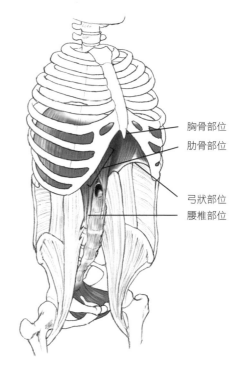

胸骨部位
肋骨部位

弓狀部位
腰椎部位

圖 6.12
橫膈膜的位置和下附著點。

上附著點

橫膈膜全部的肌纖維都由下附著點往上延伸（見
圖 6.14），最後匯集到平坦的水平頂端，也就是中
心腱。所以，基本上橫膈膜是非收縮性纖維組織，
連向整塊肌肉的中央部位。我們談到橫膈膜的動作
時，就能知道中心腱因為與心臟的心包緊密相連，
因此在體內的縱向位移會受到限制。這項觀察會
自然而然導引我們到下一個主題。

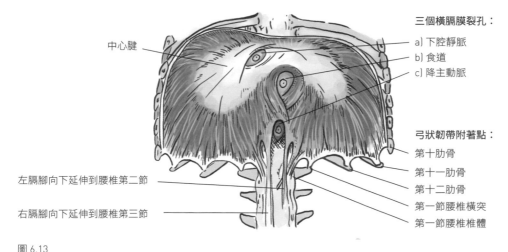

中心腱

三個橫膈膜裂孔：
a) 下腔靜脈
b) 食道
c) 降主動脈

弓狀韌帶附著點：
第十肋骨
第十一肋骨
第十二肋骨
第一節腰椎橫突
第一節腰椎椎體

左膈腳向下延伸到腰椎第二節

右膈腳向下延伸到腰椎第三節

圖 6.13
橫膈膜後側圖，從肋廓前側切開。

---

8. 傳統解剖書會賦予弓狀韌帶的每一段弧型曲線特定的名稱，但比較淺顯易懂的作法是視其為一整條連接在上述骨
骼表面特定位置的長形韌帶。在解剖過程中，弓狀韌帶從這些附著點剝離後，很明顯會延展成一條平直的韌帶。

橫膈膜的各種關係

目前我們已經看過橫膈膜的附著結構。但橫膈膜與其他肌肉不同，是靠著周遭的結締組織，與胸腔及腹腔的內臟聯結起來。所謂「器官的關係」就是這個意思。

橫膈膜是胸腔和腹腔的主要動作肌，也是胸腔和腹腔器官周圍結締組織所附著的部位。這些重要的結締組織可以簡單記成「3P」（圖 6.15）：

Pleura 肋膜：包覆肺臟

Pericardium 心包膜：包覆心臟

Peritoneum 腹膜：包覆大部分的腹腔器官

兩個體腔的形狀變化顯然會強烈影響內臟的活動。橫膈膜是這些臟器活動的根源，而這些臟器也是提供橫膈膜維持形狀、穩定度與阻力的來源，這種交互關係說明了以瑜伽練習協調呼吸動作與身體動作，為何可以大幅改善人體系統的整體健康及功能。（請見「呼吸的生理影響」）。

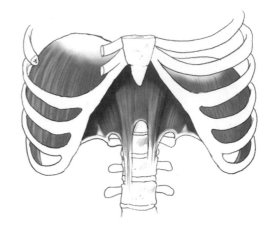

圖 6.14
橫膈膜的肌纖維都是從下附著點縱向延伸到上附著點——中心腱。

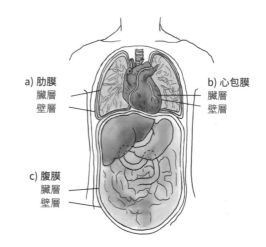

a) 肋膜
臟層
壁層

b) 心包膜
臟層
壁層

c) 腹膜
臟層
壁層

圖 6.15
橫膈膜的內臟關係包括肋膜、心包膜和腹膜，三者皆有壁層（體腔側）和臟層（器官側）。

呼吸的生理影響

　　吸氣會降低胸腔內的壓力，降到比腹腔內的壓力和體外大氣壓力都低，這會加速靜脈血液從橫膈膜下方回流到心臟的右心房。另外，吸氣也會使中央腱（心包膜的附著處）下移，心臟因此伸展開來接收回流的靜脈血。下腔靜脈的裂孔（在圖 6.13 中名列三個橫膈裂孔之一）位在中心腱內，所以橫膈膜的肌纖維收縮不會限制靜脈血液流動。相反地，食道裂孔（在圖 6.13 中亦有標出）是由橫膈膜肌肉纖維形成的圓環，吸氣時會擠壓關閉食道，防止胃酸被向上吸引。此機制受到破壞時，會導致食道裂孔疝，橫膈膜上方較低的壓力會將胃頂部向上牽引，使得胃酸倒流（又稱為 GERD，或胃食道逆流），俗稱為火燒心，因為食道的位置就在心臟後方。

　　在呼氣和節奏緩慢的呼吸過程中，我們的迷走神經張力增加，連帶使副交感神經對內臟釋出放鬆訊號。迷走神經纖維支配心臟和肺臟，調節心律和氣管的大小和容積。有證據顯示，迷走神經還影響免疫功能和一些腺體的分泌，並且能抑制炎症。（Gerritsen and Band 2018）

橫膈膜的動作

　　為了充分了解橫膈膜在三度空間中複雜的形狀、位置、附著點和關係，重要的是記住橫膈膜的肌纖維主要沿著身體縱軸（上下）方向生長（請見圖 6.14）。將橫膈膜的動作類比為氣缸內滑動的活塞，不啻是以極其貧乏且單向維度的觀點看待呼吸。

　　橫膈膜的動作是導致胸腹在呼吸時會產生三度空間形狀改變的根本原因。橫膈膜收縮纖維和所有其他肌肉一樣，會在兩個附著點（中心腱和胸腔底部）上施加拉力，把兩端拉近。這種可見的收縮動作取決於哪一端的附著點是穩定的，哪一端的附著點靈活可動。

　　舉不同肌肉和動作為例來說明，腰大肌有兩種方法可做出髖屈曲：一是移動腿靠近脊椎前方，就像仰臥著抬舉雙腿；二是將脊椎前方靠近雙腿，就像把腳壓住做仰臥起坐。在兩種情況下，我們的腰大肌都會收縮並屈曲髖關節，差別在於肌肉哪一端是穩定的、哪一端是移動的（請見第三章的「起端與止端的謬誤」）。軀幹穩定、移動腿部，與移動軀幹、腿部穩定，兩個動作看起來是不一樣的，即使我們是使用同樣的肌肉來做出這個動作。（腰肌當然並不是獨力做出動作，在仰臥抬腿動作中，許多其他肌肉會幫助穩定脊椎、移動雙腿，反之，仰臥起坐的時候亦然。）增加胸腔容積時，橫膈膜的主要動作也是同理，是肋廓穩定、腹壁放鬆，或是腹壁穩定、肋廓可自由移動，形狀改變的樣貌會有所不同。

你可以把腰大肌看作「腿部動作肌」或「軀幹動作肌」；同理，也可以把橫膈膜看作「腹腔擴張器」或「肋廓撐開器」（請見圖6.16）。不過橫膈膜的動作幾乎全都與鼓起上腹部有關，通常稱為腹式呼吸，也常誤稱為橫膈膜呼吸。把「橫膈膜呼吸」稱為瑜伽呼吸或正確的呼吸法，就更令人混淆了。

橫膈膜呼吸的迷思

這一路看下來就能清楚理解，腹式呼吸只是橫膈膜呼吸的其中一種——肋廓底部（下端附著點）保持穩定，放鬆腹壁，橫膈膜圓頂（上端附著點）可動。（請見圖6.17a）

如果我們反向操作，穩住腹壁、放鬆肋廓，那麼橫膈膜收縮會使下端附著點上提、肋廓擴張（請見圖6.17b），形成所謂的「胸式呼吸」，但許多人誤以為胸式呼吸是橫膈膜以外的其他肌肉動作所引起。

胸式呼吸之所以不受人喜愛，原因跟壓力反應有關，而腹式呼吸的美譽來自於可讓身體系統平靜。對許多人來說的確如此，但不是舉世皆然。我們有可能進行放鬆、高效率的胸式呼吸，也有可能作出焦慮緊繃的腹式呼吸。總而言之，體內形狀改變的位置不是呼吸好不好的可靠指標，因此將一個形狀變化的位置劃歸為健康，另一個形狀改變的位置歸為不健康，這不太合理。（請見第七章「重點提示：呼氣並非總能讓人平靜」。）

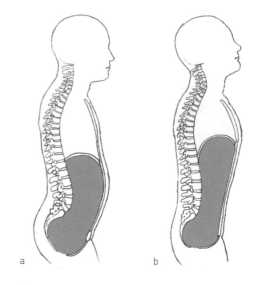

圖 6.16
橫膈膜在腹式呼吸過程中扮演腹腔擴張器（a），在胸式呼吸過程中則扮演肋廓撐開器（b）。

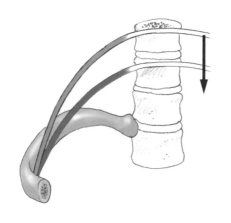
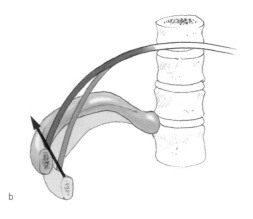

圖 6.17
(a) 當肋廓穩定、腹部肌肉放鬆，橫膈膜收縮，上附著點會下移；
(b) 當肋廓放鬆、腹部動作固定住上附著點，橫膈膜收縮，肋廓會向上提。

　　這個誤解會把呼吸區分為二：橫膈膜呼吸和所謂的非橫膈膜呼吸，但這樣並不正確。除了癱瘓的狀態以外，人呼吸時永遠會用到橫膈膜，所以橫膈膜呼吸是畫蛇添足的用語，還強化了上述的區隔。[9]

　　我們靠橫膈膜呼吸，就像我們肯定是靠雙腳走路一樣。[10]我們不會在步態訓練課程當中告訴學生他們走路的姿勢不正確，接下來要開始學習用腳走路；但是學習呼吸法的學生卻常聽到，在他們學會「橫膈膜呼吸」這種正確鼓起腹部的方式之前，他們都沒在使用橫膈膜。真正的問題在於是否有效地運用橫膈膜，也就是橫膈膜與其他影響形狀改變的肌肉有沒有好好協作。如果瑜伽修習者沒被不清楚的術語所誤導，就能更輕易做到這點。

控制改變三度空間形狀的引擎

　　如果我們能放鬆體腔周邊的所有肌肉動作[11]，那麼橫膈膜就能自由地移動上下附著點靠近彼此，讓胸腔和腹腔同時產生動作。我們難以達成這種多維度動作，是因為需要在重力作用下支撐和移動身體的重量，這會導致許多提供呼吸動作穩定度的肌肉（同時也是維持身體姿勢的肌肉）必須在整個呼吸過程中都保持活躍狀態，即使仰臥時也一樣。從這個角度看來，我們的姿勢習慣就等同於呼吸習慣。

　　瑜伽體位法或呼吸法（pranayama）中的特定動作方式，有賴橫膈膜以外其他能改變體腔形狀的呼吸輔助肌。這些輔助肌與橫膈膜的關係就像是汽車轉向機制與引擎的關係。引擎是汽車的原動機，所有與汽車功能有關的機械及電子設備的運轉動力都來自引擎。同樣地，呼吸所造成的胸腹三度空間形狀改變主要也都來自橫膈膜。

　　開車時，我們唯一可以直接控制引擎的部分就是轉速：踩下油門，轉速就變快，放開油門，轉速就變慢。呼吸時，我們在橫膈膜上唯一可以直接自主控制的部分就是動作發生的時間順序。我們可以在生理上合理的範圍之內控制橫膈膜何時收縮，接著當橫膈膜停止收縮，被動式返回的作用就會引發呼氣動作，就像腳放開油門時油門踏板便會回彈上來而減速一樣。

　　每個人都知道，我們並不是靠著油門來駕馭汽車，而是在變速箱、煞車、方向盤和懸吊系統的協助下，控制引擎的力道引導汽車朝特定方向前進。同樣的道理，我們不是直接操作橫膈膜來「駕馭」呼吸。為了控制呼吸的力道並駕馭呼吸進入某種模式，我們需要呼吸輔助肌的協助。

---

9. 瑜伽技巧中有一種非橫膈膜呼吸「聖光調息法」（kapalabhati），需要放鬆橫膈膜，下腹壁規律收縮來利用腹部內臟推動橫膈膜。
10. 靠著科技輔助，橫膈膜麻痺或失去雙腳的人便可以呼吸和行走，這個例外恰恰足以證明我們靠橫膈膜呼吸、靠雙腳走路的通則。
11. 除了繞地球軌道運行以外，人可獲得最接近的體驗，是半噸瀉鹽溶進浮選槽的溶液、或死海漂浮所帶來的無重支撐。肌肉的習慣性姿勢動作需要一段時間才能放鬆，但確實有可能放鬆全部肌肉。

從這個引擎的譬喻來看，為了改善呼吸功能而進行「橫膈膜訓練」，或者「強化橫膈膜」，這種說法其實大有問題，因為光是學會如何踩油門，並不能讓人成為好駕駛。我們在駕駛訓練上所習得的技巧，大部分都跟車速、方向控制、煞車和注意周遭的行車狀況有關。同樣地，呼吸訓練實際上應該叫做「輔助肌訓練」，只有當身體所有的肌肉系統都跟橫膈膜的動作取得協調，呼吸才會流暢且有效率。

除此之外，將橫膈膜收縮的動作窄化為腹部起伏（腹式呼吸）其實也不正確，這等於宣稱引擎只能推動汽車前進，若要讓汽車倒退得靠引擎以外其他的東西。這種誤解源於不了解引擎與變速箱的關係；同樣地，上述錯誤的呼吸概念，也源於不了解橫膈膜與肋廓動作及呼吸輔助肌的關係。

挑戰傳統的「起端」與「止端」名稱

關於橫膈膜的動作，有些觀念混淆不清，起因可能是解剖書誤導，用起端與止端來命名橫膈膜的部位，於是從運動學的角度來看，人們就會搞不清楚橫膈膜在肌纖維收縮過程中哪個部分是固定端、哪個部分是活動端。[12]

傳統的解剖書將橫膈膜的下附著點稱為起端，把中心腱稱為止端，但這種分類法卻經不起更嚴密的檢視。要找到橫膈膜下附著點的位置（見圖 6.12），請你將指尖放在胸骨下端，通常你可以在此處摸到劍突尖端，然後你可以順著肋軟骨邊緣往下和往後觸摸，來到位於背部的浮肋，延伸抵達腰椎的上端。

在你剛才沿著身體找出的每個接觸點上，你的指尖距離橫膈膜與胸骨、肋骨、弓狀韌帶或腰椎的這些附著點最近只有 0.6 公分，最遠不超過 2.5 公分。指尖是放在身體表面，並不靠近核心，而你剛才尋找的附著點也一樣並沒有靠近核心。

你的手指能否靠近橫膈膜的上附著點中心腱的位置？不大行，因為中心腱位於身體內部，所以用「中心」來描述這個結構是貼切的，也因此指稱中心腱時使用「止端」這個通常保留給遠端結構的名詞，會讓人混淆。畢竟橫膈膜的下附著點顯然比上附著點更加遠端。

下緣肌纖維的附著點是可動的

橫膈膜下緣（遠端）的肌纖維均附著於可彎曲的軟骨與韌帶上，而且假設肋廓保有活動的彈性，這些肌纖維就相當易於活動。劍突和柔韌有彈性的肋軟骨相連，形成許多連接肋骨和胸骨的關節，這些關節是胸廓一百多個關節的一部分。弓狀

---

12. 提及橫膈膜的動作時，使用「收縮」一詞要特別小心，因為這個詞也意味著「變小」，可能會導致認知上的不協調，因為橫膈膜收縮會使肋廓變大（增加其內在體積）。

韌帶的形狀有如長條細繩，附著於浮肋的尖端。前縱韌帶附著在腰椎及椎間盤的前面，包覆住整段腰椎表面。

上緣肌纖維：中心腱與圓頂

橫膈膜中心與心臟從未分開，在胚胎發育期間，此兩者就開始在胸腔外形成。在這個初始階段，未來將成長為中心腱的組織稱為橫間隔（septum transversum）。隨著胚胎組織在第四週往內摺起，橫間隔也與心臟一起移向胸腔，等到就定位，橫膈膜的肌肉組織就從腹腔內壁朝中心腱生長，這個過程彰顯了中心腱應該稱為橫膈膜起端的正當性。

由於中心腱與心包及其他循環系統緊密相連，其在胸腔內的縱向位移範圍有限（在 1.2 至 2.5 公分之間）。然而凸起於中心腱兩旁的圓頂較能活動（一般人大約 3 至 5 公分，體能良好的運動員和瑜伽修行者可達 7 至 8 公分），圓頂可以用力下壓腹腔器官，使上腹部顯而易見地鼓起，形成我們時常提到的腹式呼吸。

結論

因為傳統解剖書長年以來顛倒了橫膈膜在結構上的起端與止端，將遠端結構（下附著點）稱為起端，並將近端結構（中心腱的上附著點）稱為止端，同時也因為傳統的解剖書假設較穩固的肌肉附著點為起端，較易活動的肌肉附著點為止端，所以用橫膈膜引起腹部鼓起的動作才會被稱為「橫膈膜式呼吸」。

呼吸輔助肌

　　雖然人們普遍都同意橫膈膜是控制呼吸的主要肌肉，但若要將其他參與呼吸過程的肌肉分類，卻有許多不同甚至彼此衝突的方法。比如，許多關於肋間肌的肌理研究有矛盾的結果，這種情況很可能是因為解剖學與呼吸習慣不同所導致。藉由重述對呼吸的定義，我們可以把除了橫膈膜以外能改變體腔形狀的肌肉定義為呼吸輔助肌。在特定情況下，此定義可能適用於身體幾乎所有肌肉[13]，因此顯示出呼吸牽涉是全身的複雜動作，但也意味著此定義還需要界定得更具體。

　　為了清楚起見，我們不會把呼吸輔助肌分類為輔助吸氣、或者輔助呼氣[14]，而是按照附著點和肌肉走向，區分為能增加或減少胸腔容積（圖 6.18 和 6.19）。所謂的呼氣肌在吸

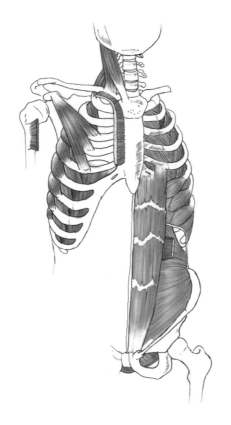

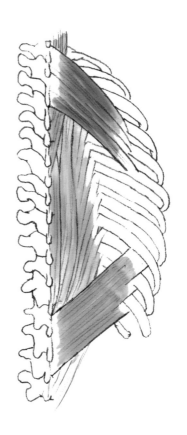

圖 6.18
部分呼吸輔助肌：藍色肌肉的作用是減少胸腔容積，
而紅色肌肉則增加胸腔容積。

圖 6.19
後鋸肌：上後鋸肌（紅色）可以輔助增加胸腔
體積；下後鋸肌（藍色）輔助減少胸腔體積。

---

13. 就連手臂和雙腿做出推拉動作對抗外部表面和阻力，也能改變體腔的形狀。
14. 為了表示「吸氣肌」和「呼氣肌」這兩個用語雖然常用卻不夠準確，我們會加上引號「」來顯示這是一般通稱。

氣過程中可以非常活躍，反之亦然，所以此觀察使得我們必須將解剖學和運動學觀點區分開來。有些呼吸輔助肌能直接改變胸腔體積，也有些肌肉需要其他肌肉維持穩定才能發揮輔助呼吸的功用。這部分會在「分析呼吸模式」中詳述。

腹腔和胸腔的輔助肌

我們可以把腹腔及其肌肉組織想像成一顆水球，四周完全包覆著從各個方向延伸過來的彈性纖維（圖 6.20），包括水球頂部的肌肉組織：橫膈膜（並非輔助肌）。

在呼吸過程中，這些纖維會隨著橫膈膜收縮而縮短、延長，產生無數形狀變化。吸氣時橫膈膜的張力增加，部分腹部肌肉就必須減少張力橫膈膜才能移動。如果你同時收縮所有腹部肌肉，然後試著吸氣，就會發現很難做到，因為你製造了阻力，限制了腹部在垂直面中（上到下）改變形狀的能力。此外，因為我們腹部肌肉的上附著點直接銜接在肋廓的下端邊緣，所以直接影響到胸腔在水平面（從側邊到對向側）和矢狀面（從前到後）的擴張。（請見圖 6.8）

在所有腹肌裡，最能直接影響呼吸的就是腹橫肌，這塊上腹壁最內層的肌肉，附著位置與橫膈膜相同，從肋廓底部內側面的肋軟骨開始向上延伸。腹橫肌的橫向肌纖維跟橫膈膜縱向伸展的肌纖維成直角交錯（見圖6.21），因此當胸廓擴張時，腹橫肌便會直接成為橫膈膜的拮抗肌。另外，和腹橫肌位在

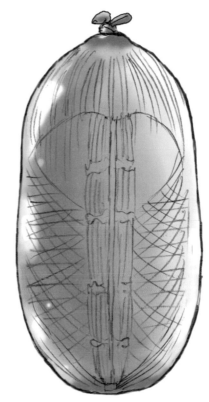

圖 6.20
多層肌肉組織從每個方向延伸過來，能調節腹腔的形狀變化（與水球類似）。

同一層、分布於胸腔壁後面的橫向肌纖維也會將這個限制肋廓擴張的動作往上延伸，這些橫向肌纖維形成能將胸骨往後拉的胸橫肌。

腹腔壁的其他層肌肉在胸腔也有類似的相對應肌肉，例如腹外斜肌轉變成外肋間肌，腹內斜肌轉變成內肋間肌（見圖 6.22）。其中，外肋間肌是胸腹肌肉群裡唯一能夠擴大胸腔體積的肌肉，其餘各層肌肉的作用都在於縮小胸腔體積，不是壓迫肋廓，就是阻擋橫膈膜下移。

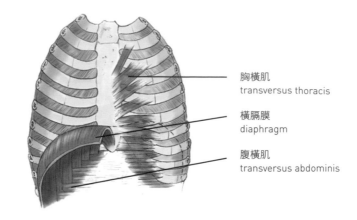

胸橫肌
transversus thoracis

橫膈膜
diaphragm

腹橫肌
transversus abdominis

圖 6.21
這張胸腔壁的後視圖顯示，橫膈膜與腹橫肌的起端肌纖維互成直角，兩者顯然是瑜伽 prana ／ apana 概念裡主動肌與拮抗肌、吸氣肌與呼氣肌的配對組合。

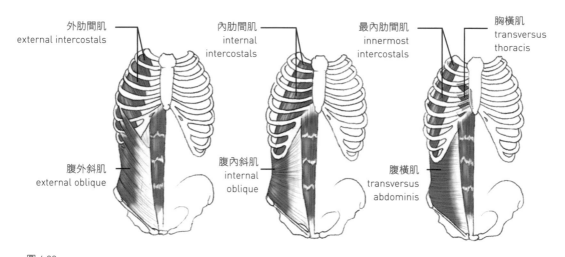

外肋間肌
external intercostals

內肋間肌
internal
intercostals

最內肋間肌
innermost
intercostals

胸橫肌
transversus
thoracis

腹外斜肌
external oblique

腹內斜肌
internal
oblique

腹橫肌
transversus
abdominis

圖 6.22
這三張圖顯示了腹外斜肌如何轉變為外肋間肌（左）、腹內斜肌如何轉變為內肋間肌（中），以及腹橫肌如何轉變為胸腔前方的胸橫肌與後方的最內肋間肌（右）。

肋廓運動與肋間肌動作

如果對肋廓動作沒有清晰概念的話，也就無法了解肋間肌的動作。如前述，我們的肋廓以垂直、水平、矢狀面等三度空間的方向增減體積，常比喻成水桶提把（圖 6.23a）和泵柄（圖 6.23b）的動作。圖 6.7 用手風琴的圖片來說明胸腔體積的變化，頗有助理解，但效用有限，因為圖片可能讓人誤以為呼吸時肋骨會靠近和遠離彼此，就像壓拉手風琴一樣。實際上並非如此，因為我們的肋間空間在所有呼吸階段當中都是固定的。精確地說，肋骨在保持彼此間距的同時相對滑動，這就是為何肋間肌的傾斜走向能輔助肋骨往

水桶提把

泵柄

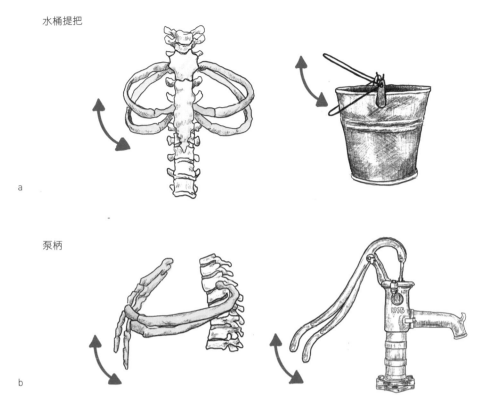

a

b

圖 6.23
（a）水桶提把可以表現出肋骨在垂直和水平維度的動作。
（b）泵柄可以表現出肋骨在矢狀和垂直維度的動作。

某一側滑動（圖 6.24）。紅色虛線在中立姿勢當中是直的（圖 6.24b），但在胸腔體積縮小（圖 6.24a）和擴大（圖 6.24c）的過程中，肋骨相互滑動會導致虛線歪斜。在呼吸的每個階段中，縮短的肋間肌在圖中畫為紅色，需拉長的肋間肌則畫為藍色。

　　這點能幫我們深入了解呼吸困難（體腔難以改變形狀）的主要成因。直接影響「吸氣肌」要費多少力才能增加胸腔容積的因素，就是肌肉為了釋放對呼吸動作的阻力而減少胸腔容積的能力。德悉卡恰有一項精妙觀點與此有關：「如果你顧好呼氣，那麼吸氣就會自然發生。」

其他輔助肌

　　有些頸部、胸部和肩帶的肌肉能往上提起肋廓而增加胸腔體積（請見圖 6.25），但效率遠遠不及橫膈膜，它可以從下方將肋廓和外肋間肌往上提，外肋間肌則能從肋間隙之內上提肋廓。

　　這些肌肉的功用通常並非協助呼吸，其位置和附著點無法對上提肋廓產生槓桿效果，尤其是胸鎖乳突肌和斜角肌，只能上提鎖骨、胸骨和頭兩節肋骨。此類輔助肌是我們頭

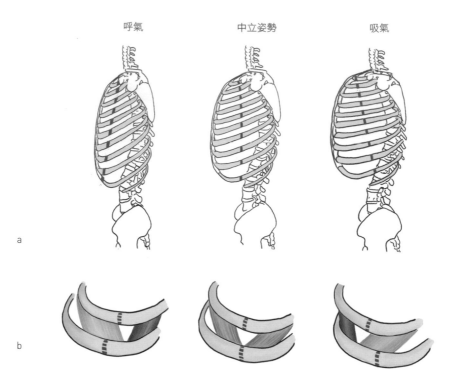

呼氣　　　　　　　中立姿勢　　　　　　　吸氣

a

b

圖 6.24
歪斜的紅色虛線說明了肋間肌輔助肋骨滑動。胸腔體積減少由內肋間肌輔助。胸腔體積增加由外肋間肌輔助。

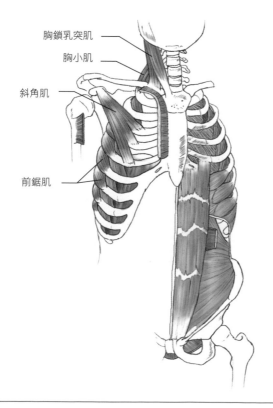

胸鎖乳突肌

胸小肌

斜角肌

前鋸肌

圖 6.25
頸部、胸部和肩膀的肌肉可以輔助呼吸。
胸鎖乳突肌能上提鎖骨和胸骨，斜角肌能
上提第一和第二對肋骨，胸小肌能上提第
三、第四和第五對肋骨，前鋸肌能上提第
一對到第八或第九對肋骨。

部、頸部和肩帶的動作肌，通常在近端（靠近身體軸線）穩定，在遠端（靠近身體邊緣）活動，所以為了讓這些肌肉擴張肋廓，它們就必須反過來運作：必須先以更多肌肉來穩定遠端的止端關節，才能使近端的起端關節活動。確切地說，穩定遠端的肌肉包括頸部後側肌肉，提肩胛肌、菱形肌和斜方肌等等。許多呼吸障礙患者的上述的肌肉會明顯緊繃。[15]所有以上因素讓這些肩頸胸的肌肉成為效率最差的呼吸輔助肌，考慮到使用這些肌肉吸氣所需的肌肉張力，從氧化作用的淨效益來看，這種能量投資可說相當失敗。正因如此，降低輔助肌的張力就能提升呼吸效率，使橫膈膜能毫無阻礙地運作，極度高效率地改變體腔形狀。

分析呼吸模式

　　沒有一個簡單的公式能夠表現出我們無限多變的呼吸機制有多麼複雜精妙。為了化繁為簡，我們會分析產生三種完全不同呼吸模式的肌肉動作，請注意每個人會以不同方式表現這些模式。

　　腹式呼吸是「呼氣肌」在做出特定吸氣動作時能發揮作用的例子。橫膈膜的動作主要展現於腹部，能上提肋廓，也能讓肚子鼓起，所以必須由拉動肋廓下降的肌肉來穩定住肋骨附著點（下附著點），這些肌肉包括內肋間肌、胸橫肌和其他肌肉（請見圖 6.18，6.20 和 6.23）。此外，橫膈膜圓頂下降會使器官向前和向下運動，腹壁必須能讓出空間。總而言之，腹式呼吸藉著穩住下附著點和放鬆腹壁以便橫膈膜的上附著點活動。

　　胸式呼吸藉著穩定橫膈膜的上附著點和啟動腹壁來活動下附著點。這是說明「呼氣肌」如何做出某種特定吸氣動作的另一範例，但模式與腹式呼吸相反。胸式呼吸中，橫膈膜的中心腱（上附著點）被下腹部肌肉固定住，也許骨盆底肌也發揮了固定的功能。

　　請注意在胸式呼吸和腹式呼吸中，橫膈膜（汽車引擎）做了它唯一力所能及的事：拉動附著點靠近彼此，增加腹腔體積。藉著穩定一個部位和放鬆另一個部位，輔助肌（汽車轉向機制）引導形狀改變。

重點提示

　　雖然腹式呼吸教學時常聽到「讓肚子擴張」的指示，但當呼吸表現為腹部形狀改變時，腹腔體積並不會變化。更精準的用字是鼓起肚子（儘管較不動聽）。「腹式呼吸」這句話沒錯，但「讓肚子充氣」暗示空氣進入你的腹部，這句就錯了。另外，不該用「胃」來取代指示中的「肚子」和「腹部」。

---

15. 肺氣腫的病患迫切需要呼吸，所以常會上提肩帶，以便製造槓桿效果協助呼吸進行。

　　聖光調息法（kapalabhati，kapala 意指頭顱，bhati 意指光芒或發光）是一種能強效啟動下行氣向上運行的清潔法（kriya），靠的是下腹部深處和骨盆底有節奏地收縮（圖 6.26），能產生部分主動呼氣，和隨後的部分被動吸氣。

　　腹式呼吸和胸式呼吸都是「呼氣肌」在特定吸氣動作中發揮作用的例子，而聖光調息法則相反，是啟動「吸氣肌」來做出呼氣動作。為了讓下腹部收縮、自由地向上移動內臟，必須靠「吸氣肌」上提肋廓底部，並維持擴胸狀態。這些吸氣肌包括外肋間肌、後鋸肌和提肋肌（levatores costarum），在整個呼氣過程中都會保持運作。腹式呼吸時腹壁放鬆、橫膈膜活動，聖光調息法則不同，採相反模式：腹壁活動、橫膈膜放鬆。我們可以說這是一種非橫膈膜呼吸，即使橫膈膜有動作，卻是因為其它肌肉活動所致。

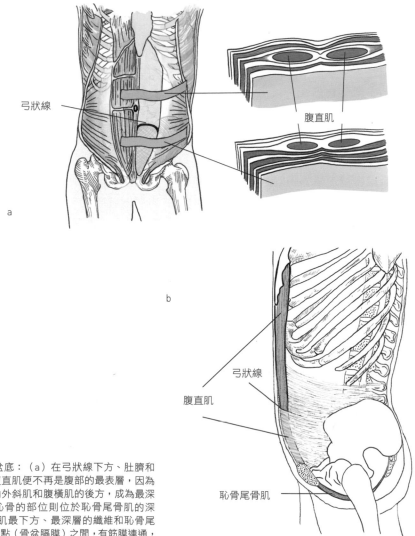

弓狀線

腹直肌

a

b

弓狀線

腹直肌

恥骨尾骨肌

圖 6.26
下腹部深處和盆底：（a）在弓狀線下方、肚臍和恥骨的中間，腹直肌便不再是腹部的最表層，因為其肌鞘潛到腹內外斜肌和腹橫肌的後方，成為最深層的肌肉，在恥骨的部位則位於恥骨尾骨肌的深度。（b）腹直肌最下方、最深層的纖維和恥骨尾骨肌的恥骨附著點（骨盆膈膜）之間，有筋膜連通，功能也相通。

其他膈膜

除了橫膈膜以外，呼吸運動也涉及其他肌肉膈膜的動作。瑜伽修習者感興趣的是骨盆膈膜和聲帶之間的協調動作。

骨盆膈膜

根鎖（mula bandha，mula 意指牢固或根，bandha 意指連結或綑綁），指的是提升骨盆底部肌肉的動作（見圖6.27），其中包含腹腔壁內層下方的肌纖維。根鎖的作用是讓下行氣往上流動，穩固橫膈膜的上附著點。啟動根鎖會使腹部內臟往上移動，而肋廓底部需往上提升以讓出空間，這個提升的動作稱為「臍鎖」（uddiyana bandha）。根鎖和臍鎖其實是同一動作的底部和頂端。根鎖上升時所朝向的空間就是臍鎖，而支撐臍鎖上升的根基就是根鎖。[16]

根鎖不需要用到較外層的會陰肌纖維，因為後者上提骨盆底的效率不夠高。這些外層纖維包括與下行氣向下運動（排出固體和液體廢物）相關的肛門括約肌與尿道括約肌，如圖6.1所示。在呼吸練習中刻意使用肛門外括約肌，並非根鎖的一部分，而是另一種不同動作，稱為提肛契合法（ashwini mudra）。[17]

a

b

圖 6.27
（a）由上方俯視骨盆膈膜最深層的肌肉。（b）由骨盆下方仰視，可看到淺層與深層肌肉的走向。越淺層的肌肉，就越往左右兩側分布（從坐骨到坐骨）；越深層的肌肉，則越往前後方向分布（從恥骨聯合到尾骨）。

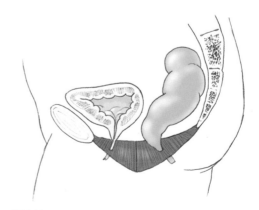

圖 6.28
會陰部較外層的肌纖維的動作，與肛門括約肌和尿道括約肌有關。

16. 提示語「從根開始」很可能是受到艾琳 · 道（Irene Dowd）極具影響力的一本書《從根開始飛翔：關於功能解剖學的七篇文章》（Taking Root to Fly: Seven Articles on Functional Anatomy）的啟發。該書最初出版於 1981 年。
17. Ashwin 意指「馬匹」，此詞彙源自一個驚人的聯想——馬匹排泄。

聲帶膈膜

聲門是呼吸通道的出入口（如圖 6.29
所示），但它不是一個構造，而是位於
聲帶皺摺之間的空間。我們成長發育時
自然而然就會根據呼吸、聲音和姿勢上
的需求，用各種不同方式調節這塊空
間。瑜伽訓練教我們有意識地控制（和
放鬆控制）呼吸道，所以可以幫助我們
察覺這些習性。

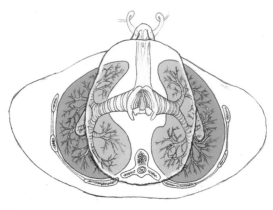

圖 6.29
空氣進出肺部的通道，顯示出聲帶皺摺的位置。

當處於休息狀態，例如在睡覺或者進
行較為放鬆、緩和的瑜伽練習時，負責
控制聲帶的肌肉便會放鬆下來，因此聲門既不縮小也不擴大（見圖 6.30a）。

當我們演說或唱歌時在句子間迅速吸氣，或者進行較深且急促的呼吸練習時，例如聖
光調息法或風箱呼吸法（bhastrika，bhastra 意指風箱），負責拉開聲帶（外展）的肌肉會

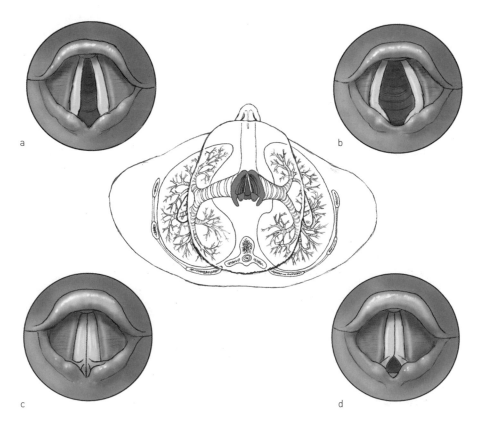

圖 6.30
聲帶的所在狀態與位置：（a）放鬆狀態（b）用力呼吸時的極度張開狀態（c）說話發音時的閉合狀態（d）低語（或
練習勝利式呼吸法）時的微張狀態。

收縮，把呼吸通道變寬，讓更多空氣流入（見圖 6.30b）。

當我們說話、吟誦或唱歌時，左右兩條聲帶會被拉攏（內收），空氣由內往外呼出去時必須穿過聲帶，就會使其振動，這種振動就叫做發聲（見圖 6.30c）。

當我們進行較深長緩慢的呼吸練習，聲門會有一部分掩閉起來，只在聲帶後方留下一個小開口（見圖 6.30d），這就是我們說悄悄話的動作，在瑜伽裡，則可以做出安靜舒緩的「勝利式呼吸法」（ujjayi，ud 意指外流，jaya 意指勝利）。使用聲門上方的喉部肌肉，便能做出大聲而強力的勝利式呼吸法，可以為身體提供更多的姿勢支撐，下一節我們將會繼續探討。

鼻呼吸與口呼吸

為什麼鼻呼吸經常被認為比口呼吸還要更健康，解剖學上有幾項令人信服的原因。各種研究對鼻呼吸和口呼吸的定義不同。部分研究人員以吸氣發生的位置為呼吸方式命名（用鼻子吸氣，用嘴呼氣，仍視為是鼻呼吸；反之則為口呼吸）。而大多數瑜伽資料認為，以鼻子吸氣和呼氣，才是鼻呼吸。

通過鼻子吸入的空氣經加溫、過濾、潤濕，再由鼻腔通道內以骨骼、血管和組織所構成的殼狀系統旋轉成一道渦流，此殼狀系統稱為鼻甲（turbinates；nasal conchae）。英文中 turbinate 也指形狀像陀螺或倒立圓錐的殼，而拉丁文中 concha 的意思是「殼」。雖然圖 6.31 把這些結構描繪為對稱，但在實際人體中卻罕見如此。與脊椎一樣，大多數人的鼻甲結構或多或少會不對稱，最常見的是鼻中膈彎曲，使得一側鼻孔在結構上比另一側張得更開。

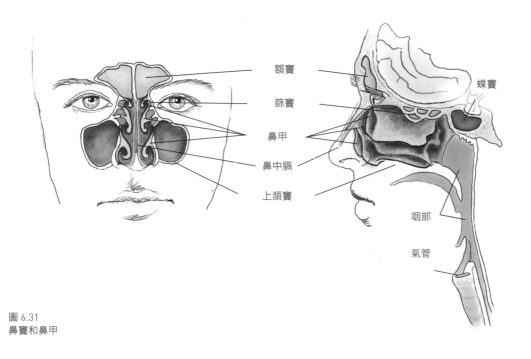

額竇
篩竇
鼻甲
鼻中膈
上頜竇
蝶竇
咽部
氣管

圖 6.31
鼻竇和鼻甲

鼻竇中分泌著一氧化氮，這是種重要的血管擴張物質，可以放鬆血管的平滑肌，使其擴大[18]，從而增加血流量，降低血壓。與口呼吸相比，鼻呼吸將更多的一氧化氮（及其好處）輸送到我們的肺和血液中（Lundberg et al，1996）。口呼吸能向肺部輸送較多空氣，而鼻呼吸則輸送品質較好的空氣。

鎖印

這三道膈膜（骨盆膈膜、橫膈膜與聲帶）與勝利式呼吸法一起在瑜伽動作中協調呼氣與吸氣。勝利式呼吸法的「閥門」除了讓呼吸變得更綿長、更順暢，還能在整個腹腔及胸腔中形成一種向後的壓力，這股壓力能夠在拜日式等較為綿長、緩慢且與呼吸同步的前彎及後仰串連動作中保護脊椎。以瑜伽術語來說，這些膈膜的協調動作（鎖印）可以讓身體更為穩定（sthira），重新分配力學上的負荷，以免身體受到傷害。

圖 6.32 從兩種觀點來分析身體進入前彎姿勢的力學狀態。圖 6.32a 顯示了軀幹在缺乏呼

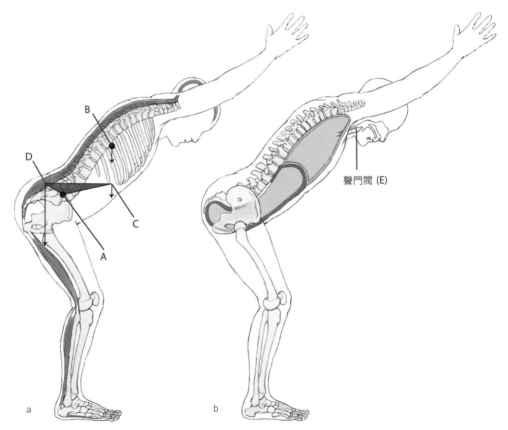

聲門閥 (E)

圖 6.32
（a）脊椎缺乏呼吸支撐（b）脊椎受呼吸支撐。

---

18. 一氧化氮在心血管系統中是個具有指標性的分子，這項研究極為重要，因此讓 Robert F. Furchgott、Louis J. Ignarro，和 Ferid Murad 三人獲得了 1998 年的諾貝爾生理學醫學獎。

吸支撐下向前彎的情形，由於體腔周圍的肌肉組織沒有參與呼吸，因此這個姿勢缺乏單一重力中心，而且有個局部的重力中心（B）施力在槓桿力臂較長的一端（C），脆弱的腰薦連結內部就成為槓桿支點（A），軀幹的重量由背部肌肉組織控制，這股力量會壓縮作用於槓桿力臂較短的一端（D）。我們的身體會出於本能地排斥這種極不理想的槓桿作用，因此我們傾向在這種狀況下憋氣或者「閥控」呼吸，以免使脊椎結構痠痛。

圖 6.32b 描繪的是相同動作，但運用勝利式呼吸法的聲門閥（E）讓肌肉組織自動參與呼吸過程，如此一來，便能沿著整個脊椎前側的表面形成穩定的支撐，讓脊椎靠在穩固的體腔上，現在身體有個獲得骨盆與雙腿穩固支撐的單一重力中心，這就是我們經常耳聞的「來自前面的支撐」。

在這種阻力之下移動並支撐身體的額外好處，是可以促使身體產生熱能。這些練習稱為 brhmana [19]，意指熱、擴張、力量增強以及承受壓力，也跟吸氣、滋養、命根氣和胸部有關。

當我們放鬆身體，進入較具水平性與恢復性的瑜伽練習，記得要注意有沒有鬆開跟支撐縱向體位法有關的鎖印與聲帶控制，這種放鬆的瑜伽練習就是所謂的 langhana[20]，與冷靜、凝聚、放鬆、釋放、敏銳度及向內觀照有關，也跟呼氣、排除、下行氣及腹部有關。（請見第 7 章「重點提示：吸氣擴張與吐氣放鬆，是描述經驗，而非描述練習本身」）本章結論會說明鎖印在呼吸練習中扮演什麼角色。

以三度空間視角檢視呼吸指示與脊椎動作

圖 6.8、6.23 和 6.24 展現出在吸氣和呼氣時胸椎所產生的幾種三度空間形狀變化。圖 6.33則描繪胸腔前後的尺寸如何在呼氣時減少、吸氣時增加。在圖 6.33 b 當中，上方的箭頭顯示吸氣以「泵柄」的作用向上提起我們的胸骨和肋骨的前附著點。如下方兩個箭頭所示，吸氣使胸骨更加遠離脊椎前側，也使胸椎遠離胸骨。換句話說，吸氣過程中脊椎會輕微屈曲，以增加胸腔容積；呼氣時則情況相反（圖 6.33a），胸腔容積減少，脊椎的原發性弧度也減少了，趨向伸展。

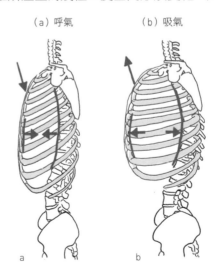

(a) 呼氣　　　　(b) 吸氣

圖 6.33
側視圖：（a）呼氣且胸椎屈曲減少時，胸腔的形狀變化；
（b）吸氣且胸椎屈曲增加時，胸腔的形狀變化。

a　　b

19. brhmana 一字源自 brh，意思是讓事物長大長胖長壯、增加、擴張。在阿育吠陀中，brhmana 療法能滋養、加熱、和養壯身體。

20. 此字源自 laghu 或 laghaya，意思是減輕、減少、減弱。宗旨在於減輕、促進排泄、清潔與讓身體輕盈的阿育吠陀療法稱為 langhana。

　　有些瑜伽修習者和瑜伽老師接受到的訓練是，吸氣總和脊椎伸展有關，呼氣總和脊椎屈曲有關。前段的觀察，便對此概念提出挑戰。

　　回到貓／牛式（cakravakasana；圖 6.34）的例子，我們可以發覺，這些提示並不具有解剖學基礎，僅僅是從呼吸動力來看偏好身體前側多於後側的結果。我們身體當中的一切，包括呼吸，都是三度空間的。雖然打開身體前側確實是吸氣動作的一部分（圖 6.34a），但若在這個動作中加入脊椎伸展，實際上會關閉身體的後側。相反地，在呼氣時進行脊椎屈曲，會關閉和壓縮身體前側，但也會打開身體後側。

　　圖 6.34b 描繪了相反的情況，呼吸的提示以身體後側的動力為優先。若未經指點去選擇「正確模式」，許多初學者會自然而然地喜歡上這種呼吸方式，原因也許是他們把吸氣動作與後背聯想在一起（因為後背是六成肺活量所在的區域），或者從呼氣動作聯想到伸展（胸椎常見的狀態），正如圖 6.33b 所示。

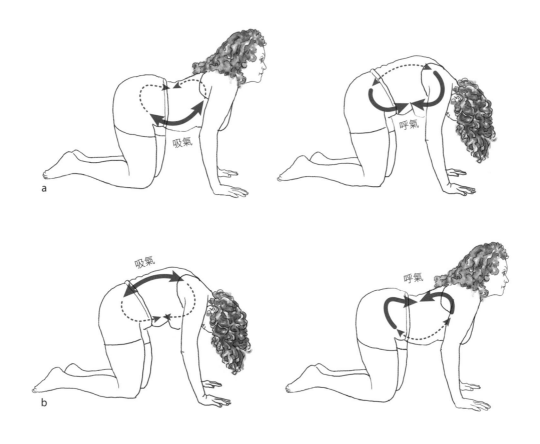

圖 6.34
在貓／牛式動作的胸椎屈曲與伸展中，注意呼吸：（a）身體前側呼吸；（b）身體後側呼吸。

檢視呼吸與動作：探討呼吸習慣

　　試試看使用圖 6.34 描繪的兩種呼吸方式來練習貓／牛式，並觀察你注意到什麼。有沒有哪種呼吸方法讓你感到比較容易，或比較困難？如果答案為是，會是什麼原因？是身體構造的某個因素影響了你的感覺，還是之前在訓練當中所習得的呼吸習慣和動作，或者某種對於身體的概念導致現在的結果？

　　如果呼吸和脊椎運動到達通常不會進行這些動作的部位，會是怎樣的感覺？是感到愉悅還是不快？是困惑不已或撥雲見日？心煩意亂還是平靜安詳？區別這些差異困不困難？這些問題沒有錯誤的答案，即使你的反應是陷入困惑當中。德悉卡恰曾說過一句名言：「認知到困惑，本身就是一種思路清晰。」

　　換個角度說，當你對於困惑毫無所察，也就是你不清楚自己不懂什麼，那麼問題隨時都會發生。在巴坦加里的《瑜伽經》中，此種狀態稱為無明（avidya），這就是我們希望靠著瑜伽練習去克服的阻礙（klesha）的根本原因。

再談內在平衡：壓力區

　　內在平衡是指幾種重要機制，這些機制可以結合起來，使人體的軀幹成為自我支撐的結構，並且自然產生向上的支撐。

　　第五章討論了內在平衡會使脊椎返回中立位置，我們看到脊椎的椎間盤不停推開椎體，而這個動作又被包覆了脊椎後半部各部件的韌帶所反制。這股推拉力量結合起來，使整條脊椎成為有彈性的結構，當中的組織不斷儲存和釋放能量。

　　第五章也指出，人體軀幹的其他骨骼結構（肋廓和骨盆）與脊椎有共通點：肋廓和骨盆也是靠機械張力結合在一起，如同被彈力帶捆住的彈簧。當胸腔手術切開胸骨，原本如彈簧般彎曲的肋骨會因此伸直一些，兩邊也會彈開，重新閉合時需要把肋骨推攏。在骨盆的前方，兩根恥骨相連在恥骨聯合，此處也是受到壓力作用的關節，如果受損也會彈開。[21]

　　這些支撐機制最重要的重點或許是軀幹裡改變形狀的內臟。下腹部（壓力最大）、上腹部（壓力居中）以及胸部（壓力最小）之間存在著壓力差，由於能量永遠會從高壓區域移動到低壓區域，這代表下腹部與上腹部的臟器會持續上移到胸腔（見圖 6.35）。

---

21. 懷孕時荷爾蒙鬆弛素會軟化將骨盆的骨頭固定在一起的韌帶，以便在分娩時能順利打開。通常情況下，這些韌帶會在分娩後重新結合在一起。

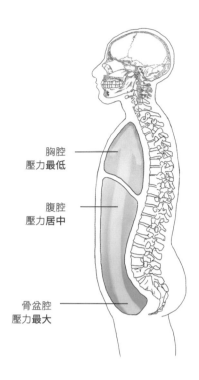

胸腔
壓力**最低**

腹腔
壓力**居中**

骨盆腔
壓力**最大**

圖 6.35
軀幹的壓力區。

　　橫膈膜的其中一項功能就是防止腹腔器官進入胸腔空間。[22]這些身體結構的特性全與肌肉收縮無關，真正阻撓內在平衡的，是姿勢及呼吸的肌肉系統所產生的習慣性而無意識的活動。因此，從最意味深長的角度來看，建立與重力之間的直立關係，重點並不在正確的肌肉施力，而在於發現並釋放對人體從內部支撐的固有傾向造成阻礙的習慣性肌肉施力。

AGNI：瑜伽的起源傳說？

　　本章開頭提到，一般認為消化吸收的過程是屬於 agni（火）的領域。古代人把火奉為神祇，火對我們的祖先來說極為重要，這就成了探尋有歷史記載之前瑜伽起源的重要線索。

　　雖然瑜伽並不完全等同於休閒活動，但在分工的社會中，人的確需要一定的空閒時間才能做瑜伽。空閒是什麼意思？意思是你不需要在以下這種世界求生存：你醒著的所有時間和體力都用來努力取得、採集、咀嚼和消化食物，或是逃離一個比你速度更快、體積更大又更強壯，而且還想吃掉你的飢餓生物。[23]

---

22. 當肺葉遭到切除（肺葉切除術），橫膈膜和腹部臟器會被胸腔內的低壓力拉上去，填滿空出來的空間。
23. 這也是第五章談細胞時提到的吸引（raga）和排斥（dvesha）的生物基本活動。

疼痛、情緒和呼吸

「最常見的背痛成因是椎間盤退化」，這個論點在第五章中受到質疑。是否有另一種說法，能夠解釋帶給這麼多人痛苦與行動不便的起因？背痛導致數以百萬計的人尋醫求診、接受磁振造影、藥物治療、手術以及復健，每年在治療和工資損失上，花費世界經濟數千億美元（Gaskin and Richard 2011）。

有種觀點得到大量臨床和研究證據的支持（Sarno 1977）：許多種慢性疼痛可能並非源自身體結構以任何形式受傷或「出毛病」，更有可能的成因是內心對無意識的精神壓力與情緒所採取的防禦機制（Rashbaum and Sarno 2003）。

這種理論提出，壓抑情緒涉及某種過程，會造成自律神經系統的作用而引起生理疼痛和其他症狀，減少流向肌肉、神經和肌腱的血液，導致受影響的組織缺氧（缺血）和聚積代謝廢物，可能會讓人感到痛苦不堪。

關於缺血的例子，請想想之前探討過的呼吸和貓／牛式。如果你嘗試過，有可能發現身體的一些組織平常習慣縮短現在卻得延長、通常保持鬆弛現在卻啟動，或通常保持短小卻滑動得更長。如果我們的肌肉、神經、肌腱和結締組織不能按照運動和呼吸的需求而自由延長、啟動或滑動，它們就會缺氧（缺血），可能會引起疼痛，有時候後果相當嚴重，可能導致慢性疼痛。

許多人是因為疼痛發作才開始練習瑜伽。讓身體不再疼痛的方法可能就只是學習如何活動、呼吸、和集中注意力於當下，這麼一來人們便能安全地辨認自己的感受。在思路清明的時刻，我們有可能察覺「支撐自我」與「受內在深處的支持之力所支撐」這兩件事之間的差異，後者我們稱之為內在平衡。

瑜伽起初大部分都與靜坐有關，而要靜坐，你需要讓部落夠敬重你，他們才會願意分享自己拚命採集打獵才取得的食物。這使分工變得有其必要。這一串推理得出的結論是，直到史前人類開始用火在白天煮食、在晚上禦敵，他們才能擺脫大肚子，長出大腦袋，離開樹叢，圍著火堆靜坐，學著更善於交際。如果要說早期的《吠陀經》證明了什麼，那就是世世代代的人們花了無數時間圍坐在公共火堆旁，才打造出最早那些帶來巨大變革的技術，火堆讓史前人類成了人。[24]

考慮到人類與用火的關係密不可分，那麼以下這些事情也就不足為奇：最早的吠陀崇拜非常注重神祇阿耆尼，現今已知最早的呼吸練習體現了內在相互供奉的生命能源（prana）與下行氣（apana），以及兩者皆供奉著消化火。

---

24. 人類用火的時間可以追溯到大約 200 萬年前，巧人（Homo Habilis）和直立人（Homo Erectus）之間的過渡時期，而不是過去認為的 40 萬年前，直立人與智人（Homo Sapiens）的過渡時期。理查‧朗厄姆（Richard Wrangham）頗有見地的著作《著火：烹飪如何讓我們成為人類》（Catching Fire: How Cooking Made Us Human）詳述記錄了此研究的所有證據（2009）。

呼吸法、生命能量、下行氣、中脈和昆達里尼

關於梵文複合詞，我們能將其拆解並翻譯字根來了解含義，這個過程能得到更多詮釋。呼吸法（pranayama）是個很好的例子，因為通常會被拆解為瑜伽學生熟悉的兩個用詞：prana（呼吸、生命力量）和 yama（限制的行動、遏制、檢查）。這種詮釋引導我們通常會把 pranayama 翻譯成「呼吸控制」。不過在這個字中間的 a 實際上是兩個 a，使得此字可以拆作 prana 和 ayama（拉伸、伸展）兩個字根。更深入探討的話，把字首 a 視為字詞的否定或相反也是合理的，比如 avidya（無明，代表無知識、愚昧）或者 ahimsa（代表不傷害），這是巴坦加里五條戒律（yamas）當中的第一條。因此，視「暢通無阻」為呼吸法的定義和目標，並不是牽強的解釋，而且能為練習增加不同面相。因為呼吸在不同時間能受到自主和非自主的控制，所以要全面了解呼吸，就必須涵蓋呼吸控制，以及我們何時會被自己的呼吸所控制。

在《瑜伽雅集》（*Yoga Yajavalkya*）和《薄伽梵歌》（*Bhagavad Gita*）當中，可以找到兩筆關於呼吸法的古老記載。《瑜伽雅集》將呼吸法定義為「吸氣與呼氣（prana apana）的平衡結合（samayogah）」。[25]在呼吸法的相關技巧中，這是靠著操控呼吸的輔助肌來完成，使吸氣的動作成為一種形狀改變，從鼻子沉向太陽神經叢。[26]

呼氣中，我們的腹部和盆底肌群創造出向上運動的感覺，朝向太陽神經叢的部位（圖6.36）。在這種情況下，練習鎖印是合理的作法，因為它有助於結合向下的命根氣和向上的下行氣。

另外，當我們在呼吸練習中用上鎖印，會讓腔體形狀改變的運動變得穩定，減少喘息，有利於營造系統中更深邃且更精妙的空間。在呼吸練習中，深邃（deep）一字最常詮釋為「非常強烈或極端」，最常用來鼓勵我們進行最大限度的形狀改變和空氣輸送。不過，深邃在字典的第一個定義是「從遠離表面或外緣的地方延伸，或者位於此處」。因此，深呼吸也意味著「深入，精細，表面上無法察覺」的意思。在瑜伽的能量解剖學上，生命能量所能運行的最深層空間稱為中脈（sushumna），也就是中間的管道。

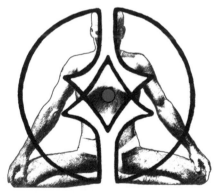

圖 6.36
供奉 prana（上方箭頭）到 apana（下方箭頭），兩者供奉到 agni（紅點）。

本圖根據奎師那瑪查瑞在根鎖式（Mulabandhasana）當中的照片改繪而成，獲准使用。

---

23. "Pranapana samayogah pranayamah iti iritah."《瑜伽雅集》（*Yoga Yajnavalkya*）
24. 這種呼吸法與大多數瑜伽傳統方法所普遍教導的由下而上的三部分完式瑜伽呼吸（dirga swasam）相反。當德悉卡恰首次開始廣泛教授由上而下的呼吸技巧時，他就獲得了一個稱號：「呼吸順序顛倒的瑜伽士」。

　　《薄伽梵歌》中的段落更清晰地將命根氣和下行氣的結合稱為供品或祭品（juhvati，供奉[27]）。根據把瑜伽智慧分享給阿周那的奎師那所言，這些古老的瑜伽修習者把「送出的呼吸奉獻給進入的呼吸作為祭品。也有些人把進入的呼吸奉獻給送出的呼吸作為祭品。有些人努力修練呼吸法，克制吸氣和呼氣，純粹地浸淫於生命能量的調節之中。」後續的段落描述：「所有了解這種奉獻的人，都已洗淨了他們的雜質。」德悉卡恰的父親奎師那瑪查瑞教授巧妙地融合這些教義，再增添了巴坦加里的洞見（認為無明〔avidya〕是痛苦〔klesha〕的根源），他把哈達瑜伽意象中的關鍵要素重新整合在一起：盤繞的大蛇沉睡於解脫之路（sushumna）的入口處，這就是昆達里尼。

　　像奎師那瑪查瑞這種在邏輯方面受過高度訓練的學者，他們會駁斥能量可以休眠的觀點，認為其自相矛盾。[28]他們也摒棄由此觀點進一步發展出的一種主張：這種休眠的能量構成了第二種更為「靈性」的生命能量，需要喚醒此能量才能發揮一個人的全部潛能。

　　然而，奎師那瑪查瑞堅稱，自古以來皆有瑜伽修習者宣稱體驗過一股強烈的上升能量釋放到中間通道，這種經驗是不可否認的事實。他指出這不過就是生命能量本身擺脫了愚昧的束縛，而昆達里尼象徵愚昧，它代表了怠惰的心智受無明所苦。以此觀之，昆達里尼並非需要被喚醒的休眠精神能量，而是需要移除的障礙，因其阻礙了中脈的入門，也就是解脫之道（圖 6.37）。

　　欲清除不潔的無明，需要將沉重黑暗的昆達里尼向上提，朝向消化火的熱和光。透過加熱而淨化，稱為 tapas，這是巴坦加里所闡述之瑜伽練習中的另一個關鍵元素。[29]從呼吸的力學來看，這種練習利用呼氣（apana，下行氣）的向上動作來將昆達里尼上提，朝向消化火正在燃燒的太陽神經叢。吸氣（prana，命根氣）的向下動作把消化火的熱能引導進昆達里尼，將其消耗殆盡（圖 6.38a）。這也說明了為何從呼吸的角度來看，倒箭式的作用受到高度重視的一個關鍵原因：當重力的作用顛倒，昆達里尼就掉進消化火正在向上熊熊燃燒的烈火之中。（圖 6.38b）。

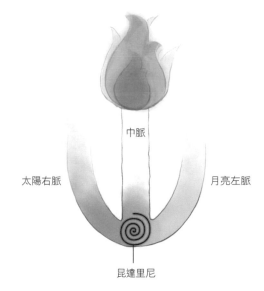

中脈

太陽右脈

月亮左脈

昆達里尼

圖 6.37
昆達里尼堵塞了中脈的入口。

---

27. 「一些人注重調息，控制吸氣和呼氣，用吸氣祭供呼氣，用呼氣祭供吸氣」《薄伽梵歌》第四章，29。
28. 邏輯一向被描述為確認無矛盾的藝術。據說奎師那瑪查瑞獲得了兩個正理（印度邏輯學）的高級學位。
29. 巴坦加里的《瑜伽經》，練習篇 2.1：「瑜伽的練習包含苦行、讀經，和向神臣服。」

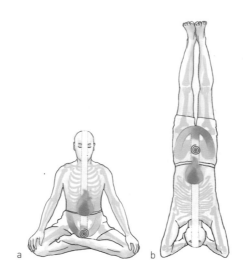

圖 6.38
呼吸如同昆達里尼到消化火的內在奉獻，（a）呈坐姿，（b）倒箭式當中有重力協助進行。

有鑑於此，呼吸練習的最終目的是完成一種內在的奉獻，在此過程中 prana 和 apana 供奉彼此，兩者也都供奉 agni 之火，形成一個祭壇，其上供奉著造成痛苦的阻礙。[30]

結論

我們身體最深處、最有效的結構支撐源於內在平衡，這一觀點與奎師那瑪查瑞和巴坦加里所提出的瑜伽練習觀點一致。換言之，對我們的健康、自由和心靈清晰至關重要的事物並未丟失，但可能會受到阻礙。因此，我們可以藉由辨識並消除體內的障礙物（klesha，也就是痛苦）來實現瑜伽練習的目的。回想本書前言中巴坦加里對行動瑜伽的定義（以自我觀照來區分 tapas〔苦行，或指我們可以改變的事物〕，以及 isvara pranidhana〔臣服於神，或指我們無法改變的事物〕），我們現在可以看出，這些教誨與以下概念有多麼美好的聯繫：在傳授瑜伽最深層根本的原理上，自主和非自主的呼吸都是最優秀且最容易親近的老師。

---

30. 許多瑜伽學生會發現這一概念讓人回想起著名的〈安祥梵咒〉（Shanti Mantra），這些梵唱取自《大森林奧義書》（*Brihadaranyaka Upanishad*）1.2.28，在印度各種集會中廣泛用作祈禱語：「從無知，引領我走向真理；從黑暗，引領我向光明；從死亡，引領我向不朽；Om，和平，和平，和平。」

INSIDE
THE ASANA

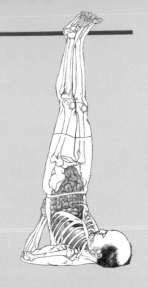

認識體位法

　　體位法的一種簡單定義，是你用身體做出一個姿勢、一個形態，來做為瑜伽練習的一部分。在較傳統的定義上，體位法則是為了冥想而使用的位置，或者中心。在某些瑜伽傳統中，只會用上幾個正式的體位法；有些其他傳統則會自由援用其他種練習的動作形態和次序。[1]

　　艾美會用「經驗的載體」來形容體位法，這種描述頗有幫助。體位法是供我們暫時棲身的形式、我們進入與離開的動作型態，也是一個或許會讓我們在川流不息的生命活動中選擇暫時停歇並把注意力放到其他位置的地方。從這個角度看來，體位法並非用來強化或伸展特定肌肉或肌群的訓練，雖然它或許能發揮這種效果。

　　每個體位法都是在全身進行的事件，過程中可以讓我們目睹動作如何發生、如何支撐、如何分解或轉化，可以讓我們明白進入、維持與離開某個姿勢的經驗如何對自己造成影響，以及那個經驗在我們遭遇改變時，如何影響生活中的其他部分。只要處在這種時空架構下，我們就永遠不會是靜止的，而會不斷移動，遇見改變之處。一如魯道夫・拉班（Rudolf von Laban）所言：「每個身體動作都嵌在一連串永無止境的事件裡。從這些事

---

1. 關於體位法的歷史，已有許多傑出研究問世。如果你有興趣了解更多細節，可以研讀 Sir James Mallinson、Mark Singleton 和倫敦大學亞非學院的研究。

件中,我們只能分辨出上一個步驟,偶而才會包括那些緊接著出現的步驟。」(1966,頁 54)

每個體位法都是瑜伽練習的一部分,超越了單一動作或時刻。我們會把瑜伽練習形容為運動、呼吸和思考模式的重複動作,需要你專心投入。有些練習可能會把重點放在動作(例如體位法),有些則更專注於思考(像是冥想),另外還有一些把注意力放在呼吸(例如呼吸法)。運動、呼吸和思考,這三者最終都會是檢驗我們個人經驗的不同方法。

練習一字有時會讓人聯想到「技藝精熟」,也就是我們可以將一個技能練到精通,足以用某種方式來展示自己完全掌握了這個技能。但這不是我們提倡的想法;相反地,我們認為體位法練習是一種調查和探索,能在人改變時隨之變化和適應。我們的年齡、性別、種族、文化和語言、家庭模式和社會期望、正規和非正規的教育經驗,所有這些背景都會影響我們如何理解自己的經歷,以及如何體驗自己的瑜伽練習。

體位法的效果

有些特質常被認為與體位法相關,包括刺激、平靜、穩固、潔淨、平衡。也常有人說體位法能改善許多身體狀況,例如糖尿病、高血壓和便祕。但對於某些身體部位,有些體位法會造成危險,也有些是安全的(包括膝蓋、薦髂關節、頸部、脊椎)。本書反映出我們兩位作者的教學方法。我們不以上述方式分類體位法,也不會說明體位法對你的身體會產生什麼功效。

我們的確相信所有身體運動(包括體位法)都會影響生理和心理情緒的狀態;我們也相信,你的個人情況、過往經驗、假設和目標等等背景都會影響你在體位法上的經驗,而體位法的功效取決於你有意識或無意識地做了哪些事情。

我們沒辦法詳述所有修習者在體位法中的體驗,同樣地,我們也無法斷言他們在特定體位法、在瑜伽教室中、或在任何空間裡是否會感到安全。我們希望創造出能讓人探索的安全空間,但同時我們也知道,人們一直都在適應各種安全和危險的情況。

列出體位法的特殊功效,就好比在暗示有某種每個人都該擁有的體驗,而且還暗示如果你沒有這種體驗,你的體位法練習可能沒做對。有了「體位法是經驗的載體」的概念,我們反而建議你把每個體位法當成探索的機會,看看你會有怎樣的體驗。

危險的體位法並不存在

事實上,危險的(或安全的)體位法並不存在,只有危險(或安全)的練習方式。所有體位法都能以安全或危險的方式來練習,取決於教學方式、調整動作的方式、學生的經驗和技巧,以及每個人的運動潛能。

體位法的正位

在某些瑜伽的教學方法中，除了體位法的功效以外，常常也會討論正位（alignment）原則，以便安全正確地進行動作。但我們不會提供標準化的正位指令，原因如下：

| 正位是有相關性的。正位這個術語的概念與「相對關係」有關，而不是無須參照他物就能存在的絕對概念。它描述了與某物之間的關係，所以我們必須問：「以什麼為準？」你可以在意識形態上以某個原則、政黨、思想流派或老師為準，或在生理上對準某個物體、地標或另一個人。我們不能單純和自己對準，而是必須以某物為準。所以在我們知道腿部動作要以什麼為準之前，「找到腿部的正確正位」這類指示就是不完整的。

| 正位有許多類型。在動作練習中，你可以從各種解剖學或生理學觀點找出正位。根據內臟的感覺、神經的路徑、血液流動的感覺怎麼樣會最明顯、或是尋求肌肉伸展的感覺，你也可以找到正位。你也可以根據能量或情緒標準來找尋正位：什麼讓你感到安全或舒適，你會在哪裡感到經絡（nadis）或脈輪中的能量流動，或某個東西就是讓你覺得對了。你選擇的觀點取決於正在練習的流派或當前關注的焦點。沒有正確的答案，只有當下是否符合你個人需求的問題。

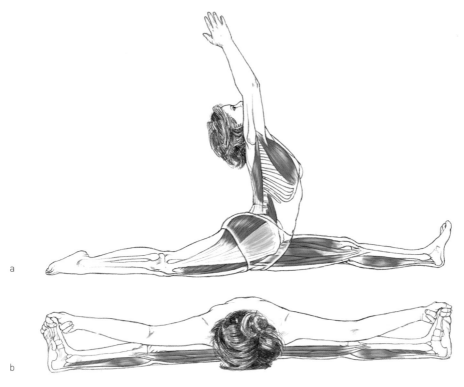

圖 7.1
(a) 猴神哈努曼式；(b) 坐角式

沒有哪一條正位指令能適用於每個人的身體狀態。人們常用標準化的正位指令當作安全練習體位法的方式,但是單一指令無法涵蓋人們進入和退出體位法的所有方式。如果你假設每個人的身體都毫無二致,那麼根據此概念而給出的指令,即使對某個人有用,卻也可能會傷

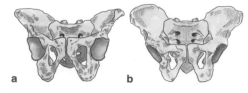

圖 7.2
髖臼方向的比較

害到另一個人。我們骨骼的基本形狀和關節的方向大部分是基因遺傳和早期發育所導致,在青少年時期之後就不會有本質上的變化。

打個比方,想一想在猴神哈努曼式(圖 7.1a)和坐角式(圖 7.1b)當中可能會影響你感到輕鬆或困難的因素。

當你把注意力放在髖關節的狀態時,你對這些體位法感覺如何?你覺得在這些姿勢中移動髖部是輕鬆簡單的事,或者具有挑戰性?許多因素都會影響上述問題的答案,圖 7.2可以看到顯而易見的原因。

注意圖 7.2a 中的骨盆,髖臼比較向上傾斜往前,而在圖 7.2b 中,髖臼比較向下朝向側邊。骨骼形狀的差異會影響到髖關節的活動度,進而降低或提高圖 7.1 的體位法的難度。另外,我們可以觀察到人類股骨上的螺旋角度,這也會影響髖關節的功能活動度(圖7.3)。

儘管我們會從藝術或攝影圖像來了解人體解剖,但沒有哪塊骨骼是「標準」的,因為標準的結構不只有一種。

這些骨骼結構全部都符合「標準」,因為圖像所顯示的結構變化對於擁有它們的人來說都正常。在這一點和其他數不盡的方面上,我們都彼此不同,但這並不是因為我們在理論上的「標準」解剖學層面有所不同。差異就是標準常態。這就是為何雷思利喜歡說:「體位法沒有正位,人們才有正位。」

人們會把正位的提示理解成練習體位法的安全作法,但實際上,這些提示有時單純只

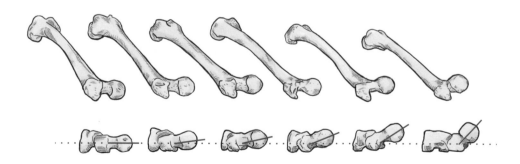

圖 7.3
不同的股骨螺旋,以及股骨頸不同的長度和角度。哪一塊骨骼是標準的?都不標準,也都標準。

是正確練習體位法的指導方針，代表它只是根據某種特定瑜伽流派或方法的規則。比如這個戰士式的指令：「前腳膝蓋彎曲到 90 度，並保持在腳踝正上方」它不能保證你的膝蓋安全無虞。膝關節有可能在完整的關節活動度內始終保有平衡的關節空間和清晰的重量路徑；而膝關節處於 90 度角並位在腳踝上方也有可能會受傷。對膝關節造成安全隱患的是從足部一直到脊椎整條路徑所發生的事情，而非僅只是膝蓋的角度或其在空間中的位置。幫助你正確練習體位法的指令來自於特定的瑜伽方法，每一種方式各自都有對練習的觀點和目標。

不同流派中對於不同體位法的指導方針

如果你有機會學習不同流派的瑜伽，就會注意到許多體位法是共通的，但動作外觀和教學方法卻截然不同。瑜伽有許多流派，它們對體位法有各種不同作法，對體位法中的對錯也有各式各樣的想法。

我們可以用同一個體位法來發掘運動的不同面向，這可能會改變姿勢的外觀。舉加強側伸展式（parsvottanasana）為例，有的流派會特別注重脊椎屈曲動作（像是讓額頭觸碰膝蓋），而另一個流派則注重髖關節屈曲和脊椎延展（讓鼻子碰觸小腿）。從解剖學的角度來看，這兩種方式沒有孰優孰劣，也沒有哪種在解剖學上更安全或更合理。兩種版本中都能以支持穩定和舒適（sthira and suhka）的方式完成體位法，也都有可能在某種程度上導致受傷。

這並不是說所有練習方式都是正確的。如果你在練習的流派要求脊椎延展，那麼拱起脊椎進入屈曲就不是練習此版本體位法的正確方式。這樣不會不安全，只是不正確。我們練習體位法的方式確實會產生差異，但對錯的判斷依據是哪個方法對個人身體有效，以及修習者的目標，而不是完美做出體位法的絕對概念。

重點提示：吸氣擴張與吐氣放鬆，是描述經驗，而非描述練習本身

許多體位法和呼吸法練習在傳統上會分為吸氣擴張（brhmana）或吐氣放鬆（langhana）兩類。體位法動作中包含後仰，以及呼吸的比例中以吸氣占較長時間，涉及這兩者的動作是典型的吸氣擴張；而前彎的體位法和呼氣時間較長的動作則是吐氣放鬆。但這個過度簡化的觀點忽略了一個重要事實：吸氣擴張與吐氣放鬆是個人對於練習的經驗描述，而非練習本身。換言之，體位法和呼吸法練習只對修習者有影響，本身並不帶有影響。人們常把這個原則比喻為「練習體位法跟吃藥不同」。即使是藥物，也不會對個人產生持續而一致的效果，更不用說是瑜伽技巧。人很有可能從後仰動作得到平靜效果，也可能因為前彎動作而感覺焦慮。儘管這些概括的概念可以當作探索的實用起點，但不該用作規定或禁則。

體位法中的個人調適

　　你選擇以什麼方式來完成體位法，取決於你的起始狀態。舉例來說，在做下犬式時，如果我的肩膀活動度很高，那麼我可能會考慮將肱骨相對於肩胛骨進行內轉，但我旁邊那些肱盂關節靈活度不高的人，會盡量打開雙臂。這兩個動作在下犬式當中都行得通，因為體位法的重點（以身體層面來說）不在於動作從某種外在標準來看是否正確，而在於尋找各個身體部位之間的關係，以便讓體位法的經驗跟整個身體（細胞、組織、體液及身體系統）產生共鳴。

　　啟動身體的方式會對動作品質產生巨大影響。透過練習以及純熟的觀察，你也許在一開始就可以分辨出動作會如何通過身體，以及可能如何影響身體組織。了解自己如何開始進行某個體位法，有助於認識體位法的特性，以及體位法對你的影響。如果你發現自己在體位法中需要處理大量關於正位的「糾正動作」，可以試著想想你最一開始進入體位法的步驟，看看不同的啟動方法能否幫你達到不同的效果。

　　體位法講的不僅只是四肢和脊椎的最終狀態，還包括進入那個狀態的完整過程。如果我們去看整個過程而非最終結果，就能發展出增加或減少姿勢難度的變化，而不會覺得如果自己沒能用頭碰觸膝蓋、不能用手觸碰地面，或沒達到其他具體目標，就沒能真的做到這個體位。我們能讓練習適用於每個人，讓每個人都可以找到獨特的體現方法。這個原則體現在奎師那瑪查瑞所說的一句名言：「瑜伽真正的本質在於練習必須要適應個體，而不是反其道而行。」（出自德悉卡恰引用其父的話，1992）

重點提示：呼氣並非總能讓人平靜

　　我們常常聽見一種指令：如果想要平靜下來，就得把注意力放在呼氣，因為在生理學上，心跳會隨著呼氣放慢，血壓也會跟著降低，這稱為「放鬆反應」。雖然放鬆反應的確表示心血管系統的張力降低，但是心跳速率和血壓變化事實上可能會造成人們因為過往經驗而引起情緒反應上的焦慮。無論呼吸模式會創造出哪種情緒反應，我們都不能保證特定的模式會創造出對應的特定反應。

　　這個道理適用於任何運動：人們通常會形容後仰具有刺激性，而前彎則讓人平靜。這些動作引起的生理反應的確如此，但經歷這些體驗的人會如何處理這些反應，方法取決於更多變因，而不單只有生理學。有些人實際上會覺得前彎讓人恐慌，而後仰令人感到舒緩。對於動作產生的情緒效果，我們的概括評論不會多精準，因為那些效果跟個人的背景息息相關。

　　如果瑜伽要變得更包容，且對創傷、壓迫和歧視的體驗更加敏感，那麼教師就必須更加敏銳地察覺自己是否有先入為主的觀念，認為每個人在體位法或呼吸練習中都會有相同的體驗。

分析體位法

如果我們尊重個體差異，那該怎麼分析體位法的解剖學原理？在本書的其餘章節中，這正是我們要運用解剖學和運動學視角所做的事。

由於我們相信體位法是過程而非最終結果，因此在創作本書的過程中，我們很難決定要拍攝哪些時刻，以及要鎖定哪些解剖學內容。為了呈現本書，我們試著尋找人們常練習的體位法裡最容易辨識的面向，然後從肌肉骨骼系統和呼吸運作機制的觀點去分析。在每個體位法裡，我們選擇了一個起始動作，然後再從那個起始動作決定能帶出該體位法的骨骼關節動作和肌肉動作。

每個體位法在關節和肌肉的動作該解釋什麼，察知這點也是一項挑戰。每副身體都是獨一無二的，每副身體處理重力支撐的方法都不同，每副身體徵召肌肉的習慣和模式也不同。兩個人可能會使用不同肌肉來做出體位法中同一個關節的動作，然後產生截然不同的感覺。如何區分伸展和拉長、施力與維持、或者疼痛和釋放的感覺，我們兩人的方法也各自不同。分辨與形容感覺的方式，會形塑我們在體位法中的體驗。

我們把所有難關牢記在心，以每個姿勢的支撐基礎作為起點，然後用一連串問題分析骨骼和關節的動作，接著再深入肌肉的層面上。

起始動作和支撐基礎

支撐基礎是指跟地面接觸，把重量傳到地面，然後把部分支撐力上傳到體內的身體部位。[2]

本書介紹的體位法，是按照支撐基礎所決定的起始動作來安排的。任何體位法都可以從不同的起始動作做起，而我們使用的是我們認為對每個姿勢來說最容易進入的起始點：

| 站姿－靠腳底支撐（見第 8 章）
| 坐姿－靠骨盆底部支撐（見第 9 章）
| 跪姿－靠膝蓋、脛骨和腳背支撐（見第 10 章）
| 仰臥姿勢－靠身體後側表面支撐（見第 11 章）
| 俯臥姿勢－靠身體前側表面支撐（見第 12 章）
| 手臂支撐姿勢－（至少有部分）靠上肢支撐（見第 13 章）

骨骼關節分析

確認每個體位法的支撐基礎之後，我們會藉由以下問題來分析骨骼關節動作：

---

2. 對於做出正位的指示，有一種可達成的目標，是基於以下概念：重力和支撐的雙重力量能安排的是我們的動作，而不是我們與某種理想動作型態或形狀的關係。

中軸骨骼

脊椎在做什麼事？

脊椎正在維持某個姿勢並在空間中移動，還是在實際執行關節動作？

如果答案是前者，那麼實際執行關節動作的是哪個部分？

如果答案是後者，那麼執行的是什麼樣的關節動作？

附肢骨骼

哪個關節是焦點關節？

焦點關節是在實際執行動作，還是在空間中移動？或者兩者都有？

如果答案是前者，那麼執行的是什麼樣的關節動作？

如果答案是後者，那麼實際執行關節動作的是哪個部分？

請注意，書中圖片呈現的是某個片刻，而不是整套動作，所以我們無法得知動作進行的順序。順序並不能告訴我們怎麼做最好、最合適或最有效率，進入或離開某個姿勢是沒有單一正確方式的，我們做的每個選擇都會帶來不同的體驗。

肌肉分析

一旦釐清主要的關節動作，我們就可以來思考肌肉的部分。不過這個過程比較複雜，因為我們必須考量重力以及其他重要的阻力，才能決定哪些肌肉有可能牽涉在內。我們會藉由以下問題，來縮小要著重哪些肌肉的選擇範圍：

動作關節

實際的關節動作是什麼？引發的原因為何？

是不是順從重力，靠軀體或四肢的重量產生動作？如果是，我們就要利用肌肉的離心收縮來調節重力的牽引。

等長收縮

關於肌肉分析，有個合情合理的問題是：「因為體位法的姿勢都是靜止的，為什麼不乾脆讓所有肌肉做等長收縮就好了？」雖然我們能在書頁上看到體位法最終的動作外觀，但在現實生活中，身體不會憑空做出一個姿勢。這是為何我們會描述如何從起始動作進入某個姿勢，而不是如何靜止在某個姿勢當中。

「人可以不做任何動作」這種想法是個錯覺，因為在最基礎的層面上，我們的呼吸構造從來不能停止三度空間的活動多久。為了在書籍這個二度空間的媒介傳達概念，我們可能會提及某個終止動作，不過這只是對永不止息的運動進程拍下的一張快照罷了。

　　這個關節動作是不是跟對抗重力或別的阻力有關？如果是，我們就要利用肌肉的向心收縮來克服重力的牽引。

關節沒有產生動作，而是維持某個姿勢

　　如果沒有肌肉處於主動狀態，是不是有外力（例如重力或其他身體部位的動作）會把關節拉離位置？如果是，即使關節無任何變化，我們可能也得改變肌肉動作，讓關節在空間中移動時，你的姿勢可以維持得住。

各體位法都會提供的資訊

　　除了偶爾有所更動，每個體位法都會有以下介紹：

　　名稱：每個體位法都以中文、英文、梵文三種方式呈現。為了清楚解釋名稱的含義，有時還會加上一些文字敘述。

　　骨骼關節動作：把進入體位法時所牽涉到的主要關節，按照動作型態（屈曲、伸展、內收、外展、轉動等等）來分類。

　　肌肉動作：把產生上述關節動作的肌肉按照收縮型態（向心、離心或等長）來分類。在少數情況下，我們會列出正在拉長（或「一併拉長」）但未必活躍的肌肉，以便將其與正在進行離心收縮的活躍肌肉區分開來。對部分人來說，剛開始運動時這些肌肉就會產生伸展的感覺，但其他人可能要到活動幅度更大時才會產生伸展感。

　　提醒：包括需要注意的概念、可能無用的動作模式，和其他供你探索的起點。我們在提出正位建議時通常使用的觀點是根據〈骨骼系統〉一章中所討論的身心平衡技法，也就是找到平衡的關節空間，以及通過骨骼和關節的清晰重量路徑。

　　探究呼吸：這一系列提問是個好機會，特地要讓你察覺體位法和呼吸的相互關係。

　　插圖：為了畫出本書介紹的各個體位法，我們請模特兒做出特定姿勢再分次拍攝（見圖 7.4）。有些照片的拍攝角度相當特殊，例如從大片塑膠玻璃板下方往上拍攝，或者爬上梯子往下拍攝。

　　這些照片是用來供繪圖者參考，她會根據不同的姿勢擺放骨骼標本，然後徒手繪製出骨骼。因為骨骼模型不會像人類一樣活動，骨骼模型的比例也與模特兒不同，我們需要校正好幾輪才能讓骨骼位置吻合在體位法中的身體。然後她會利用電腦軟體添補肌肉和其他身體組織，再經過幾番修正調校，製作出完成圖。

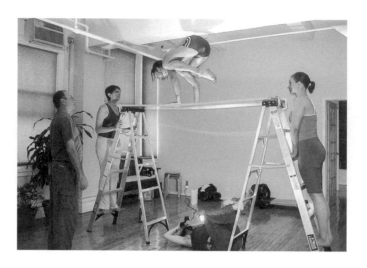

圖 7.4
這是《瑜伽解剖書》在紐約市呼吸計畫中心的拍攝場景：作者卡米諾夫（左起第一位）在旁監督攝影師從壓克力板下方拍攝模特兒的烏鴉式，穩住梯子的是另外兩位模特兒。該場景中所拍攝出的照片，最後被繪製成烏鴉式的插圖。

圖像完成之後，最後才加上身體構造的名稱以及各種箭頭及指標。有些插圖裡的肌肉名稱是為了參考用途而標示出來，在該體位法裡可能不會主動運作。如果你發現某個肌肉名稱沒有標示在插圖旁，請根據肌肉名詞索引尋找該肌肉的插圖。

結論

雖然我們選擇關注的姿勢面向可能不同，但體位法是由所有可能的關注點所組成，完整體驗比各個部分的體驗總和更為重要。由於瑜伽練習的根基是體驗性的，因此本書的宗旨是啟發每個人去探索自己的身體，也許你在看完這些資料之後，會對自己的某個經驗有更清楚的認識；另一方面，有些解剖學細節可能會引起你的興趣，激發你去深入研究某個姿勢。

無論哪種情況，如果本書能支持你進行探索，那就達成目的了。請把這些想法當成提問、討論與探索的起點，而不是如何完成某個姿勢的絕對方法，而且一旦你找到適合自己的入門法，不妨反過來試試看！這樣也試試，那樣也試試，然後看你注意到什麼。

STANDING POSES

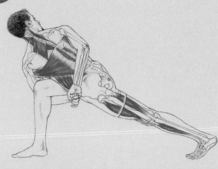

站姿

　　當我們站立時，唯一支撐體重的身體構造就是足部。這個部位經過特殊演化，使人類可以維持直立的站姿。足部的構造與肌肉組織，能夠協調並抵消反作用力，展現了自然界在這方面的無比能力。

　　然而，這個奇妙的構造顯然並未受到完善利用，因為人類在文明世界裡穿著硬邦邦的鞋子，地面也是人工鋪平的，使得我們的腳變得被動又僵硬。值得慶幸的是，瑜伽是打赤腳進行的運動，而且相當著重在訓練足部與下肢肌肉的強度和彈性。

　　在瑜伽練習中，有些初階課程會集中在簡單的站立動作上，這也是我們從大約一歲開始就一直在做的事。如果我們能感覺到自己的重量落在每一單腳與地面接觸的三個支撐點上，就會感覺地面也藉由足弓動作以及控制足弓的肌肉動作，把力量回傳到我們身上。

　　放鬆與支撐、施與受、強度與彈性，這些都可以用來闡釋「sthira sukham asanam」，也就是巴坦加里在《瑜伽經》第 2 章中對體位法的基本描述。瑜伽宗師德悉卡恰以翻譯下了很好的總結，他把 sthria 解釋成「警覺但不緊張」，把 sukham 解釋成「放鬆但不遲鈍」。我們從站姿所學到的基礎，將可以啟發我們練習所有其他的體位法。

　　在所有起始動作當中，站立姿勢的重心最高。所有站立姿勢中，都需要能量來組織這個重心，並保持穩定於支撐的雙腳上方。

山式

英文名 Mountain Pose

梵文名 Tadasana（讀音：他達撒那）

tada ＝山

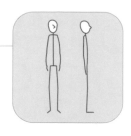

這個體位法的名稱會讓人聯想到穩定、根深柢固的
基礎支撐，以及「頂天立地」般的形象。

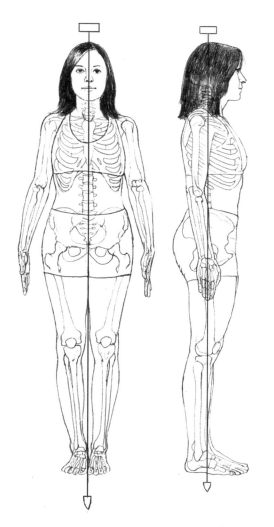

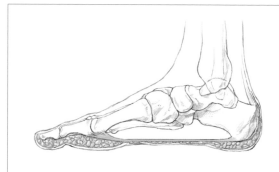

足部用來支撐和緩衝的非肌肉組織包括脂肪墊（黃色）
和足底筋膜（藍色）。足底筋膜和骨骼之間的空間由肌
肉填滿。

骨骼關節動作

脊椎	上肢	下肢
中立伸直或微幅縱向伸直	中立伸直、前臂旋前	髖關節內收並中立伸直、膝關節中立伸直、踝關節背屈

提醒

所有耐用的建築物都必須有穩固的基礎，或許就是如此，許多瑜伽傳統都以山式作為體位法練習的起點。這個姿勢幾乎跟「解剖學姿勢」一模一樣，是研究人體解剖學和動作時必須最先了解的姿勢，兩者唯一的位置差別在於，進行山式時前臂需要旋前（掌心朝向大腿，而不是朝向前方）。

然而，從概念上來講，這兩者不能進一步區分，因為中立解剖位置所描繪的身體是抽象的，漂浮在沒有重力的概念空間中，而在真實生活中練習山式的人，是在有重力的星球上主動站立和呼吸。人的軀幹內有許多不同的肌肉會參與向心收縮與離心收縮，以便在重力牽引下維持脊椎的弧度，也就是說每個人的屈肌和伸肌會以不同的組合，參與各種型態及程度的收縮，以維持所需的姿勢支撐。

直立的身體姿勢也是人類的特點，我們經常使用這種雙腳站姿。由於人類擁有最小的支撐基礎、最高的重心和最重的大腦（按照比例來看），人類也是最難維持平衡的生物。

重點提示：中立不代表自然

瑜伽課堂上常見的建議，是做出符合自然或有機的動作，比如「讓雙臂自然放在身體兩側」、「找到脊椎的自然弧度」或是「感覺呼吸從根本上讓你的脊椎活動起來」。

在不了解個人運動史的情況下，我們無法決定什麼是自然的動作。誠然，有許多概念在探討身體中立姿勢，例如腰椎弧度應該要多彎、雙腿是否彼此平行、肩膀是不是在肋廓上方、雙腳的距離應該要隔多遠等等。但一個情境所認定的中立姿勢，在另一個情境中可能並非如此。芭蕾的基礎站立姿勢，與太極拳的起始動作截然不同，而對滑雪來說有用的站姿，在瑜伽的串連動作課堂上起不了什麼作用。山式被認為是最基礎的體位法，但在不同流派的瑜伽中，教學方式也不同。

然而，讓你感到自然的事物通常不是中立的狀態。自然狀態是最熟悉的、熟練的和習慣的。我們越常做一個動作、花越多時間在一個姿勢上，我們從中得到的感受就越少，因為神經系統適應了重複。神經系統中的適應是有效率地分配注意力的絕佳方式，代表我們不須持續留意關注已經習得的事。

我們最常做的事情往往會帶來最熟悉的感覺，變得沒那麼引人注意，並且開始讓人感覺這就是最自然而基本的做事方法。即使這個模式相當沒效率或者完全不對稱也沒有關係，只要有足夠的時間和重覆夠多次數，我們就能調整幾乎所有姿勢，使其變正常。（而且對某個人來說效率不彰的姿勢，卻可能完美地符合另一個人的人體結構、喜好、練習或專業。）

如果所謂的中立姿勢與學生習慣的方式差異甚大，可能會讓他感到不自然。事情在熟悉之前會讓人覺得不自然，只要靠著重複和練習，必定能開始熟悉，但在一開始可能會需要投入大量的注意力和努力，這段過程可能會讓人覺得一點都不自然或基本。

雙腳是山式的支撐基礎，由此我們可以清楚看到，人體系統中放鬆與支撐這兩股被動與主動的力量是如何運作的。足部的基本結構可以用一個三角形來表示，三個頂點是腳底接觸地面的三個部分：腳跟、第一蹠骨遠端和第五蹠骨遠端。[1]三個頂點連結起來的線則代表足弓，也就是提供支撐力的三條拱形弧線：內側縱弓、外側縱弓和橫弓。此外還有第四條足弓，也就是從跗骨的舟狀骨橫跨到骰骨的內側橫弓或跗骨弓。

這些足弓能把力量分散到整隻腳：當重量分布到足弓的路徑明確時，全身重量會通過相對較小的足弓骨骼抵達地面，而不會只施壓於單一骨骼。足弓的骨骼和關節在傳輸力量時，仍能適應不平整和不穩定的地面，提供身體彈性和動態平衡。（足弓也可以與骨盆底部、下腹部、肋廓、頸椎和頭頂共同合作，來維持這種彈性與平衡。）

從下方透視腳底，可看出雙腳的兩個三角形併在一起，這就是山式支撐基礎的大小和形狀。如果站立時體重平均分配在雙腳的三個支撐頂點，穿越身體重心的那條鉛垂線就會落在這個支撐基礎的中央點。足部的多層肌群（見圖）會結合起來，讓28塊足部骨骼（包括26塊主要骨骼以及2塊種子骨）可以產生動作，而這也讓足部演化成一種適應力絕佳的構造，可以讓我們輕鬆走過高低不平的路面。

人的雙腳在沒有馬路或人行道的世界裡已經演化了數百萬年。如果你生活在一個在運動時不需要足部適應力的地方，那麼支持足弓的深層肌肉會變得較不活躍，最後只剩下表層非肌肉的足底筋膜來負責支撐通過足部所傳遞的力量。缺乏肌肉運動所造成的壓力會導致足底筋膜炎和足跟骨刺，只要特別強化支撐足弓的肌群，就能緩解這些症狀。

通常在練習站姿時，尤其是山式，就是重建足部活力、強度和適應力的最佳方式。一旦基礎穩固了，要打造身體這間房子的其他部位就會變得容易許多。

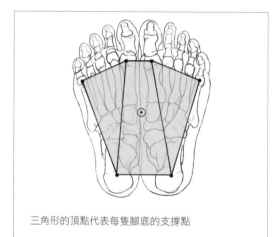
三角形的頂點代表每隻腳底的支撐點

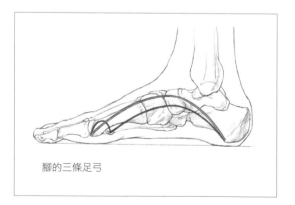
腳的三條足弓

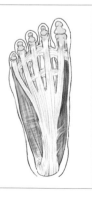
足底筋膜──最表層的足部支撐結構。支撐足弓的肌肉在站立和行走時參與地越少，足底筋膜承受的壓力就越大，有可能導致足底筋膜炎和足跟骨刺。

1. 很多體位口令是「腳下的四個邊角」，可以保護腳後跟的內緣和外緣。但是跟骨並非方形，也沒有角，其下表面呈彎曲狀，所以總有一個點是腳後跟與地面的接觸頂點。

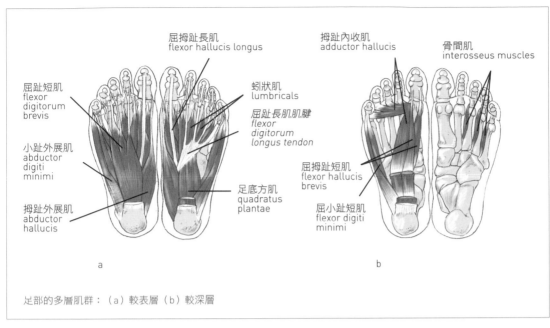

足部的多層肌群：（a）較表層（b）較深層

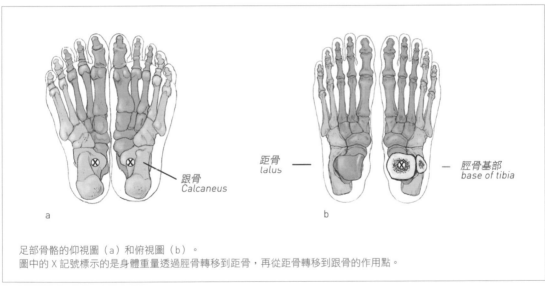

足部骨骼的仰視圖（a）和俯視圖（b）。
圖中的 X 記號標示的是身體重量透過脛骨轉移到距骨，再從距骨轉移到跟骨的作用點。

探究呼吸

　　若要觀察支撐姿勢的肌肉與造成腹腔及胸腔形狀變化的肌肉彼此之間有何異同，山式是理想姿勢。當足部、腿部與脊椎提供明顯的支撐力，你有沒有注意到肋廓和肩胛帶的活動度增加，讓呼吸動作得以進行？

　　在練習山式時，你花費多少肌肉力量在調整脊椎與骨盆的弧度，這點是否會影響呼吸？如果你讓脊椎縱向伸展得更多，有沒有注意到這會啟動更多的鎖印？這個動作有沒有增加體腔（呼吸）中形狀自由改變的阻力？

重點提示：你真的打算收尾骨嗎？

在瑜伽體位法的課堂上，常常聽到「收尾骨」的提示，但這究竟是什麼意思？如果你問不同的老師，每個人可能都會指點不同的動作。就好比許多身體部位的正位提示一樣，「收尾骨」其實不是一個特定的運動生理動作，而可以代表多種動作（而不像是「屈曲手肘」這種單一的特定動作）。

「收尾骨」的指令可以代表以下三個不同的動作：

1. 薦尾部屈曲，這是在尾骨和薦骨之間，由骨盆底肌所做出的動作。

2. 薦髂關節的反屈垂動作（counternutation），這是在薦骨和骨盆單側之間的動作。

3. 骨盆後傾，這也會讓腰椎屈曲並伸展髖關節。

每個動作都可以分別完成，也能同時完成，這些動作都會讓你的尾骨向前，但只有薦尾部屈曲會讓尾骨和其他的關節共同產生動作。反屈垂和骨盆後傾可能確實會把尾骨帶向前方，但這是其他關節產生動作後的結果。當你想要改變身體某一處，但從沒有直接關係的骨標記（landmark）開始調整，最後有可能影響從提示所說的骨標記到目標之間的一切。在某些情況下，讓骨骼、關節和肌肉整體協同運動確實是有用的，不過有時候使用遠離目標的骨標記會徵召出比需求更多的肌肉，從而產生與預期不符的結果。

要求你「收尾骨」的提示，就是一個可能產生意料之外的效果的例子：如果你收尾骨來改變腰椎（下背部）弧度，你也會徵召尾骨和腰椎之間的肌肉，數量比你需要用到的還更多。這可能會干擾髖關節和其他部位的動作，因為髖部肌群大部分都在尾骨和下背部之間。在提出會產生許多影響的指令之前，可以先全盤考慮整體情況，這個做法總能帶來好處。

變化式：站立祈禱式

英文名 Equal Standing（Prayer Pose）

梵文名 Samasthiti

sama= 相同、相等；sthiti= 建立、站立

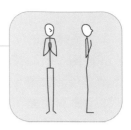

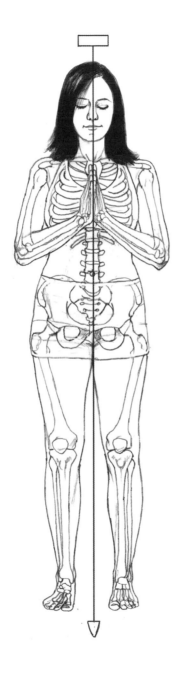
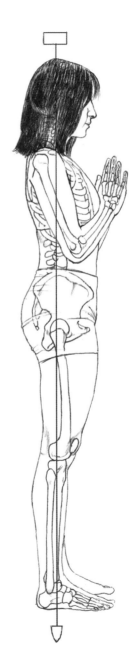

提醒

站立祈禱式的支撐基礎比山式還要寬大、穩固，因為在這個姿勢裡，腳跟並不是盡可能併攏，而是跟坐骨呈一直線（或者距離更寬），也因此有些剛開始以這個基礎接觸站姿體位法的人會覺得支撐基礎比山式還要寬大、穩固。

此外，在進行站立祈禱式時，頭部常會稍微低垂，雙手合掌，這是拜日式最典型的起始動作。很多哈達瑜伽系統都把這個祈禱般的瑜伽體位法，當成串連其他體位法的姿勢。

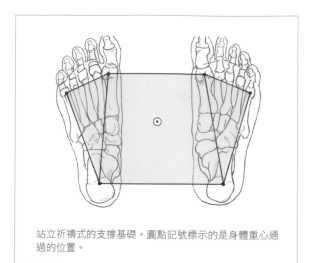

站立祈禱式的支撐基礎。圓點記號標示的是身體重心通過的位置。

探究呼吸

在山式中做幾組呼吸，接著在站立祈禱式中也做幾組。在這兩種姿勢中你的感覺相不相同？請注意，你的專注力放在哪，呼吸就在哪。你覺得比較接近前彎的感覺或後仰？你感覺比較接近穩定還是安全？覺得開放還是脆弱？

術語補充事項

在印度瑜伽宗師裘伊斯（Sri K. Pattabhi Jois）所創立的阿斯坦加瑜伽（Ashtanga）裡，samasthiti 的意思就跟前面提到的山式一樣。在瑜伽宗師奎師那瑪查瑞（Sri T. Krishnamachary）及其子德悉卡恰所創立的瑜伽教授傳統裡，tadasana 指的是雙臂高舉並以腳掌前端維持平衡的站姿（支撐基礎如下圖所示）。

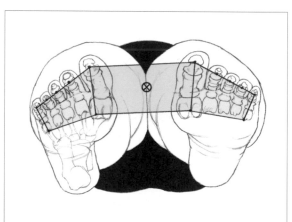

身體重量由腳掌前端維持平衡。X 記號是身體重心通過的位置。

幻椅式

英文名 Chair Pose, Awkward Pose

梵文名 Utkatasana（讀音：烏特卡他撒那）

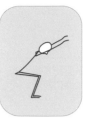

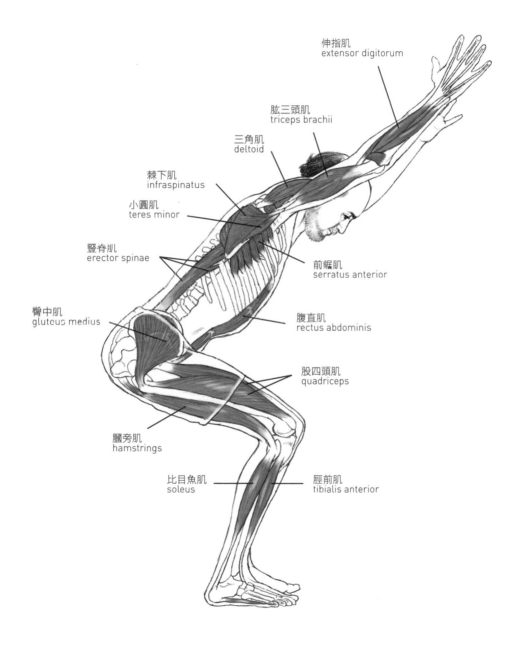

伸指肌
extensor digitorum

肱三頭肌
triceps brachii

三角肌
deltoid

棘下肌
infraspinatus

小圓肌
teres minor

豎脊肌
erector spinae

臀中肌
gluteus medius

前鋸肌
serratus anterior

腹直肌
rectus abdominis

股四頭肌
quadriceps

膕旁肌
hamstrings

比目魚肌
soleus

脛前肌
tibialis anterior

骨骼關節動作

脊椎	上肢	下肢
肩胛骨上旋、外展並上提；肩關節屈曲；肘關節伸直	肩胛骨上旋、外展並上提；肩關節屈曲；肘關節伸直	髖關節屈曲、膝關節屈曲、踝關節背屈

部分肌肉動作

脊椎

向心收縮

維持脊椎的直線排列：橫突間肌、棘間肌、橫突棘肌群、豎脊肌	避免骨盆前傾及腰椎過度伸展：腰小肌、腹肌

上肢

向心收縮

使肩胛骨上旋、外展並上提：斜方肌上部、前鋸肌 使肩關節固定並屈曲：肩關節旋轉肌群、喙肱肌、胸大肌、胸小肌、前三角肌、肱二頭肌（短頭）	使肘關節伸直：肘後肌、肱三頭肌

下肢

向心收縮	*離心收縮*
對抗膝蓋向外打開的傾向（髖關節外展）：股薄肌、內收長肌、內收短肌	使髖關節屈曲、膝關節屈曲及踝關節背屈而不失去平衡：臀大肌、臀中肌、臀小肌、髖關節的膕旁肌、股廣肌、比目魚肌、足部內在肌群

提醒

　　幻椅式是個有趣的姿勢，可以探索施力和放鬆之間的平衡，因為地心引力的牽引使我們能進入體位，但本式的主要活動卻是要避免太深入動作，而不是努力地深入動作。雖然後背肌肉需要保持活躍狀態，好讓你不會過於向前傾斜，但部分後背肌肉也需要拉長來讓雙臂舉過頭頂。

　　放棄對抗重力會讓你過度彎曲腰椎或過度屈曲髖部。讓坐骨前移或上提恥骨能避免骨盆過於前傾，但是這些動作做過頭也會使脊椎屈曲，而不是維持中立的弧度。

探究呼吸

　　在維持縱向伸直（把呼吸時的體腔形狀變化縮到最小）時，會使用全身最大塊、耗氧量最多的肌肉，對呼吸造成挑戰。在施力及呼吸之間，你能不能找到有效率的平衡，讓你能更長時間待在此姿勢中？

站立前彎式

英文名 Standing Forward Bend

梵文名 Uttanasana（讀音：烏騰阿撒那）

uttana= 敞開、伸展

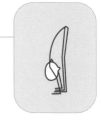

術語補充事項

近來，uttanaasana 特指在這裡所描述的臉部朝下（adho mukha）站立前彎式，但是因為梵文 uttana-asana 中譯的意思只表示「敞開」，所以也可以指站立後彎、雙手從背後握住小腿的動作。奎師那瑪查瑞在 1934 年所著的不朽之作《瑜伽的精髓》（Yoga Makaranda）中，將其列為「手抓腳踝輪式」（tiryangmukha uttanasana）。

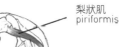

梨狀肌
piriformis

股二頭肌
biceps femoris

半腱肌
semitendinosus

股薄肌
gracilis

腓腸肌
gastrocnemius

梨狀肌
piriformis

伸脊肌
spinal extensors

膕旁肌
hamstrings

腓腸肌
gastrocnemius

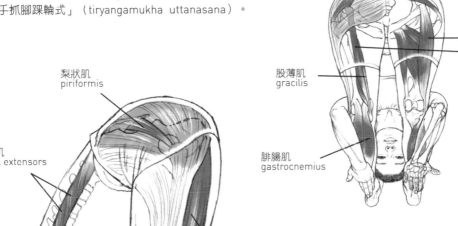

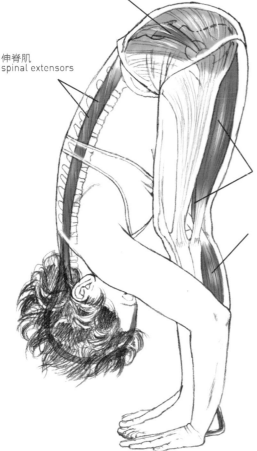

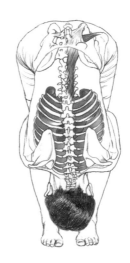

骨骼關節動作

脊椎	下肢
輕微前彎	髖關節屈曲、膝關節伸直

部分肌肉動作

脊椎

拉長

脊椎肌肉群

下肢

向心收縮	離心收縮	一併拉長
膝關節保持伸直： 膝關節肌、股廣肌	**保持平衡：** 小腿及足部內外在肌群	膕旁肌、臀中肌及臀小肌後側的肌纖維、臀大肌、梨狀肌、內收大肌、比目魚肌、腓腸肌

提醒

在本式中，**髖關節彎曲得越少，脊椎就彎曲得越多。**

腿部、骨盆和軀幹後側的肌肉常態性緊繃，表示這些部位過度用力。練習本式時，應該讓重力幫助身體前彎。從大腿後側感覺到阻力的人有時會刻意用髖屈肌來前彎，這會讓髖關節前側變得更常態性緊繃和受壓迫，此時最好把膝蓋放鬆，留給髖關節一些空間，並讓脊椎放鬆受重力牽引，脊椎放鬆後再把腿部逐漸伸直，此時身體肌肉才會沿著整個背部線條均勻伸展。

探究呼吸

本式中髖關節和脊椎會深度屈曲，你是否感覺到此狀態壓迫腹部，甚至可能限制了腹部在呼吸時的活動？你是否感覺本式如同倒立體位法，重力使橫膈膜中心往頭的方向移動？把呼吸帶到肋廓的背面和側邊，能不能讓你覺得較容易呼吸？

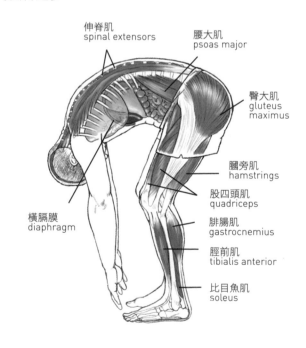

伸脊肌
spinal extensors

腰大肌
psoas major

臀大肌
gluteus maximus

膕旁肌
hamstrings

股四頭肌
quadriceps

腓腸肌
gastrocnemius

脛前肌
tibialis anterior

比目魚肌
soleus

橫膈膜
diaphragm

如果感覺膕旁肌持續緊繃，可以稍微屈曲膝蓋，讓脊椎放鬆。

手抓腳趾單腿站立式

英文名 Extended Hand-Toe Pose

梵文名 Utthita Hasta Padangusthasana（烏提他－哈斯他－帕丹古許他撒那）

utthita ＝伸展的；hasta ＝手；pada ＝足；angusta ＝大腳趾

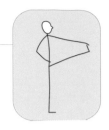

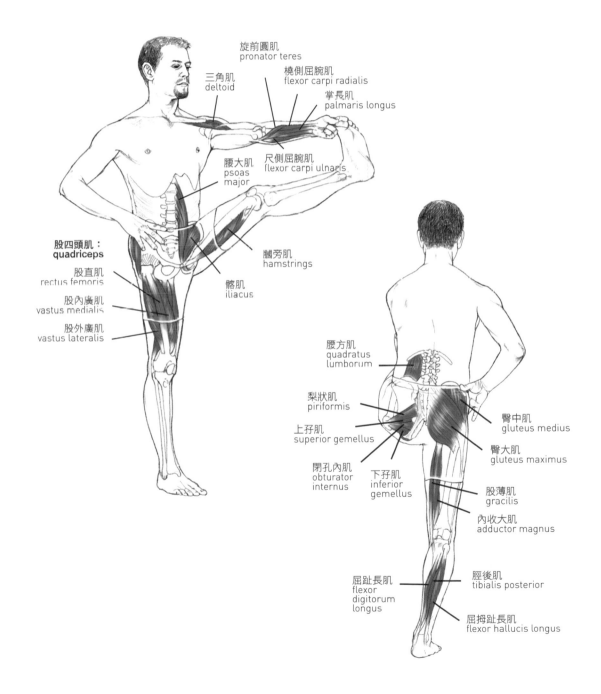

旋前圓肌
pronator teres

橈側屈腕肌
flexor carpi radialis

掌長肌
palmaris longus

三角肌
deltoid

腰大肌
psoas
major

尺側屈腕肌
flexor carpi ulnaris

膕旁肌
hamstrings

股四頭肌：
quadriceps

股直肌
rectus femoris

股內廣肌
vastus medialis

股外廣肌
vastus lateralis

髂肌
iliacus

腰方肌
quadratus
lumborum

梨狀肌
piriformis

上孖肌
superior gemellus

閉孔內肌
obturator
internus

下孖肌
inferior
gemellus

臀中肌
gluteus medius

臀大肌
gluteus maximus

股薄肌
gracilis

內收大肌
adductor magnus

屈趾長肌
flexor
digitorum
longus

脛後肌
tibialis posterior

屈拇趾長肌
flexor hallucis longus

骨骼關節動作			
脊椎	**上肢**	**下肢**	
	上抬臂	站立腿	上抬腿
脊椎中立、骨盆維持水平	肩關節屈曲並微幅內收、肘關節伸直、手指屈曲	髖關節中立伸直、膝關節伸直（但非完全鎖死）	髖關節屈曲並微幅內收至中線、膝關節伸直、踝關節中立背屈

部分肌肉動作			
脊椎			
調校向心收縮與離心收縮，以維持脊椎中立正位： 伸脊肌		*向心收縮*	
		反制手臂抓握腳趾所產生的轉動力： 背部的旋轉肌、橫突棘肌、腹外斜肌與腹內斜肌	

上肢

上抬臂

向心收縮

使肩關節穩定、屈曲並微幅內收： 旋轉肌群、喙肱肌、胸小肌、前三角肌、肱二頭肌（短頭）		抓握大腳趾： 手部及手指的屈肌	

下肢

站立腿		上抬腿	
向心收縮	*離心收縮*	*向心收縮*	*拉長*
使膝蓋中立伸直並且靠單腳保持平衡： 膝關節肌、股四頭肌、膕旁肌、小腿及足部內外在肌群	使站立腿上方的骨盆平移，以保持水平： 臀中肌和臀小肌、梨狀肌、上孖肌、下孖肌、闊筋膜張肌	使髖關節屈曲、腿部向中線微幅內收： 腰大肌、髂肌、股直肌、恥骨肌、內收短肌、內收長肌	臀大肌、膕旁肌、腓腸肌、比目魚肌

提醒

上抬腿的後側肌肉常態性緊繃會導致脊椎在骨盆受到拉抬往後傾時產生前彎，進而引發站立腿那一側的髖部伸展或膝關節屈曲。另一個選擇是讓上抬腿的膝蓋微彎，維持脊椎自然伸直的弧度、站立腿的髖關節中立伸直，和站立腿的膝關節也伸直。上抬腿的髖屈肌若肌力不足，也會導致軀幹的肌肉用力，嘗試把腿部上提，造成上抬腿那側的髖部也跟著上提。

在本式中站立腿的外展肌會離心收縮，若這些肌肉力量不足或常態性緊繃，可能也會造成上抬腿那一側的髖部往上提，或是旋轉肌群會試著穩定骨盆，導致上抬腿一側的骨盆向內或向外旋轉，而非正面朝前保持水平。你的雙腳和腳踝越有力、越靈活，站立腿保持平衡的方法就越多。

探究呼吸

保持在這個平衡姿勢時，如果腿部肌肉的支撐力不足，你會發現腹肌的穩定動作會與手臂的支撐動作連結起來，減少整體的呼吸量。你能否找到方法辨別多餘的肌肉張力並加以釋放，而且不用犧牲平穩度或呼吸？

重點提示：要不要鎖住膝蓋

「鎖住膝蓋」這句提示可以表示不同的意思，取決於老師和你練習的瑜伽流派。對某些人來說，鎖住膝蓋表示讓膝關節過度伸展（也稱為向後鎖住）；對其他人來說，這表示盡可能地啟動膝關節周圍，使其在沒有過度伸展的情況下盡量保持有力和穩定。還有一事平添混淆：當你的股骨頭在脛骨頂端稍微旋轉，以便找到骨骼間最吻合的位置時，膝關節的伸展會導致生理上鎖住膝蓋的現象。

對於膝關節在伸展時承受重量的功能（比如單腿伸直站立時），需要考慮以下因素：

· 生理上鎖住膝蓋的現象有助於骨骼順位，讓重量傳遞有最清晰的路徑。

· 過度伸展膝關節會抑制生理上鎖住膝蓋的現象，可能帶給膝關節韌帶更大的壓力，使雙腿站立時沒有太多肌肉活動，容易讓骨盆前傾。

· 雖然啟動膝蓋周遭的肌肉可以保護膝關節和使其更加穩定，但盡可能啟動這些肌肉也有可能產生不良動作模式——過度使用腿部肌肉。

值得花點時間精力去問問老師（如果你就是老師，那就問問自己），鎖住膝蓋這一指令的意圖為何。有沒有其他更清楚的方式來傳達這個提示？

變化式：手抓腳趾單腿站立屈脊式

英文名 Extended Hand-Toe Pose With Spine Flexed

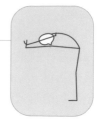

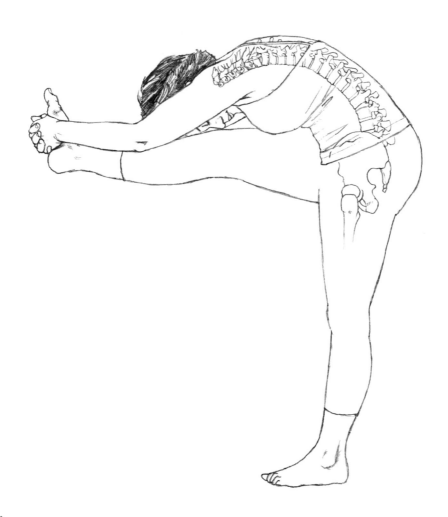

提醒

在本變化式中，上抬腿要與地板平行，然後頭朝下觸碰膝蓋。把頭彎到膝蓋會大幅改變本式的重心，因此會提升平衡的難度。對於習慣把動作做到極限的人來說，本式在探索擺位精確度上有很大的價值。

本式對伸展腿後肌肉的需求較小，對背肌靈活度要求較大，因為要讓脊椎前彎到如此程度，修練者必須在放鬆腹肌的同時大幅延展伸脊肌。本式可以幫助我們了解如何放開習慣上靠腹肌支撐的模式，不借助腹肌、下背肌和後肋廓，而是借助骨盆底肌的支撐來保持平衡。

樹式

英文名 Tree Pose

梵文名 Vrksasana（讀音：弗克撒撒那）

vrksa ＝樹

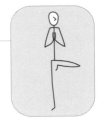

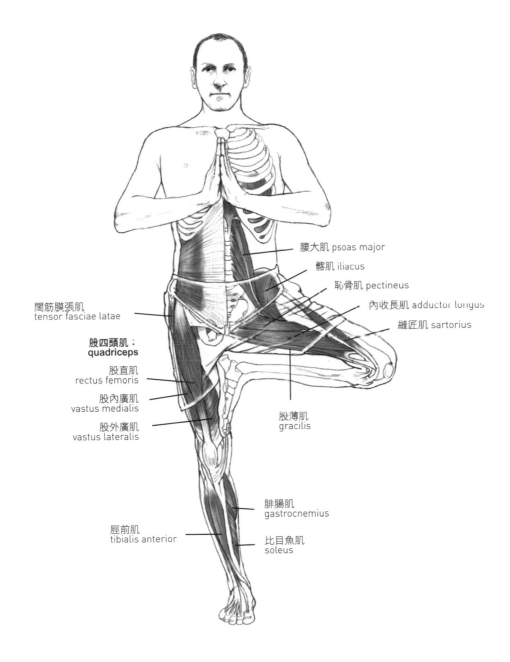

腰大肌 psoas major

髂肌 iliacus

恥骨肌 pectineus

內收長肌 adductor longus

縫匠肌 sartorius

闊筋膜張肌
tensor fasciae latae

股四頭肌：
quadriceps

股直肌
rectus femoris

股內廣肌
vastus medialis

股外廣肌
vastus lateralis

股薄肌
gracilis

脛前肌
tibialis anterior

腓腸肌
gastrocnemius

比目魚肌
soleus

骨骼關節動作			
脊椎	上肢	下肢	
		站立腿	上抬腿
脊椎中立、骨盆維持水平	肩關節屈曲並微幅內收;肘關節伸直;前臂旋前;腕關節、手掌及手指伸直	髖關節中立伸直、膝關節中立伸直	髖關節屈曲、外轉並外展;膝關節屈曲;踝關節背屈

部分肌肉動作

脊椎

調校向心收縮與離心收縮,以維持脊椎的中立狀態:
伸脊肌與屈脊肌

下肢

站立腿		上抬腿	
向心收縮	*離心收縮*	*向心收縮*	*拉長*
使膝蓋中立伸直並且靠單腳保持平衡: 膝關節肌、股四頭肌、膕旁肌、小腿及足部內外在肌群	**使站立腿上方的骨盆平移維持平衡,並使骨盆維持水平:** 臀中肌和臀小肌、梨狀肌、閉孔內肌、上孖肌和下孖肌、闊筋膜張肌	**使臀部屈曲:** 腰大肌、髂肌 **使腿部外轉並外展:** 臀大肌、臀中肌和臀小肌(後側肌纖維)、梨狀肌、閉孔內肌和閉孔外肌、上孖肌和下孖肌、股方肌 將足部壓在站立腿**內側:** 內收大肌和內收小肌	恥骨肌、內收長肌和內收短肌、股薄肌

提醒

本式與前式相同,站立腿的外展肌是離心收縮的,如果這些肌肉的力量不足或者常態性緊繃,上抬腿那一側的髖關節可能會上提,而且髖外轉肌也會試圖穩定骨盆,造成骨盆轉動,而非正面朝前保持水平。

只要我們的腳和足踝越有力、越靈活,就能找到更多平衡身體的方法。

將膝蓋上提並且朝外側展開,其實牽涉到相當複雜的肌肉動作:臀部屈肌要主動運作抬起膝蓋,但同時又要外轉、外展,這就會涉及髖關節伸肌。接下來,為了要在膝蓋外展(而且不讓骨盆前傾)的同時把上抬腿壓進站立腿的內側,髖關節需要內收但不屈曲。當然,上抬腿的足部抬得越高,就越不需要緊壓,因為腿部的重量自然會把足部撐住。然而,如果不得

不用內收肌緊壓上抬腿，就一定要借助後側的內收肌。前側內收肌也是髖屈肌，所以在試圖內收和把上抬腿壓進站立腿時，有可能會造成骨盆前傾及上抬腿內轉。

探究呼吸

相較於手臂提舉樹式與手抓腳趾單腿站立式，在本式中你是否感覺上半身可以更自由地參與呼吸動作，同時在這些動作中保持平衡？

變化式：手臂提舉樹式

英文名 Tree Pose With Arms Elevated

提醒

本變化式提舉手臂的動作會造成重心上移，因此對某些人來說平衡難度比較高，但對某些人來說，雙臂伸展和雙掌合十可能會比較容易維持平衡。

探究呼吸

要讓手臂維持在高舉狀態，肌肉必須做出穩定動作，此情形是否會影響胸部的呼吸動作？除此之外，重心上移會不會促使腹肌產生更強烈的穩定動作？整體而言，這些因素會不會合併作用，使橫膈膜的位移程度增加或受限？

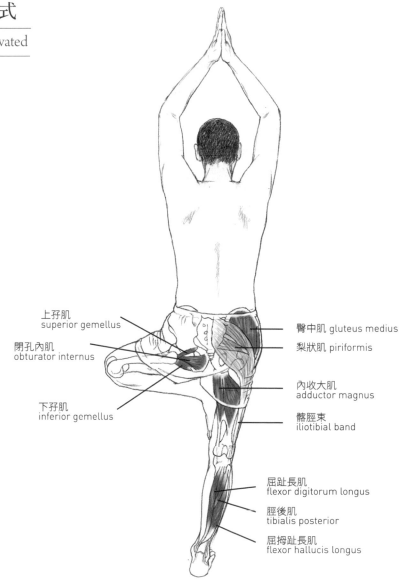

上孖肌
superior gemellus

閉孔內肌
obturator internus

下孖肌
inferior gemellus

臀中肌 gluteus medius

梨狀肌 piriformis

內收大肌
adductor magnus

髂脛束
iliotibial band

屈趾長肌
flexor digitorum longus

脛後肌
tibialis posterior

屈拇趾長肌
flexor hallucis longus

鷹式

英文名 Eagle Pose

梵文名 Garudasana（讀音：嘎魯達撒那）

garuda ＝一種猛禽，也是印度神祇毘濕奴的坐騎，一般稱為鷹，但也有人稱為隼或鳶。

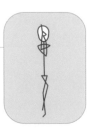

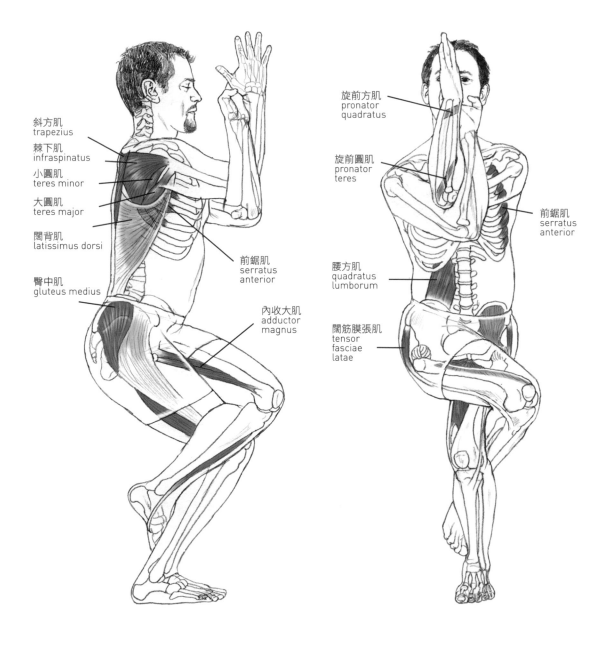

斜方肌
trapezius

棘下肌
infraspinatus

小圓肌
teres minor

大圓肌
teres major

闊背肌
latissimus dorsi

臀中肌
gluteus medius

前鋸肌
serratus
anterior

內收大肌
adductor
magnus

旋前方肌
pronator
quadratus

旋前圓肌
pronator
teres

前鋸肌
serratus
anterior

腰方肌
quadratus
lumborum

闊筋膜張肌
tensor
fasciae
latae

骨骼關節動作		
脊椎	**上肢**	**下肢**
脊椎中立或輕微屈曲	肩胛骨外展並上轉、肩關節屈曲並內收、肘關節屈曲、前臂旋前	髖關節屈曲、內轉並內收；膝關節屈曲並內轉（脛骨）；踝關節背屈；上抬腿足部旋前

部分肌肉動作

脊椎

調校向心收縮與離心收縮，以維持脊椎中立對齊：
伸脊肌與屈脊肌

上肢

向心收縮	*拉長*
使肩胛骨外展並上轉： 前鋸肌 **使肩關節穩定、屈曲並內收：** 旋轉肌群、喙肱肌、胸大肌與胸小肌、前三角肌、肱二頭肌（短頭） **使肘關節屈曲：** 肱二頭肌、肱肌 **使前臂旋前：** 旋前方肌與旋前圓肌	菱形肌、斜方肌中下部、闊背肌

下肢

站立腿		上抬腿	
向心收縮	*離心收縮*	*向心收縮*	*拉長*
使髖關節內轉並內收： 恥骨肌、內收短肌與內收長肌	**使髖關節與膝關節屈曲、踝關節背屈而不失去平衡：** 臀大肌、臀中肌和臀小肌；髖關節部位的膕旁肌；股廣肌；比目魚肌；足部內在肌群 **使站立腿上方的骨盆平移，並藉由主動伸展保持平衡：** 臀中肌與臀小肌、梨狀肌、閉孔內肌、上孖肌和下孖肌	**使髖關節屈曲、內轉並內收：** 腰大肌、髂肌、恥骨肌、內收短肌與內收長肌 **使膝關節屈曲並內轉：** 膕肌、肌薄肌、膕旁肌中段 **使足部旋前：** 腓骨肌、伸趾長肌	臀大肌、臀中肌與臀小肌（後側肌纖維）、梨狀肌、閉孔內肌、上孖肌與下孖肌

提醒

為了讓雙腿完全盤繞，站立腿和上抬腿都需要在髖關節和膝關節處屈曲。對許多人而言，在屈曲髖關節的同時進行內轉和內收並不容易，內轉加上內收的動作尤其會延伸髖關節外側的肌肉。附著在髂脛束頂端周邊的肌肉緊繃，也會限制大腿外側的活動。

本式對膝關節來說可能較難應付：如果髖關節沒有內轉與內收，為了完成這個姿勢，膝關節會被迫過度轉動，小心注意並內轉脛骨則可避免這種現象。

本式的腿部動作（內轉與內收）對薦髂關節有穩定作用，因為會促使左右兩半的骨盆共同移動，讓薦髂關節邊緣在薦椎與髂骨正面的位置保持一致。

探究呼吸

如果你讓肩胛骨同時外展及上轉，呼吸感覺起來怎麼樣？在肩胛骨下拉並靠近彼此的時候又是如何呢？這會不會抑制肋廓或橫膈膜的動作？

從身體形狀、重心和呼吸的角度來看，這都是最「緊密」的單腳平衡站姿。手臂的盤繞動作會不會擠壓到肋廓前側？呼吸能不能自由地往後側肋廓移動？

舞王式

英文名 King of the Dancers Pose

梵文名 Natarajasana（讀音：那塔惹加撒那）

nata ＝舞者；raja ＝王者

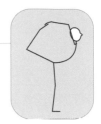

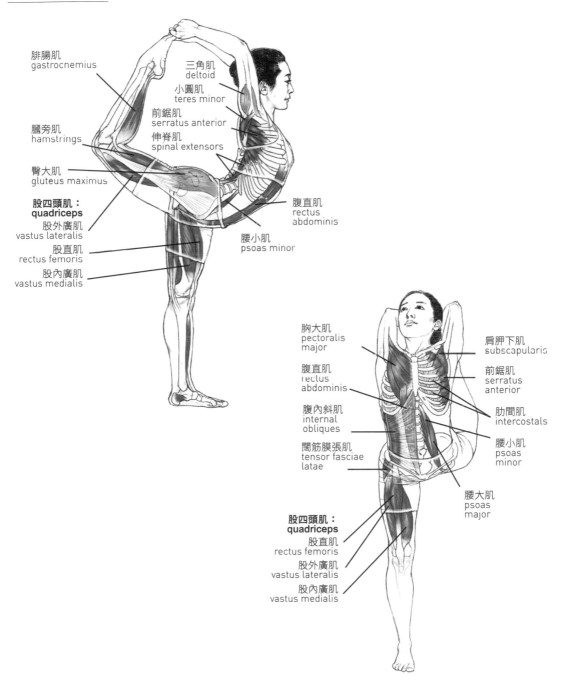

腓腸肌
gastrocnemius

膕旁肌
hamstrings

臀大肌
gluteus maximus

股四頭肌：
quadriceps
股外廣肌
vastus lateralis

股直肌
rectus femoris

股內廣肌
vastus medialis

三角肌
deltoid

小圓肌
teres minor

前鋸肌
serratus anterior

伸脊肌
spinal extensors

腹直肌
rectus
abdominis

腰小肌
psoas minor

胸大肌
pectoralis
major

腹直肌
rectus
abdominis

腹內斜肌
internal
obliques

闊筋膜張肌
tensor fasciae
latae

股四頭肌：
quadriceps
股直肌
rectus femoris

股外廣肌
vastus lateralis

股內廣肌
vastus medialis

肩胛下肌
subscapularis

前鋸肌
serratus
anterior

肋間肌
intercostals

腰小肌
psoas
minor

腰大肌
psoas
major

骨骼關節動作

脊椎	上肢	下肢	
		站立腿	上抬腿
伸展	肩胛骨上轉、外展並提高；肩關節屈曲、內收並外轉；前臂旋後；手部及手指屈曲	髖關節屈曲、膝關節中立伸直	髖關節伸展並微幅內收至中線、膝關節屈曲、踝關節蹠屈（向足底屈曲）

部分肌肉動作

脊椎

向心收縮	被動延長
伸展脊椎： 伸脊肌	**避免腰椎過度伸展：** 腰小肌、腹肌

上肢

向心收縮	拉長
使肩胛骨上轉、外展並提高： 前鋸肌、上斜方肌 **使肩關節穩定、屈曲並內收：** 旋轉肌群、喙肱肌、胸大肌（上側肌纖維）、前三角肌、肱二頭肌（短頭） **使前臂旋後並抓握腳趾：** 手部與手指的旋後肌與屈肌	菱形肌、闊背肌、胸大肌（下側肌纖維）、胸小肌

下肢

站立腿		上抬腿	
向心收縮	離心收縮	向心收縮	拉長
使膝蓋中立伸直並且靠單腳保持平衡： 膝關節肌、股四頭肌、膕旁肌、小腿及足部內外在肌群	**使站立腿上方的骨盆平移：** 臀中肌和臀小肌、梨狀肌、閉孔內肌、上孖肌、下孖肌、闊筋膜張肌 **使骨盆前傾並保持平衡：** 膕旁肌、臀大肌	**使髖關節伸展、膝關節屈曲，以進入本式：** 膕旁肌 **使髖關節伸展、內轉並內收：** 內收大肌 **伸展髖關節：** 臀大肌 **伸展膝關節並增加髖關節伸展幅度，以反制手的抓握力量：** 股廣肌	髂肌、腰大肌、股直肌

提醒

　　肩胛骨的活動度對這個「全臂式」姿勢來說相當重要，因為肩胛骨必須在避免肩關節過度鬆動的情況下，把手臂拉抬到位，並且維持胸椎活動度。

　　本式的另一個挑戰是維持上抬腿在髖關節處的內收與內轉。雖然很多人會以髖外轉來尋求更大的伸展幅度，但這會面臨薦髂關節過度鬆動或腰椎過度伸展的風險。

　　跟弓式一樣，手腳之間的扣合會對膝關節和下背部等脆弱部位施加壓力。

探究呼吸

　　在本式裡，脊椎的大幅伸展會促進還是抑制橫膈膜的偏移幅度？你能不能找到脊椎內在深處肌群提供的支撐力，以減少背部與軀幹的表層肌肉需要出的力？這樣能不能使呼吸的活動幅度加大？

戰士一式

英文名 Warrior I

梵文名 Virabhadrasana I （讀音：腓惹巴抓撒那）

virabhadra ＝印度神話裡一位英勇戰士的名字

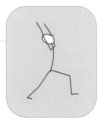

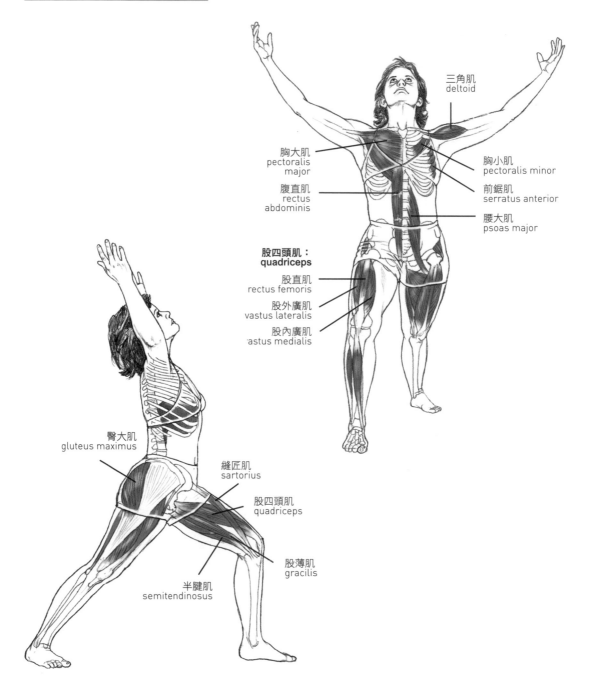

三角肌
deltoid

胸大肌
pectoralis
major

胸小肌
pectoralis minor

腹直肌
rectus
abdominis

前鋸肌
serratus anterior

腰大肌
psoas major

股四頭肌：
quadriceps

股直肌
rectus femoris

股外廣肌
vastus lateralis

股內廣肌
astus medialis

臀大肌
gluteus maximus

縫匠肌
sartorius

股四頭肌
quadriceps

股薄肌
gracilis

半腱肌
semitendinosus

骨骼關節動作			
脊椎	上肢	下肢	
		前腳	後腳
脊椎伸展、微幅轉動以便擴胸、骨盆維持水平	肩胛骨外展並上轉、肩關節外展並外轉、肘關節微幅屈曲、前臂旋後	薦髂關節前垂、髖關節屈曲、膝關節屈曲、踝關節背屈	薦髂關節後翹、髖關節伸展並內收、膝關節伸展、踝關節背屈、足跟旋後、腳掌旋前

部分肌肉動作			

脊椎

向心收縮	被動延長
伸展脊椎： 伸脊肌 **將胸部往前帶：** 腹內斜肌（前腳側）、腹外斜肌（後腳側）	**避免腰椎過度伸展：** 腰小肌、腹肌 **在頸椎伸展時支撐頭部重量：** 頭直肌、頭長肌與前側頸肌、垂直肌、斜角肌

上肢

向心收縮	
使肩胛骨上轉並外展： 前鋸肌 **使前臂旋後：** 旋後肌	旋轉肌群、肱二頭肌（長頭）、中三角肌

下肢

前腳		後腳	
向心收縮	離心收縮	向心收縮	離心收縮
避免膝蓋偏向外側（髖關節外展）： 股薄肌、內收長肌與內收短肌	**使髖關節屈曲、膝關節屈曲、踝關節背屈而不失去平衡：** 臀大肌、髖關節處的膕旁肌、肌廣肌、比目魚肌、足部內外在肌群 **使骨盆正對兩腿上方並保持平衡（雙腳跨幅越窄，這些肌肉就越需要主動運作並拉長）：** 臀中肌與臀小肌、梨狀肌、上孖肌與下孖肌	**使髖關節伸展：** 髖關節處的膕旁肌、臀中肌（後側肌纖維）、內收大肌、臀大肌 **使膝關節伸展：** 膝關節肌、股廣肌 保持足弓拱起而不抑制踝關節背屈： 足部內在肌群	**拉伸踝關節外側而不使膝蓋或足部往內側塌陷：** 腓骨肌

提醒

在戰士一式、戰士二式和其他弓步式裡，身體的重量（與重力有關）會引發前腳的膝關節屈曲與髖關節屈曲——前腳的肌肉處於離心收縮狀態，也就是說這些肌肉會發揮拉伸作用，避免踝關節、膝關節和髖關節過度屈曲。前腳的外展肌也需要離心收縮，使骨盆保持水平並導向前腳，維持重心的平衡。如果這些外展肌常態性緊繃，可能會把前腳的膝蓋拉向外側，或者扭轉骨盆使其歪斜。一般來說，肌肉在接近最大施力長度時會更容易疲勞，因此修習者需要花點時間增強肌耐力。

關於在戰士一式裡後腳要外轉或內轉多大的幅度，坊間有許多說法，但有一點始終為真，那就是後腳需要伸直並內收到某個程度（相較之下，戰士二式的後腳需要伸直並外展）。我們建議從足弓往上帶動後腳，讓小腿、大腿和骨盆自行對齊，創造一條從足部三頂點通到脊椎的路線。當後腳以這個方式運作，髖關節的外轉或內轉幅度雖然會因人而異，但關節空間可以保持平衡，於是後腳就能為軀幹重量提供支撐，如此一來也能從前腳挪走部分支撐力道，重新分配到其他部位。

後腳的距下關節以及跗骨與蹠骨之間的各個關節都需要具備活動度，如此一來，後腳足跟才能旋後（跟骨才可貼緊地面），腳掌也才能旋前（使腳趾得以貼緊地面）。如果足部關節缺乏活動度，踝關節外側就可能會過於拉開，使不出力。

脊椎需要轉動多大的幅度，取決於薦髂關節和髖關節的活動度，下肢的活動度越差，脊椎需要轉動的幅度就要越大，才能將胸廓往前帶。

探究呼吸

你是否能感覺下半身既靈活又有力，能提供足夠的支撐（sthira），讓呼吸在上半身自由移動（sukha）？你能不能把這些戰士式在弓步上面臨的各種挑戰視為讓我們去探索呼吸機制的有趣方法？

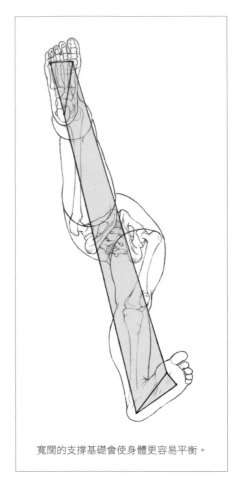

寬闊的支撐基礎會使身體更容易平衡。

變化式：戰士一伸展式

英文名 Warrior I Variation With Longer Stance

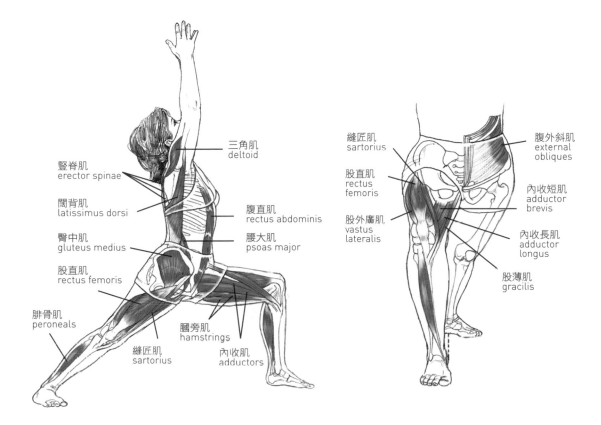

三角肌
deltoid

豎脊肌
erector spinae

闊背肌
latissimus dorsi

臀中肌
gluteus medius

股直肌
rectus femoris

腓骨肌
peroneals

縫匠肌
sartorius

內收肌
adductors

膕旁肌
hamstrings

腹直肌
rectus abdominis

腰大肌
psoas major

縫匠肌
sartorius

股直肌
rectus femoris

股外廣肌
vastus lateralis

腹外斜肌
external obliques

內收短肌
adductor brevis

內收長肌
adductor longus

股薄肌
gracilis

提醒

　　修習者在本式遭遇的挑戰，會因為雙腳擺位而有所不同。雙腳前後拉開的距離越短，骨盆活動的需求就越少，因此或許會更容易感受雙腳的支撐力。跨距縮短雖然可以較容易保持平衡，但重心偏高可能會使人感到更不穩。

　　本式的外型為站姿窄長、重心更低，因此你可能更容易保持平衡。不過，窄長的支撐基礎可能會對平衡能力帶來挑戰，因為內收肌必須在拉更長的狀態下發揮作用。這種伸展站姿也需要提高薦髂關節、髖關節、膝關節、踝關節和足部的活動度，反制髖關節與膝關節屈曲的肌肉也必須在拉長的情況下運作，這都會使人感覺較難在此姿勢中保持平衡，或至少較難以維持住此姿勢。

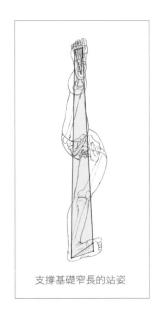

支撐基礎窄長的站姿

戰士二式

英文名 Warrior II

梵文名 Virabhadrasana II （讀音：腓惹巴抓撒那）

virabhadra ＝印度神話裡一位英勇戰士的名字

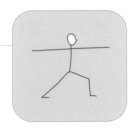

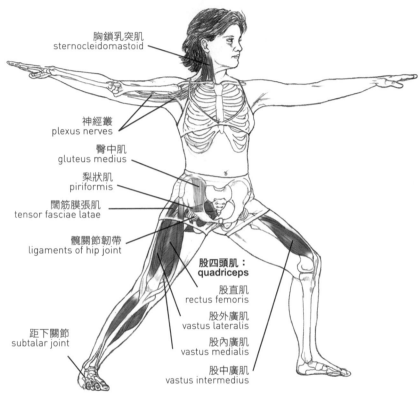

胸鎖乳突肌
sternocleidomastoid

神經叢
plexus nerves

臀中肌
gluteus medius

梨狀肌
piriformis

闊筋膜張肌
tensor fasciae latae

髖關節韌帶
ligaments of hip joint

距下關節
subtalar joint

股四頭肌：
quadriceps

股直肌
rectus femoris

股外廣肌
vastus lateralis

股內廣肌
vastus medialis

股中廣肌
vastus intermedius

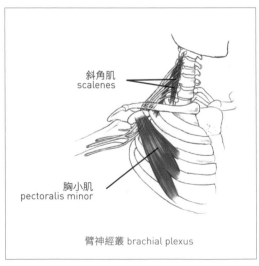

斜角肌
scalenes

胸小肌
pectoralis minor

臂神經叢 brachial plexus

骨骼關節動作

脊椎	上肢	下肢	
		站立腿	上抬腿
脊椎中立、微幅轉動將胸部帶向側面、頭部轉動面向前腳、骨盆維持水平	肩胛骨外展、肩關節外展並外轉、前臂旋前	薦髂關節前垂、髖關節屈曲並外展、膝關節屈曲、踝關節背屈	薦髂關節後翹、髖關節伸直並外展、膝關節伸直、踝關節背屈、足跟旋後、腳掌旋前

部分肌肉動作

脊椎

向心收縮與離心收縮交替進行	*向心收縮*
保持脊椎中立對齊： 伸脊肌與屈脊肌	**使胸部轉向側面：** 腹外斜肌（前腳側）、腹內斜肌（後腳側） **使頭部轉動面向前腳：** 頭後直肌、頭下斜肌、頭長肌與頸長肌、頭夾肌（前腳側）、胸鎖乳突肌、上斜方肌（後腳側）

上肢

向心收縮	*拉長*
使肩胛骨外展： 前鋸肌 **使肩關節穩定並外展：** 旋轉肌群、肱二頭肌（長頭）、三角肌 **使前臂旋前：** 旋前方肌與旋前圓肌	胸大肌與胸小肌（尤其是後側手臂）

下肢

前腳		後腳	
向心收縮	*離心收縮*	*向心收縮*	*離心收縮*
使髖關節外展： 臀中肌與臀小肌	**使髖關節屈曲、外展而不失去平衡：** 臀大肌、梨狀肌、閉孔外肌、上孖肌與下孖肌 **使髖關節與膝關節屈曲、踝關節背屈而不失去平衡：** 髖關節處的膕旁肌、股廣肌、比目魚肌、足部內外在肌群	**使髖關節伸直並外展：** 臀中肌與臀小肌、髖關節處的膕旁肌、梨狀肌、閉孔外肌、上孖肌與下孖肌 **使膝關節伸展：** 膝關節肌、股廣肌 保持足弓拱起而不 **抑制踝關節背屈：** 足部內在肌群	**支撐膝蓋內側：** 股薄肌 **拉伸踝關節外側而不使膝蓋或足部往內側塌陷：** 腓骨肌

提醒

與戰士一式相同的是，重力牽引作用會使前腳髖關節與膝關節屈曲，產生離心收縮。與戰士一式不同的是，前腳的外展肌會產生向心收縮，使髖關節外展。因為腳底貼地，所以是近側動作，具有使骨盆側轉的作用。

同時伸直與外展後腳的髖關節有可能是頗具挑戰性的動作，因為位於薦髂關節的骨盆與薦骨活動，會把一部分壓力帶離髖關節韌帶及其關節囊。

如同戰士一式一樣，關於後腳髖關節需要外轉多少幅度，坊間有許多不同的說法。後腳髖關節的外轉幅度取決於幾個因素，而且最好是靠足部和整隻腿帶動，不應成為孤立的髖關節動作。

前腳薦髂關節與髖關節的活動度越大，胸部就越不需要脊椎帶動側轉。

如果胸部側轉得不確實，手臂張開時就會施壓到臂神經叢（從頸椎穿出，通過鎖骨下方然後進入手臂的神經叢）。雙臂打開與軀幹側邊成一直線，則可避免臂神經叢受到壓迫產生刺麻感。

半腱肌 semitendinosus
內收長肌 adductor longus
股外廣肌 vastus lateralis
股薄肌 gracilis
股內廣肌 vastus medialis

戰士二式伸展式

探究呼吸

在做戰士式時，你是否注意到下半身需要既靈活又有力，上半身才可以輕鬆地呼吸？相較於戰士一式，戰士二式的骨盆及脊椎扭轉程度不同，你是否因此覺得呼吸多少變得輕鬆些了？對你來說，本式的腿部姿勢會不會比較費力？呼吸何時變得較為輕鬆？

重點提示：骨盆擺正與否

在瑜伽教學中，戰士一式和二式的常見提示是朝向前方或側邊「擺正骨盆」。如果把你的骨盆視為一個整體（不讓薦髂關節運動），擺正骨盆需要包括髖關節、膝關節、足部的所有動作，這通常會導致部分（或全部）的關節過度活動。

如果我們讓薦髂關節做出部分動作，那麼骨盆朝前的動作便有部分可能來自於單側骨盆相對於骶骨的運動。在這種情況下，髖關節不會對稱，但能大致朝向前方。

如果你的下肢關節（足部到薦髂關節）不參與運動，那麼骨盆朝前（或是在戰士二式當中骨盆朝側邊擺正）的動作可能會由腰椎來代為執行。或者你可能會讓肋骨做出相對於胸椎過多的轉動動作，或者把所有動作都交由肩關節執行。

學習骨盆朝前或朝向側邊的動作該如何分散在脊椎、骨盆和足部，對每個人而言都是不同的探索過程。「擺正骨盆」的提示可能會讓人們只關注身體的一部分，而不是找出用全身參與體位法的方式。

戰士三式

英文名 Warrior III

梵文名 Virabhadrasana III（讀音：腓惹巴抓撒那）

virabhadra＝印度神話裡一位英勇戰士的名字

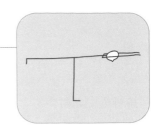

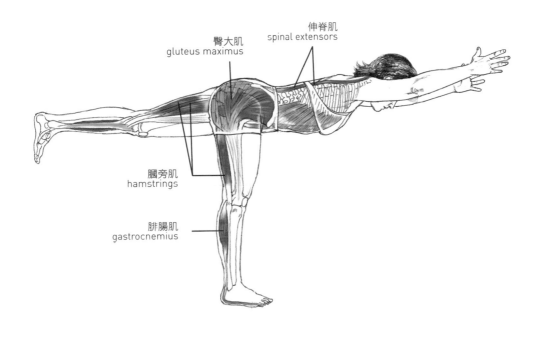

伸脊肌
spinal extensors

臀大肌
gluteus maximus

膕旁肌
hamstrings

腓腸肌
gastrocnemius

骨骼關節動作			
脊椎	上肢	下肢	
		站立腿	上抬腿
脊椎中立、微幅轉動將胸部帶向側面、頭部轉動面向前腳、骨盆維持水平	肩胛骨外展、肩關節外展並外轉、前臂旋前	薦髂關節前垂、髖關節屈曲並外展、膝關節屈曲、踝關節背屈	薦髂關節後翹、髖關節伸直並外展、膝關節伸直、踝關節背屈、足跟旋後、腳掌旋前

部分肌肉動作		
脊椎		
向心收縮與離心收縮交替進行		
保持脊椎中立對齊： 橫突間肌、棘間肌、橫突棘肌群、豎脊肌		避免骨盆前傾以及腰椎過度伸展： 腰小肌、腹肌
上肢		
向心收縮		
使肩胛骨上轉、外展並上提： 上斜方肌、前鋸肌 使肩關節穩定並屈曲： 旋轉肌群、喙肱肌、腰大肌與腰小肌、中 三角肌、肱二頭肌（短頭）		使肘關節伸直： 肘後肌、肱三頭肌
下肢		
站立腿		**上抬腿**
向心收縮	*離心收縮*	*向心收縮*
使膝關節中立伸直並且靠 單腳保持平衡： 膝關節肌、股四頭肌、小 腿與足部內外在肌群	控制髖關節屈曲： 膕旁肌 使站立腿上方的骨盆平移， **維持平衡，並使骨盆維持 水平：** 臀中肌與臀小肌、梨狀肌、 上孖肌與下孖肌	使髖關節中立伸直並內轉： 膕旁肌、內收大肌、臀大 肌

提醒

因為重力會將懸空那一側的骨盆拉向地面，所以為了在本式中保持骨盆水平，站立腿的外展肌必須一邊施力一邊拉長。如果外展肌不伸反縮，就會讓骨盆傾斜，那麼上抬腿的髖部就會遠離地板。

保持上抬腿與地面平行頗有挑戰性，需要伸展肌和內轉肌來平衡髖關節伸肌和外轉肌的動作。

探究呼吸

就跟幻椅式一樣，本式的結合動作（尤其在手臂高舉的情況下）可能會運用到軀幹的一些大肌肉群。你能不能感覺到背部的表層肌肉正為了維持脊椎正位而出力？它們會不會影響肋廓的活動，妨礙呼吸進行？你能不能有效運用支撐脊椎的深層肌肉，好讓呼吸更容易進行？

側角伸展式

英文名 Extended Side Angle Pose

梵文名 Utthita Parsvakonasana（讀音：烏提他 – 帕序伐空阿撒那）

utthita ＝伸展的；parsva ＝側邊、側翼；kona ＝角

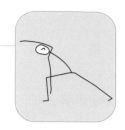

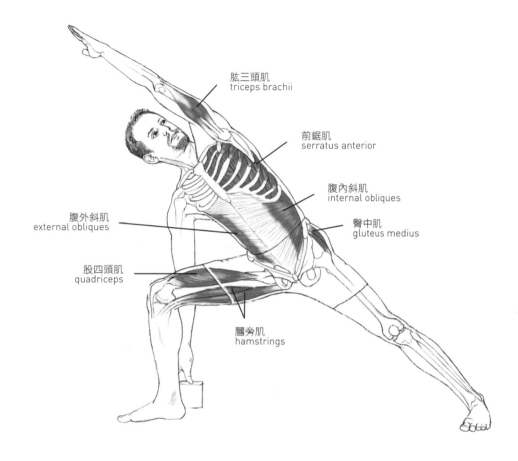

肱三頭肌
triceps brachii

前鋸肌
serratus anterior

腹內斜肌
internal obliques

臀中肌
gluteus medius

腹外斜肌
external obliques

股四頭肌
quadriceps

膕旁肌
hamstrings

骨骼關節動作

脊椎	上肢		下肢	
	上側手臂	下側手臂	前腳	後腳
脊椎中立或微幅側彎、微幅轉動將胸部帶向側面、頭部轉動面向上臂	肩胛骨上轉、外展並上提；肩關節外展並外轉；肘關節伸直；前臂旋前	肩關節外展、前臂旋前、腕關節背屈	薦髂關節前垂、髖關節屈曲並外展、膝關節屈曲、踝關節背屈	薦髂關節後翹、髖關節伸直並外展、膝關節伸直、踝關節背屈、足跟旋後、腳掌旋前

部分肌肉動作

脊椎

向心收縮	*離心收縮*
使胸部轉向側面： 腹內斜肌（後腳側）、腹外斜肌（前腳側） **使頭部轉向上臂：** 頭後直肌、頭下斜肌、頭長肌與頸長肌、 頭夾肌（後腳側）、胸鎖乳突肌、上斜方 肌（前腳側）	**對抗重力以免往側邊彎曲：** 腰方肌、闊背肌、脊肌（後腳側）

上肢

上側手臂

向心收縮	*拉長*
使肩胛骨上轉、外展並上提： 前鋸肌 **使肘關節伸直：** 肱三頭肌、肘後肌	**使手臂伸直高舉而不往下掉：** 旋轉肌群、大圓肌、闊背肌

下肢

前腳		後腳	
向心收縮	*拉長*	*向心收縮*	*拉長*
使髖關節外展： 臀中肌與臀小肌、梨狀肌、閉孔外肌、上孖肌與下孖肌	**使髖關節與膝關節屈曲、踝關節背屈而不失去平衡：** 臀大肌、髖關節處的膕旁肌、股廣肌、比目魚肌、足部內外在肌群	**使髖關節伸直並外展：** 臀中肌與臀小肌、髖關節處的膕旁肌、梨狀肌、閉孔外肌、上孖肌與下孖肌 **使膝關節伸直：** 膝關節肌、股廣肌 保持足弓拱起而不抑制 **踝關節背屈：** 足部內在肌群	**支撐膝蓋內側：** 股薄肌 **拉伸踝關節外側而不使膝蓋或足部往內側塌陷：** 腓骨肌

提醒

　　本式的腿部動作與戰士二式完全相同，使用的肌肉群也相似，不過在本式中，有更多的軀幹重量會落在前腳，因此前腳肌肉可能需要具備額外的力量、長度與耐力。

　　儘管本式上臂的位置與幻椅式和戰士三式相似，但由於重力關係不同，因此需要靠不同的肌肉維持姿勢。本式也比較偏向離心收縮，原因同樣出在手臂重量與重力的關係不同。

探究呼吸

　　雖然本式可大幅伸展呼吸系統的上半邊，但在下端，也就是橫膈膜的圓頂受到腹部臟器的重力作用而拉向頭部之處，你能不能在這裡感受到呼吸運作？你是否能感覺到，這個姿勢的呼吸動作使橫膈膜及其相連器官面臨不對稱的挑戰？

扭轉側三角式

英文名 Revolved Side Angle Pose

梵文名 Parivrtta Baddha Parsvakonasana （讀音：帕利弗他－巴達－帕序伐空阿撒那）

parivrtta ＝扭轉、轉動；baddha ＝束縛住；parsva ＝側邊、側翼；kona ＝角

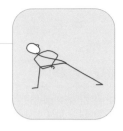

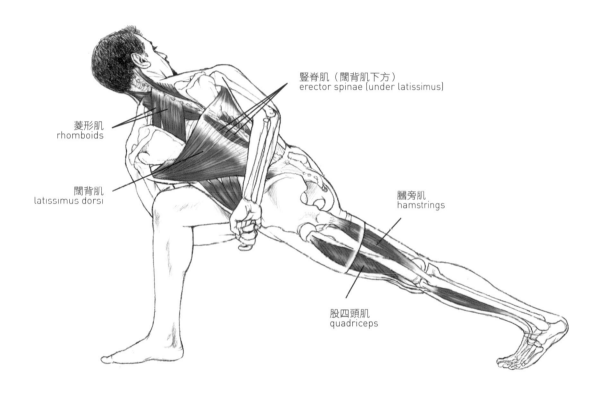

菱形肌
rhomboids

闊背肌
latissimus dorsi

豎脊肌（闊背肌下方）
erector spinae (under latissimus)

膕旁肌
hamstrings

股四頭肌
quadriceps

骨骼關節動作			
脊椎	上肢	下肢	
		前腳	後腳
軸心轉動	肩胛骨下轉並外展（逐漸內收）；肩關節內轉、伸直並內收；前臂旋前、手部與手指屈曲	薦髂關節前垂、髖關節屈曲、膝關節屈曲、踝關節背屈	薦髂關節後翹、髖關節伸直並內收、膝關節伸直、踝關節背屈、腳趾屈曲

部分肌肉動作

脊椎

向心收縮	*離心收縮*
使脊椎朝前腳的方向轉動： 豎脊肌、腹內斜肌（前腳側）；橫突棘肌、旋轉肌、腹外斜肌（後腳側） **對抗手臂動作造成的屈曲：** 伸脊肌	**平衡軸心轉動：** 橫突棘肌、旋轉肌、腹外斜肌（前腳側）；豎脊肌、腹內斜肌（後腳側）

上肢

上側手臂

向心收縮	*離心收縮或其他類拉長*
使肱骨頭穩定： 旋轉肌群 **使肩關節內轉避免前突：** 肩胛下肌、前三角肌 **使後側手臂伸展：** 大圓肌、後三角肌、闊背肌 **使肩關節與肘關節伸展：** 肱三頭肌 **雙手互相抓握：** 手部及手指的屈肌	**抓握大腳趾：** 上斜方肌、胸大肌與胸小肌、前鋸肌、喙肱肌

下肢

前腳		後腳	
向心收縮	*離心收縮*	*向心收縮*	*拉長*
避免膝蓋向外打開（髖關節外展）： 股薄肌、內收長肌與內收短肌	**使髖關節與膝關節屈曲、踝關節背屈並不失去平衡：** 臀大肌、髖關節處的膕旁肌、股廣肌、比目魚肌、足部內外在肌群 **使骨盆正對兩腿上方並保持平衡（雙腳跨幅越窄，這些肌肉就越需要主動運作並拉長）：** 臀中肌與臀小肌、梨狀肌、上孖肌與下孖肌	**使髖關節伸直：** 髖關節處的膕旁肌、臀中肌（後側肌纖維）、內收大肌、臀大肌 **使膝關節伸直：** 膝關節肌、股廣肌	比目魚肌、腓腸肌

提醒

當我們以脊椎為軸心轉動身體（沒有側彎、屈曲或伸直）時，在身體一側進行向心收縮的肌肉群，會在對側進行離心收縮，這代表有一層腹肌正進行向心收縮，位在它上層或下層的肌肉正進行離心收縮。這種分層現象可以讓我們對脊椎動作做出極精細的微調，並且使整個軀幹保持平衡。

手臂相扣的動作（手臂盤繞身體再交握）在任何姿勢下都會對肩帶和脊椎造成強烈的影響，肩關節囊的前下側是最容易脫臼的部位。在肩關節內轉並伸直的狀態下扣合手臂，會對這部分的關節囊施加壓力，尤其當肩帶的其餘部分活動受限時（一般的扣合姿勢也必須注意這項安全問題，因為這類姿勢會直接對關節施加更多槓桿作用或力道）。

在手臂扣合的過程中，肩胛骨和手臂會先外展再內收，內收肩胛骨通常是最後一步。肩胛骨如果除了進行其他關節動作之外還受到壓迫（被拉向背部），活動度就會大打折扣。

脊椎屈曲是肩帶活動受限、無法鬆動時會發生的另一個補償現象，當脊椎屈曲與轉動同時發生，脊椎關節就很容易過度鬆動。這股手臂相扣的槓桿作用力以及抵住前腿的壓力，可能會迫使脊椎超出適度的活動範圍。

探究呼吸

如果你的下半身能在姿勢中更有效地建立支撐基礎，會讓你的平衡和呼吸變得更輕鬆嗎？在本式中，由於上半身受到下半身對抗轉動的阻力而緊緊束縛住，因此橫膈膜、腹部和肋廓的活動會明顯受到限制，但同時腿部大肌肉的強烈活動卻需要更多氧氣。你能否在施力當中取得有效平衡，讓本式做起來既穩固又輕鬆？

三角伸展式

英文名 Extended Triangle Pose

梵文名 Utthita Trikonasana（讀音：烏提他 - 崔孔阿撒那）

utthita= 伸展的；tri =三；kona =角

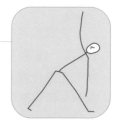

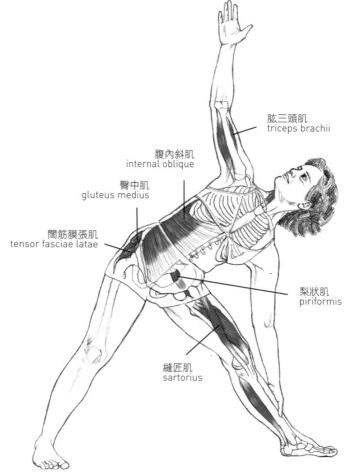

肱三頭肌
triceps brachii

腹內斜肌
internal oblique

臀中肌
gluteus medius

闊筋膜張肌
tensor fasciae latae

梨狀肌
piriformis

縫匠肌
sartorius

骨骼關節動作

脊椎	上肢	下肢	
		前腳	後腳
脊椎中立、微幅轉動將胸部帶向側面、頭部軸心轉動面向上方	肩胛骨外展、肩關節外展並外轉；前臂中立	薦髂關節前垂、髖關節屈曲並外展、膝關節伸直、踝關節微幅蹠屈	薦髂關節後翹、髖關節伸直並內收、膝關節伸直、踝關節背屈、足跟旋後、腳掌旋前

部分肌肉動作

脊椎

向心收縮 *與離心收縮交替進行*	*向心收縮*	*離心收縮*
保持脊椎中立對齊： 伸脊肌與屈脊肌	**使胸部轉向側面：** 腹內斜肌（後腳側）、腹外斜肌（前腳側） **使頭部轉動面向天花板：** 頭後直肌、頭下斜肌、頭長肌與頸長肌、頭夾肌（後腳側）、胸鎖乳突肌、上斜方肌（前腳側）	**對抗重力以免往側邊彎曲：** 腰方肌、闊背肌、脊肌（後腳側）

上肢

向心收縮		*向心收縮*	
使肩胛骨外展： 前鋸肌		**使肩關節穩定並外展：** 旋轉肌群、肱二頭肌（長頭）、三角肌	

下肢

前腳

向心收縮	*離心收縮*	*向心收縮*	*離心收縮*
使髖關節外展： 臀中肌與臀小肌 **使膝關節伸直：** 膝關節肌、股廣肌	**使髖關節屈曲、外展而不失去平衡：** 臀大肌、梨狀肌、閉孔外肌、上孖肌與下孖肌 **使髖關節屈曲而不失去平衡：** 髖關節處的膕旁肌 **保持足部穩定：** 足部內外在肌群	**使髖關節伸直：** 髖關節處的膕 **使膝關節伸直：** 膝關節肌、股廣肌 **支撐膝蓋內側：** 股薄肌 **保持足弓拱起而不抑制踝關節背屈：** 足部內在肌群	**使髖關節在內收狀態下伸直：** 梨狀肌、閉孔外肌、上孖肌與下孖肌 **使髖關節外展：** 臀中肌與臀小肌 **拉伸踝關節外側而不使膝蓋或足部往內側塌陷：** 腓骨肌

提醒

跟側角伸展式一樣，本式的軀幹重量大部分落在前腳。由於前腳的膝關節伸直，因此這個動作會從股四頭肌離心收縮，防止膝關節彎曲（就像側角伸展式那樣），轉為維持關節活動的平衡，以便開創一條暢通的支撐路線而不過度伸展膝關節。

前腳膝蓋的疼痛或壓力，可能是髖關節與骨盆缺乏活動度所致。無論髖關節缺乏活動的原因出自內收肌長度不夠或者其他問題，這個動作接下來都會傳導到膝蓋內部，因此任何來自膝蓋（或任何關節）內部的異常感覺，都是告訴我們必須停下來調整姿勢或動作的重要訊號。

在後腳部分，穿越骨盆外側、髖關節外側及膝蓋外側的肌肉需要拉長（離心收縮），以便腿部上方的骨盆可以往側邊傾斜（內收）。如果這些肌肉無法拉長，骨盆活動受限，脊椎就會往側邊彎曲。另一方面，如果這些肌肉完全無法參與動作，軀幹就會被重力拉垮，施加壓力到髖關節外側或踝關節外側。

做三角伸展式需要轉動脊椎嗎？本式有多種不同的教法，而且每種觀點都有其道理，一般來說，薦髂關節、骨盆和髖關節的活動度越好，就越不需要轉動脊椎把胸部帶向側面。舉例來說，如果前腳的內收肌和屈肌習慣性緊繃，骨盆可能會往地面的方向轉動，因此為了擴胸，脊椎就會被迫做更多反向轉動，轉動脊椎可以讓多種腿部障礙獲得調適。所有姿勢都一樣，維持關節空間的整體平衡會比要求一兩個關節做到某個特定動作更重要。

變化式：三角伸展長跨式

英文名 Extended Triangle Pose With Longer Stance

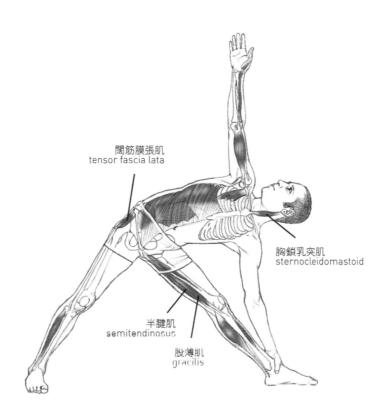

闊筋膜張肌
tensor fascia lata

胸鎖乳突肌
sternocleidomastoid

半腱肌
semitendinosus

股薄肌
gracilis

提醒

有些瑜伽教法主張兩腳要跨得很開，有些則否。兩腳的跨距影響到哪些關節需要更多的活動度，以及哪些肌肉必須在拉長或縮短的狀態下運作。

當兩腳跨得很開，前腳肌肉必須在拉長的狀態下運作，但後腳髖關節的外側肌肉就會在縮短的狀態下運作，不過，這也比較容易避免脊椎往側邊彎曲。相反地，當兩腳跨距較窄，骨盆可能比較不容易轉向地面。從解剖學的角度來看，在本式中兩腳要分開多遠並沒有絕對正確的答案，每個距離都能為軀幹與腿之間的關係提供不同的資訊。

扭轉三角式

英文名 Revolved Triangle Pose

梵文名 Parivrtta Trikonasana（讀音：帕利弗他 – 崔孔阿撒那）

parivrtta ＝轉身、轉動；tri ＝三；kona ＝角

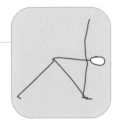

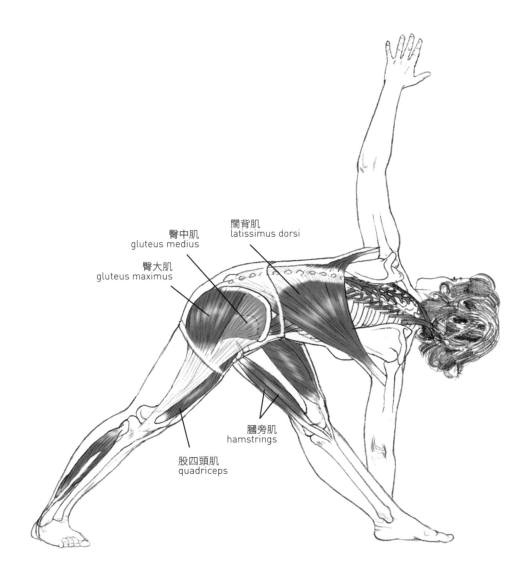

臀中肌
gluteus medius

闊背肌
latissimus dorsi

臀大肌
gluteus maximus

膕旁肌
hamstrings

股四頭肌
quadriceps

骨骼關節動作

脊椎	上肢	下肢	
		前腳	後腳
軸心轉動	肩胛骨外展、肩關節外展並外轉、前臂中立	髖關節屈曲、膝關節伸直、踝關節微幅蹠屈	髖關節微幅屈曲、膝關節伸直、踝關節背屈、足跟旋後、腳掌旋前

部分肌肉動作

脊椎

向心收縮 與離心收縮交替進行	向心收縮	離心收縮
保持脊椎中立對齊： 伸脊肌與屈脊肌	使胸部轉向前腳： 豎脊肌、腹內斜肌（前腳側）；橫突棘肌、旋轉肌、腹外斜肌（後腳側）	平衡軸心轉動： 橫突棘肌、旋轉肌、腹外斜肌（前腳側）；豎脊肌、腹內斜肌（後腳側）

上肢

向心收縮	
使肩胛骨外展： 前鋸肌	使肩關節穩定並外展： 旋轉肌群、肱二頭肌（長頭）、三角肌

下肢

前腳		後腳		
向心收縮	離心收縮	向心收縮	離心收縮	一併拉長
使膝關節伸直： 膝關節肌、股廣肌	使髖關節屈曲： 髖關節處的膕旁肌、臀大肌 使骨盆正對兩腿上方，並保持平衡： 臀中肌與臀小肌、梨狀肌、上孖肌與下孖肌、足部內外在肌群	使膝關節伸直： 膝關節肌、股廣肌 保持足弓拱起而不抑制踝關節背屈： 足部內在肌群	使髖關節屈曲並避免後腳往前倒： 髖關節處的膕旁肌、臀中肌（後側肌纖維）、內收大肌、臀大肌 拉伸踝關節外側而不使膝蓋或足部往內側塌陷： 腓骨肌	比目魚肌、腓腸肌

提醒

在本式中，髖關節外側的肌肉必須拉得很長，脊椎才能轉動，而且因為支撐基礎窄長，所以這些肌肉會主動調節本身的活動，防止你往側邊倒下。這個同時拉伸肌肉並且維持重心平衡的離心動作，可能使這個動作感覺搖搖欲墜。

如果腿部和骨盆的屈曲和旋轉的活動度不夠，脊椎可能會基於代償作用發生屈曲。在屈曲姿勢中旋轉脊椎，很容易使脊椎後方的關節過度鬆動。因此在本式中必須顧及脊椎可提供的活動範圍，避免用手壓住地面或腿部強迫完成動作。

探究呼吸

你能不能感覺到，保持平衡和呼吸的支撐基礎能夠多穩定，取決於骨盆的活動度？如果骨盆活動度不足，會不會導致上半身為了抗衡下半身的阻力，而維持在轉動的位置、變得僵硬，並對橫膈膜、腹部與肋廓的活動造成阻力？

加強側伸展式

英文名 Intense Side Stretch

梵文名 Parsvottanasana（讀音：帕序弗坦阿撒那）

parsva ＝側邊、側翼；ut ＝加強的；tan ＝伸展

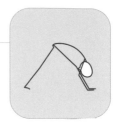

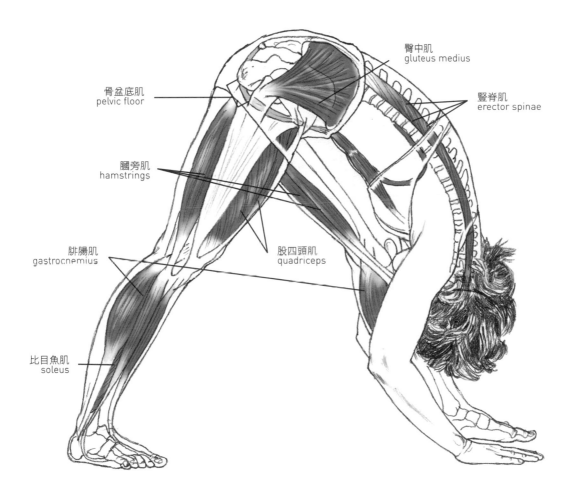

骨盆底肌
pelvic floor

臀中肌
gluteus medius

豎脊肌
erector spinae

膕旁肌
hamstrings

腓腸肌
gastrocnemius

股四頭肌
quadriceps

比目魚肌
soleus

骨骼關節動作		
脊椎	下肢	
	前腳	後腳
輕度屈曲	髖關節屈曲、膝關節伸直、踝關節微幅蹠屈	髖關節輕度屈曲、膝關節伸直、踝關節背屈、足跟旋後、腳掌旋前

部分肌肉動作				
脊椎				
離心收縮				
豎脊肌				
下肢				
前腳		後腳		
向心收縮	離心收縮	向心收縮	離心收縮	一併拉長
使膝關節伸直： 膝關節肌、股廣肌	使髖關節屈曲： 髖關節處的膕旁肌、臀大肌 **使骨盆正對兩腿上方，並保持平衡：** 臀中肌與臀小肌、梨狀肌、上孖肌與下孖肌、足部內外在肌群	使膝關節伸直： 膝關節肌、股廣肌 保持足弓拱起而不抑制踝關節背屈： 足部內在肌群	使髖關節屈曲而不使後腳往前倒： 髖關節處的膕旁肌、臀中肌（後側肌纖維）、內收大肌、臀大肌 **拉伸踝關節外側而不使膝蓋或足部往內側塌陷：** 腓骨肌	比目魚肌、腓腸肌

提醒

本式的腿部動作幾乎跟三角伸展式一樣，因此不容易維持平衡的理由也相同——支撐基礎窄長，而且髖關節外側肌肉需要在拉長的狀態下運作。此外，對於習慣靠眼睛幫助維持平衡的人來說，頭部前彎的動作或許會帶來有趣的挑戰。

本式屬於不對稱站姿，因此前彎動作對前腳後側肌肉的施力會比站立前彎式來得大：後腳的位置會促使前腳髖關節產生更多屈曲，而脊椎的活動度較難以為了腿部活動幅度不足作補償（此現象可於猴神哈努曼式中見到更極端的情況）。

變化式：手臂反轉祈禱式

英文名 Intense Side Stretch With Arms in Reverse Namaskar

提醒

這個手臂姿勢可以併入多個體位法當中，而且肩帶需要具有相當程度的活動能力，如果肩胛骨無法輕鬆地在肋廓上移動，把手部帶到這個位置可能會對肩關節或手腕施加過多的壓力。

把手臂帶到這個位置通常需要外展肩胛骨，使肩胛骨遠離脊椎，以便最後可以內收肩胛骨並且朝脊椎的方向移動。如果脊椎屈曲，或者肩胛骨被壓往背部，最後的內收動作就會變得更難執行。

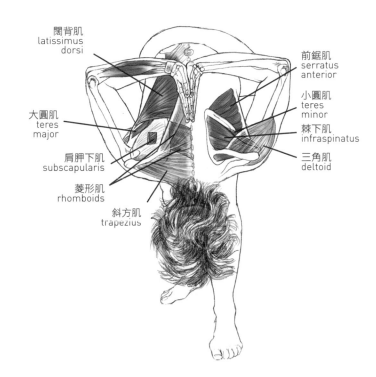

闊背肌
latissimus dorsi

前鋸肌
serratus anterior

大圓肌
teres major

小圓肌
teres minor

棘下肌
infraspinatus

肩胛下肌
subscapularis

三角肌
deltoid

菱形肌
rhomboids

斜方肌
trapezius

變化式：加強側伸展屈脊式

英文名 Intense Side Stretch With Spine Flexed

提醒

本變化式要做的是讓額頭貼在膝蓋上，而非靠在小腿上。要執行這個動作，脊椎必須產生極大幅度的屈曲，而且髖關節屈曲幅度小於前一個變化式。如果你習慣靠髖關節屈曲而非脊椎屈曲來完成前彎動作，這個動作可能會出乎意料地困難。

在本式中，肩關節也要更充分地屈曲，

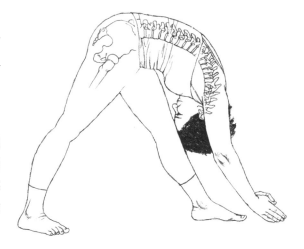

使手臂越過頭部並且內收，兩掌靠攏，但手掌並非放在地板上不動，而要嘗試沿著地板將手指伸出去，使小指滑離足部。由於兩手並非放在足部兩側的地面上，因此儘管合掌動作也許能使人清楚感覺到中線的存在，但維持平衡仍可能是較大的挑戰。

三角前彎式

英文名 Wide-Stance Forward Bend

梵文名 Prasarita Padottanasana（讀音：普拉撒利他 – 帕多湯阿撒那）

prasarita ＝擴大的、擴展的；pada ＝足；ut ＝加強的；tan ＝伸展

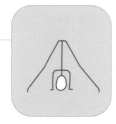

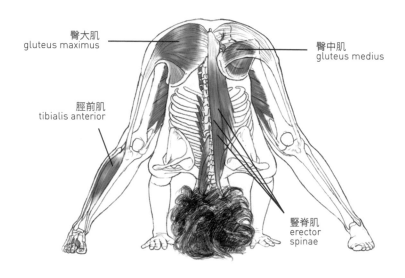

臀大肌
gluteus maximus

臀中肌
gluteus medius

脛前肌
tibialis anterior

豎脊肌
erector spinae

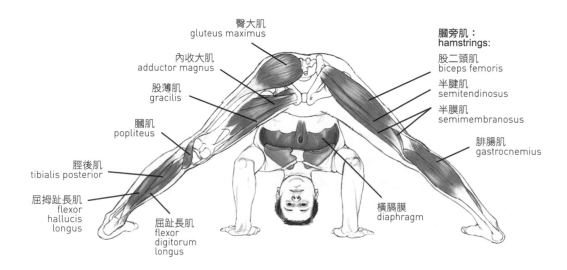

臀大肌
gluteus maximus

內收大肌
adductor magnus

股薄肌
gracilis

膕肌
popliteus

脛後肌
tibialis posterior

屈拇趾長肌
flexor hallucis longus

屈趾長肌
flexor digitorum longus

膕旁肌：
hamstrings:

股二頭肌
biceps femoris

半腱肌
semitendinosus

半膜肌
semimembranosus

腓腸肌
gastrocnemius

橫膈膜
diaphragm

骨骼關節動作	
脊椎	下肢
輕度屈曲	髖關節屈曲並外展、膝關節伸直、踝關節背屈、足跟旋後、腳掌旋前

部分肌肉動作	
脊椎	
拉長	
脊肌	
下肢	
向心收縮	*離心收縮或其他類延長*
使膝關節伸直： 膝關節肌、股廣肌 **保持足弓拱起而不抑制踝關節背屈：** 足部內在肌群	膕旁肌，尤其是內側膕旁肌（半腱肌、半膜肌）、內收大肌與內收小肌、股薄肌

提醒

　　本式經常被描述為內收肌或腿部內側肌肉的伸展動作，事實上有些內收肌根本不會在兩腿大幅跨開、上半身向前彎（髖關節外展並屈曲）的情況下得到伸展。這是因為有些內收肌同時也是髖關節屈肌，除非髖關節外展並伸直，否則內收肌並不會得到伸展。而髖關節外展並伸直的一個例子，就是兩腳跨開筆直站立（除非你站立時做出了常見的骨盆前傾動作，這會讓髖關節離開伸展狀態）。

　　當跨距很寬時，兩腳需要既靈活又有力，才能在踝關節外側不過度鬆動或踝關節內側不塌陷的狀況下，透過足部外緣站穩身體。

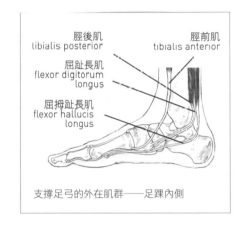

脛後肌
tibialis posterior

脛前肌
tibialis anterior

屈趾長肌
flexor digitorum longus

屈拇趾長肌
flexor hallucis longus

支撐足弓的外在肌群——足踝內側

探究呼吸

　　在許多人的體驗中，這種跨距較寬的前彎站姿是所有瑜伽練習中最安全且最容易進行的倒轉體位法，會對脊椎帶來輕度的牽引和放鬆，同時逆轉平常的呼吸模式。當你讓骨盆自由透過髖關節向前旋轉，你是否會發現腿部的支撐變得穩定？這會不會導致軀幹更加放鬆、呼吸模式逆轉？

　　在倒掛的狀態下，你有沒有注意到橫膈膜被重力拉向頭部，並因此有助於呼氣？吸氣時，你能否注意到橫膈膜是如何對抗重力，將腹腔臟器推向尾骨，同時活動胸椎中的肋椎關節？對於平時身體直立時不斷承受重量壓力的肌肉與器官，透過改變肌肉動作可以調節它們的循環。

蹲坐式（花環式）

英文名 Squat, Sitting-Down Pose, Garland Pose

梵文名 Upavesasana（讀音：烏帕伏撒撒那）Malasana（讀音：馬拉撒那）

upavesa ＝坐下、座位

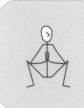

在世界上許多地方，本式並不被認為是一個體位法，而只是人坐在一張不存在的椅子
上的動作。人越常坐在椅子上，越讓這個姿勢成為必要的體位。

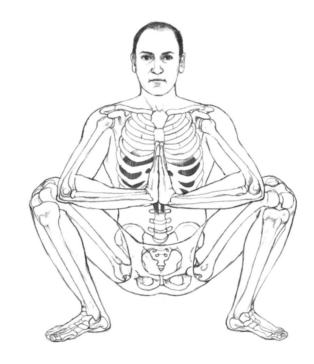

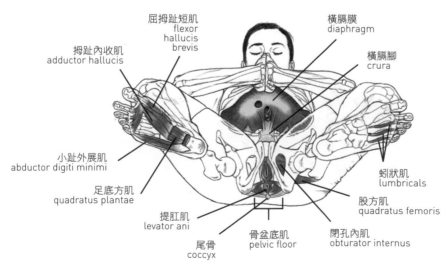

屈拇趾短肌
flexor
hallucis
brevis

橫膈膜
diaphragm

拇趾內收肌
adductor hallucis

橫膈腳
crura

小趾外展肌
abductor digiti minimi

蚓狀肌
lumbricals

足底方肌
quadratus plantae

股方肌
quadratus femoris

提肛肌
levator ani

骨盆底肌
pelvic floor

閉孔內肌
obturator internus

尾骨
coccyx

骨骼關節動作		
脊椎	上肢	下肢
縱向伸直	肩關節微幅屈曲；肘關節屈曲；前臂旋前；腕關節、手掌及手指伸直	薦髂關節前垂；髖關節屈曲、外轉並外展；膝關節屈曲；踝關節背屈

部分肌肉動作	
脊椎	
向心收縮	*離心收縮*
保持足弓拱起而不抑制踝關節背屈： 足部內在肌群	**使髖關節屈曲並外轉：** 臀大肌、梨狀肌、上孖肌與下孖肌、閉孔內肌 **使髖關節與膝關節屈曲、踝關節背屈：** 髖關節處的膕旁肌、股廣肌、比目魚肌

提醒

有些人在這個姿勢中能輕易啟動骨盆底肌，其作用是藉由協同收縮回應吸氣動作，並且啟動呼氣動作。在重力牽引作用下，身體會往地面蹲低，腿部肌肉會主動參與動作，以免關節無力支撐。這對髖關節尤其重要，因為如果上半身的重量被動地落在髖關節上，就可能增加骨盆底肌運作上的困難。

如果足踝無法深度背屈讓腳跟貼地，可能是因為足踝和小腿後側緊繃；不過，這種限制也有可能來自於足踝前端。可用的解決方法是在腳跟下方墊著支撐物，但讓足部內在肌肉嘗試活動也很重要，這能穩定住足弓，使足踝得以深度屈曲，並且支撐足部和膝關節的骨骼。請注意足踝前端的肌腱是否往前突出，這代表深度支撐力尚未運作。也請注意你是否能讓重力自然創造屈曲動作，並專心利用足部內在肌肉來保持姿勢的完整性。

探究呼吸

當你雙手合十、手肘抵住大腿內側，本式可使脊椎的三種屈曲同時進行強而有力的縱向伸直。你能否感受到縱向伸直和三個鎖印之間的關係？請留意自己是否能感受到足弓提供的深度支撐力，以及骨盆底肌和下腹肌的上提動作（根鎖），這兩者之間的關係。手肘抵住膝蓋的相扣動作可為胸椎提供強大的伸展力，並將肋廓底部和橫膈膜的下附著點往上提（臍鎖）。喉鎖的動作是把胸骨上提，在頸椎弧度變平時靠近下巴，這個動作能完成縱向伸直。有了這些脊椎和呼吸的動作，還會呼吸時的體腔形狀還會產生哪些變化？當一般的呼吸動作穩定之後，你或許就能注意到，身體系統的核心深處會出現特殊的呼吸模式。

SITTING POSES

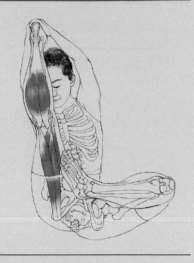

坐姿

　　在工商業社會，人們大部分的清醒時間都是在坐姿中度過的。鞋子之於他們的足部，就如同沙發、椅子和汽車座椅之於他們的腿和下背部。在瑜伽訓練裡，站姿練習可以重建光腳丫與大地之間的關係；坐姿練習也是一樣，當我們用腿部和骨盆作為支撐基礎，就是在重建身體這些部位與大地之間的關係。

　　本章介紹的體位法包括坐姿，以及以坐姿為基礎的體位法。部分瑜伽坐姿還跟更高階的體位法有關。事實上，asana 從字面上翻譯過來就是「座」的意思，而且從某個角度來看，所有的體位法都是為了讓修習者維持更久的坐姿，而有系統地放鬆脊椎、四肢與呼吸。經過練習之後，坐姿能成為相當穩定的姿勢，修習者為了應付重力和呼吸而分心的程度可減到最低，因此更能專注進行靜心冥想練習。

注意：藍色區塊代表身體與地面接觸的部分

簡易坐（散盤）

英文名 Easy Posture

梵文名 Sukhasana（讀音：蘇克哈撒那）

sukha= 舒適的、溫和的、愉悅的

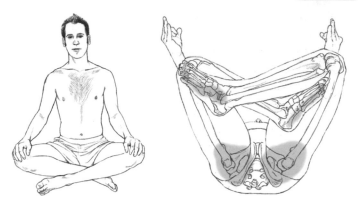

至善坐（單盤）

英文名 Easy Posture

梵文名 Adept's Posture（讀音：西達撒那）

siddha= 成就的、圓滿的、完美的；聖人、能手

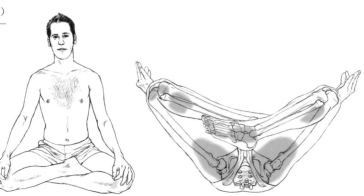

吉祥坐（單盤）

英文名 Auspicious Posture

梵文名 Svastikasana（讀音：斯伐斯提卡撒那）

svastik= 幸運的、吉利的

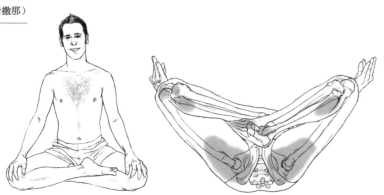

蓮花坐（雙盤）

英文名 Lotus Posture

梵文名 Padmasana（讀音：帕德瑪撒撒那）

padma= 蓮花

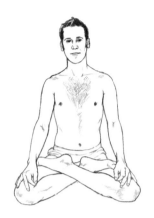
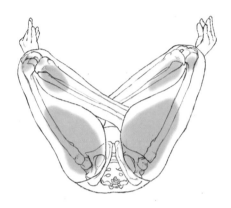

雙腳併攏根式

英文名 Pose of the Root Lock

梵文名 Mulabandhasana （讀音：穆拉班達撒那）

mula= 根、基、底；bandha= 束住、綁在一起

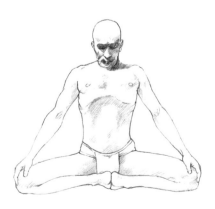
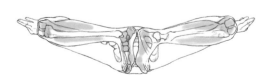

常見骨骼關節動作（前五個姿勢）	
脊椎	**下肢**
中立或縱向伸直	髖關節屈曲、膝關節屈曲

提醒

　　這些坐姿都以 sthira（穩定）和 sukha（舒適）為目的。如果你把骨盆和雙腿安排到可以支撐脊椎的位置，那麼脊椎就能提供分配重量的清晰路徑，進而保持平衡，重力就不會牽引你向前或向後倒。你的脊椎便能支撐顱骨，然後脊椎和顱骨就能共同支撐和保護腦部及脊髓。當脊椎得到骨盆和雙腿的有效支撐，肋廓就能隨著呼吸自由移動，而不是變成坐姿支撐機制的一部分。

　　這些坐姿有個地方值得觀察，就是膝蓋比髖部還要更高或更低。所有體位都一樣，沒有哪一個正確選擇能適用於每個人；根據你的身體情況，膝蓋高於或低於髖部都會對脊椎和呼吸有不同影響。因為身體處於直立姿勢的時候，後背（和軀幹的其他部位）的肌肉或多或少都處於活躍的狀態，若要讓全身肌肉活動平衡，且不讓任何部位過度活動，找到感覺起來最容易支撐的姿勢會是個考驗。（如果不熟悉坐姿，無論這個姿勢是否適合你的身體，也無論處

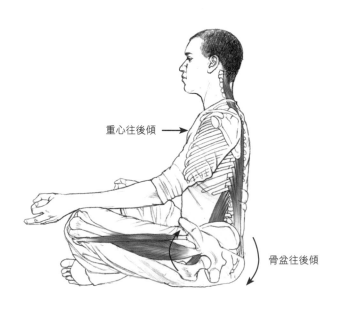
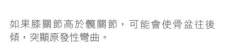
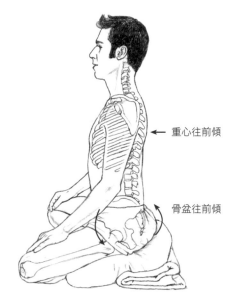

重心往後傾　　　　　　　　　　　　　　　　　　　　　重心往前傾

骨盆往後傾　　　　　　　　　　　　　　　　　　　　　骨盆往前傾

如果膝關節高於髖關節，可能會使骨盆往後傾，突顯原發性彎曲。

如果髖關節高於膝關節，可能會使骨盆往前傾，突顯繼發性彎曲。

在坐姿中的時間長短，都會讓人筋疲力盡。）

膝關節高於髖關節：若你的髖關節外轉或外展幅度較小（膝關節不易朝外側打開），這種盤坐坐姿會有幫助。兩腿交叉讓膝關節高於髖關節的坐姿，可以把股骨的重量安頓在髖關節窩深處，並且下傳到坐骨粗隆。

如果此姿勢讓你的骨盆向後傾斜，脊椎拱起進入屈曲的話，那麼讓膝蓋高於髖部就對你沒有幫助。要從後傾進入脊椎直立，你必須啟動脊椎肌肉，或是收縮髖屈肌群，或是兩個方法並用，來拉動骨盆和脊椎向前。如果脊椎肌肉需要格外用力才能克服骨盆和下背部運動幅度受限的問題，這些肌肉很快就會疲勞，或導致髖部前側的肌肉過度使用（但坐姿原本並不一定要使用這些肌肉）。

膝關節低於髖關節：坐在毯子或瑜伽磚上來墊高座位可以讓你的膝關節比髖關節更低。這能防止骨盆後傾，並且更容易保持腰椎弧度，身體重量就能更有效率地從脊柱移動到骨盆。

當你的雙膝向兩側打開並低於骨盆，膝蓋也有可能拉動骨盆，使其傾斜到坐骨前側。這種前傾會強化脊椎延展，尤其是腰椎弧度的部分，於是背部肌肉可能會為了防止身體向前倒而過度使用。

我們追求的目標是找到一個腿部姿勢，讓大部分身體重量明確地落在從脊椎通過骨盆到達坐骨和地面支撐的位置，無論膝關節相對於骨盆而言是高或低。對一些人來說，這就要大幅墊高座位或甚至坐在椅子，藉此讓脊椎感到舒適，直到骨盆和雙腿變得更加靈活為止。在一個支撐良好的坐姿體位法中，骨盆、脊椎和呼吸系統的內在平衡會支撐身體，原本用於調整姿勢的能量也會釋放出來，集中在呼吸或靜心冥想等等更深層的運作上。

手杖式

英文名 Staff Pose

梵文名 Dandasana（讀音：讀音：丹達撒那）

danda＝拐杖、棍棒

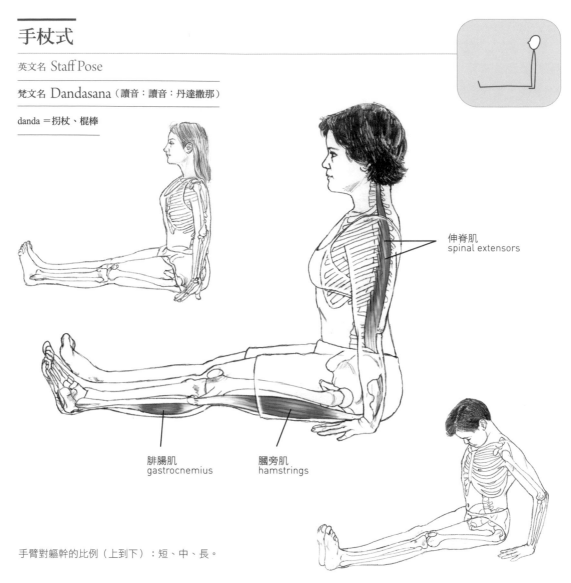

伸脊肌
spinal extensors

腓腸肌
gastrocnemius

膕旁肌
hamstrings

手臂對軀幹的比例（上到下）：短、中、長。

骨骼關節動作

脊椎	上肢	下肢
中立或縱向伸直	肩胛骨中立、肩關節內收、肘關節伸直、腕關節背屈	髖關節屈曲、內收並旋轉至平行、膝關節伸直、踝關節背屈

部分肌肉動作

脊椎

調校向心收縮與離心收縮，以維持脊椎中立排列：
伸脊肌與屈脊肌

上肢

向心收縮

對抗手臂推壓造成的肩胛骨內收： 前鋸肌	使肘關節伸直： 肱三頭肌

下肢

向心收縮

使髖關節屈曲： 髂肌 使腿部內收並內轉： 恥骨肌、內收大肌	使膝關節伸直： 膝關節肌、股廣肌

提醒

　　手杖式通常被視為基礎動作，因為動作指令很簡單：坐著，脊椎保持中立，雙腿平行伸展。然而，指令簡單並不代表這個體位是輕而易舉的，做出中立姿勢，有時候需要大量動作來擺脫習慣的動作模式和不對稱的狀況（請見「重點提示：中立不代表自然」）。在本式中，保持脊椎中立並與髖關節之間呈現 90 度的屈曲，會顯現出雙腿習慣性的緊繃、脊椎過度活躍和不夠活躍的部分，以及脊椎和腿部的動作模式如何影響彼此。

　　上述情況的一個常見例子，是腿部肌肉長度不夠，可能會拉動骨盆往後傾，脊椎進入屈曲。這會過度使用髖關節屈肌或是下背部肌群，才能使脊椎處在垂直的狀態。另一個例子是臀部和髖部外側肌肉不夠長，就會拉動你的雙腿外轉，這意味雙腿內側的肌肉必須啟動，才能保持雙腿平行的姿勢。

　　雙腿動作是很好的例子，可以說明中立姿勢並非輕而易舉。即使臀部和髖部外側肌肉沒有拉動腿部，地心引力的牽引也會讓你想把雙腿分開，所以需要一些內轉的動作來讓雙腿保持平行。（經過規律練習，雙腿內轉肌的運作有可能變得習慣性和難以察覺，不過這不表示它沒在運作，只是你沒有察覺到罷了。）

　　因為每個人手臂對軀幹的比例不同，所以不是每個人在手杖式當中都能靠手臂讓脊椎達到中立伸展。另一方面，有時表面上手臂和軀幹的比例差異實際上可能是肩胛骨在肋廓上長時間上提或下壓所造成。另外，如果髖關節和下肢長期緊繃造成脊椎無法伸直成垂直狀態，那麼雙臂也可能看起來比軀幹長。

探究呼吸

　　在本式的一個版本中，這個練習可以讓我們伸直雙腿，透過呼吸進入脊椎縱向伸直狀態（大身印）。你能感受到在這裡全派上用場的三大鎖印嗎？如果可以，你能不能平順地呼吸十次，同時維持住鎖印和脊椎縱向伸直的姿勢？ 如果不行，造成困難的原因是什麼？

坐立前彎式（背部朝西伸展式）

英文名 West (Back) Stretching

梵文名 Paschimottanasana（讀音：帕希摩敦阿撒那）

pascha＝在……之後、朝西方的；uttana＝強烈伸展

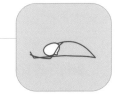

身體的背面之所以代表「西方」，是因為在傳統瑜伽練習裡，修習者都要朝太陽升起的方向進行晨間祈禱。我們可以把本式跟伸展身體正面的反向棒式（Purvottanasana；purva＝在……之前、朝東方的）做個比較。

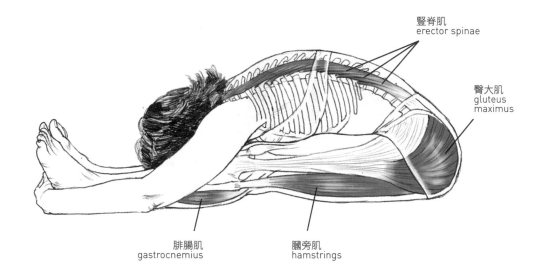

豎脊肌
erector spinae

臀大肌
gluteus maximus

腓腸肌
gastrocnemius

膕旁肌
hamstrings

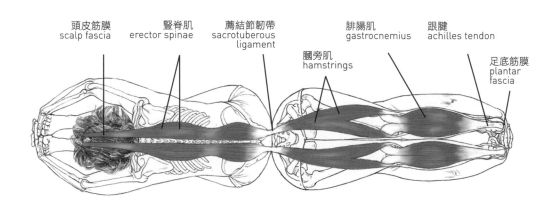

頭皮筋膜
scalp fascia

豎脊肌
erector spinae

薦結節韌帶
sacrotuberous ligament

膕旁肌
hamstrings

腓腸肌
gastrocnemius

跟腱
achilles tendon

足底筋膜
plantar fascia

人體背部軸線由多個肌肉與肌膜網絡連接而成，從腳跟（足底筋膜）開始，一直延伸到頭皮筋膜與眉脊。

骨骼關節動作		
脊椎	上肢	下肢
輕度屈曲	肩胛骨外展並上轉、肩關節屈曲並內收、肘關節伸直	薦髂關節前垂、髖關節屈曲並內收、膝關節伸直、踝關節背屈

部分肌肉動作	
脊椎	
離心收縮	
把屈曲動作分散到整條脊椎上： 伸脊肌	
上肢	
拉長	
菱形肌、下斜方肌、闊背肌	
下肢	
向心收縮	*拉長*
使膝關節伸直： 膝關節肌、股廣肌 **內收並內轉：** 恥骨肌、內收長肌、內收短肌	膕旁肌、臀中肌與臀小肌（後側肌纖維）、臀大肌、梨狀肌、內收大肌、比目魚肌、腓腸肌

提醒

與其他體位一樣，學習前彎體位時也能把重點擺在不同部位。一般而言，正如體位名稱所示，坐立前彎式的目的在於打開（伸展）身體後側，但有些老師可能著重於脊椎屈曲，而另一些老師的重點卻在延展雙腿後側，還有其他老師把重點放在雙腿與脊椎的動作平衡。從解剖學的觀點來看，沒有哪個重點優於其他，哪一項較安全和適合，要視修習者的個人情況與近況而定。

進行本式時，重力會發揮主要作用，牽引上半身進入前彎姿勢，幾乎不需要多少肌肉活動。然而，伸脊肌拉長時，也能主動把屈曲動作分散到整條脊椎上，避免任一部分過度屈曲。但如果腿部和骨盆後側的肌肉習慣性緊繃的情況嚴重，髖屈就會受到限制，軀幹的重量會落在雙腿後方，重力因此並未發揮實際上的幫助。因此你的髖屈肌和腹肌可能會被徵召，把身體向前拉，結果在髖關節前側產生擠壓感。在這種情形下，用折疊的毛毯或其他支撐物品墊在坐骨下方，把座位調高，能讓地心引力把你的上半身被動地向前拉。屈曲膝關節也能讓脊椎更容易前彎。此情況下，腿部後側仍然會拉長，但會以可能較無壓力的方式。或者，你可以稍微啟動雙腿後側，將延展雙腿的動作轉移部分到脊椎的屈曲動作。

就像在上一個體位手杖式一樣，你的雙腿在本式中既不內轉也不外轉。如果你運用臀部或雙腿的習慣會導致腿部外轉，就需要啟動內轉肌來保持雙腿的姿勢平行。

重點提示：你該感覺哪個部位在伸展？

在練習體位法時，你可能會聽到指示說要去感受膕旁肌、後背或特定部位的伸展。不過，即使在相同體位當中，感覺到伸展的部位也會因人而異，或甚至毫無感覺。如果你覺得關節附近或肌肉附著點出現拉扯的感覺，這可能表示肌腱和結締組織正處於緊繃狀態，有受傷的危機。你可以嘗試把拉扯的感覺引導到整條肌肉上（而不是肌肉的附著點），即使這意味著練習時動作不能太過深入。你也可以試著在練習體位法時不去尋求任何伸展的感覺，而是把注意力放在其他的感覺。

探究呼吸

如同本式的站立版本「站立前彎式」，深度的髖關節屈曲和脊椎屈曲是否會共同壓迫身體正面，限制腹部隨著呼吸動作的能力？能不能增加肋廓的活動度，讓呼吸在本式中更輕鬆？

觀察一下，在進入本式的過程中呼吸有沒有提供幫助。有個想法值得探索，就是利用下腹肌引發的呼氣動作來加深骨盆和髖部的前彎幅度，並利用吸氣動作來幫助肋廓活動。

頭碰膝式

英文名 Head-to-Knee Pose

梵文名 Janu Sirsasana（讀音：賈奴－希爾撒撒那）

janu ＝膝蓋；shiras ＝以頭去觸碰

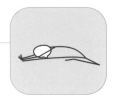

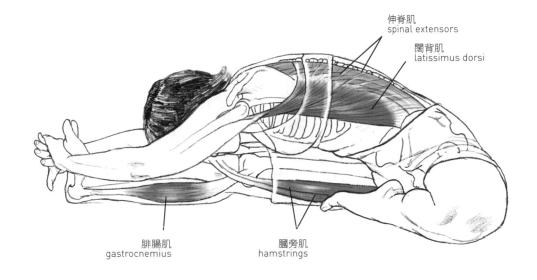

伸脊肌
spinal extensors

闊背肌
latissimus dorsi

腓腸肌
gastrocnemius

膕旁肌
hamstrings

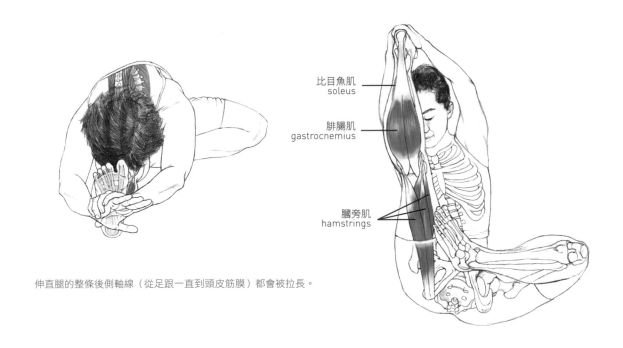

比目魚肌
soleus

腓腸肌
gastrocnemius

膕旁肌
hamstrings

伸直腿的整條後側軸線（從足跟一直到頭皮筋膜）都會被拉長。

骨骼關節動作

脊椎	上肢	下肢	
		伸直腿	彎曲腿
輕度屈曲、胸部朝伸直腿轉動	肩胛骨外展並上轉、肩關節屈曲並內收、肘關節伸直	薦髂關節前垂、髖關節屈曲、膝關節伸直、踝關節背屈	薦髂關節前垂；髖關節屈曲、外展並外轉；膝關節屈曲；踝關節蹠屈；足部旋後

部分肌肉動作

脊椎

向心收縮	離心收縮
使胸部朝伸直腿轉動： 腹內斜肌（伸直腿側）；腹外斜肌、旋轉肌、多裂肌（彎曲腿側）	**藉由離心延長輔助轉動，並且把屈曲動作分散到整條脊椎上：** 腹外斜肌、旋轉肌、多裂肌（伸直腿側）；腹內斜肌（彎曲腿側）

上肢

向心收縮	拉長
使肩胛骨上轉： 前鋸肌 **使手臂屈曲並內收：** 前三角肌、胸大肌 **使肘關節伸直：** 肱三頭肌	菱形肌、下斜方肌、闊背肌

下肢

伸直腿		彎曲腿	
向心收縮	拉長	向心收縮	拉長
使膝關節伸直： 膝關節肌、股廣肌 **內收並內轉：** 恥骨肌、內收長肌與內收短肌	膕旁肌、臀中肌與臀小肌（後側肌纖維）、臀大肌、梨狀肌、內收大肌、比目魚肌、腓腸肌	**使髖關節外展並外轉：** 閉孔內肌與閉孔外肌、股方肌、梨狀肌、上孖肌與下孖肌 **使髖關節與膝關節屈曲並外轉：** 縫匠肌 **使膝關節屈曲：** 膕旁肌	內收大肌、內收長肌與內收短肌

提醒

每個人都會習慣性地偏向一側，或慣用身體的某一側（稱為「單側性，sidedness」）。沒有人的身體是完全對稱的，人的運動模式也是如此。在本式中，單側性表現在身體左右兩側的感覺有所不同，包括背部和頸部的肌肉、薦髂關節周圍、腿部，還有雙臂伸向足部的距離。單側性可能會讓我們覺得自己有一側易於活動、一側不易，或者有所謂好的一側和壞的一側。另一種看待單側性的方式，是注意到每一側都有其難關和優勢，並認清它們能在不對稱的狀態下彼此達到平衡。

彎曲腿那側的薦髂關節和脊椎骨，都在讓脊椎轉向伸直腿的過程中發揮作用。當薦髂關節的活動度不高時，脊椎將需要活動更多；相對地，當你的脊椎活動度不高，薦髂關節就會需要活動更多。

因為雙腿處於不對稱位置（一隻腳抵在另一條腿上），以及手臂的拉力，在本式（以及其他雙手會環繞身體一部分並交握的扣合姿勢）當中，容易把很多力量引導到關節上。只要有許多部位各自提供少許活動度，你就能得到最大的活動度，但又不需要過度動用單一關節。為了將動作分散到多個關節上，我們必須辨認哪些關節最容易活動（然後少動用這些關節），哪些關節較不易活動（然後多動用這些關節）。在頭碰膝式中，薦髂關節可能會承受過多力量，如果脊椎和肩帶動作限制了脊椎旋轉，情況會特別明顯。另外，如果你的薦髂關節完全無法活動，那麼過多力量會被引導進脊椎習慣活動的部位。

薦髂關節或彎曲腿髖關節的動作幅度小會導致彎曲腿的膝關節過度扭轉，有可能引發半月板撕裂，常聽到許多瑜伽修習者反應在本式中產生此傷害。髖關節動作包含了外展、外轉、彎曲腿側的髖屈曲，如果髖關節無法做出此動作，那麼進入體位時會拉動股骨跟隨骨盆而動，從而將過多力量引導至膝關節。

探究呼吸

在本式中，呼吸可以提供極大的幫助。請試著探索呼氣動作如何加深骨盆前彎，還有深深吸氣如何幫助上背部伸展。在用下腹肌呼氣，還有直接用肋廓吸氣的時候，協助前彎和伸展的效用會特別明顯。

如果用相反的呼吸模式做個對照實驗，會發生什麼事？試著靠擠壓胸部來呼氣，然後把氣吸進腹部，然後比較一下它跟第一個建議有什麼不同效果。

反轉頭碰膝式

英文名 Revolved Head-to-Knee Pose

梵文名 Parivrtta Janu Sirsasana（讀音：帕利弗他－賈奴－希爾撒那）

parivrtta ＝轉動、滾動；janu ＝膝蓋；shiras ＝以頭去觸碰

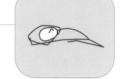

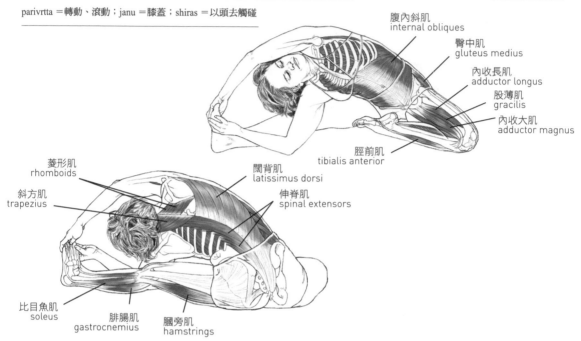

腹內斜肌 internal obliques
臀中肌 gluteus medius
內收長肌 adductor longus
股薄肌 gracilis
內收大肌 adductor magnus
脛前肌 tibialis anterior

菱形肌 rhomboids
斜方肌 trapezius
闊背肌 latissimus dorsi
伸脊肌 spinal extensors
比目魚肌 soleus
腓腸肌 gastrocnemius
膕旁肌 hamstrings

骨骼關節動作

脊椎	上肢	下肢	
		伸直腿	彎曲腿
側彎、轉離伸直腿	肩胛骨外展、上轉並上提；肩關節外展；肘關節伸直；前臂旋後	髖關節屈曲與外展、膝關節伸直、踝關節背屈	髖關節屈曲、外展並外轉；膝關節屈曲；踝關節蹠屈；足部旋後

部分肌肉動作

脊椎

向心收縮	離心收縮
使胸部轉向側面： 腹內斜肌（彎曲腿側）；腹外斜肌（伸直腿側） 使頭部轉動面向天花板： 頭後直肌、頭下斜肌、頭長肌與頸長肌、頭夾肌（彎曲腿側）；胸鎖乳突肌、上斜方肌（伸直腿側）	控制沿重力側彎的幅度： 腰方肌、闊背肌、脊肌（彎曲腿側）

上肢

向心收縮	離心收縮
使肩胛骨外展、上轉並上提： 前鋸肌 **使肘關節伸直：** 肱三頭肌、肘後肌	**使手臂伸直越過頭部而不失去平衡：** 旋轉肌群、大圓肌、闊背肌

下肢

伸直腿		彎曲腿	
向心收縮	拉長	向心收縮	拉長
使膝關節伸直： 膝關節肌、股廣肌 **內收並內轉：** 恥骨肌、內收長肌與內收短肌	膕旁肌、臀中肌與臀小肌（後側肌纖維）、臀大肌、梨狀肌、內收大肌、比目魚肌、腓腸肌	**使髖關節外轉：** 閉孔內肌與閉孔外肌、股方肌、梨狀肌、上孖肌與下孖肌 **使髖關節與膝關節屈曲並外轉：** 縫匠肌 **使膝關節屈曲：** 膕旁肌	內收大肌、內收長肌與內收短肌

提醒

　　本式的腿部姿勢雖然跟頭碰膝式一樣，但脊椎的動作卻大不相同：在頭碰膝式裡，脊椎是轉向伸直腿且向前屈曲，而不是像本式這樣轉離伸直腿且向側面屈曲。

　　由於許多原因，在本式中保持側彎，同時又不往前倒向伸直腿，會是個挑戰。脊椎運動的三度空間特性、重力的牽引、脊椎肌肉習慣的動作模式，或把肩胛骨往下拉的習慣，每種都會使你在做這個側彎動作時身體倒向腿部。

　　雙臂在本式中會舉過頭頂再參與脊椎側彎，肩帶需要相當靈活，手臂才能做出此動作，並可能會暴露出肩關節和肩胛骨在其他動作中並未展現出來的受限情況。所有用來下拉肩胛骨的肌肉都必須拉長，才能讓你的雙臂越過頭頂，脊椎側向彎曲。

　　在本式中，當兩側坐骨緊貼地面，側彎動作會集中於脊椎，如果彎曲腿的坐骨可以抬離地面，側彎動作就會更深入伸直腿的髖關節和後側拉長的肌肉。

探究呼吸

　　從結構上來看，本式身體上側會得到較多伸展，肋廓也會拉得較開，但橫膈膜的圓頂下側活動度更大，肺部下側組織的順應性也會更高。在本式中，你覺得哪個部位感到壓迫，哪裡感到擴張？呼吸時的體腔形狀變化如何使受壓迫的部位擴張，並使已打開的部位壓縮？

大身印

英文名 The Great Seal

梵文名 Mahamudra（讀音：瑪哈穆爪）

maha ＝大的、有力的、強壯的；mudra ＝封住、關閉

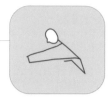

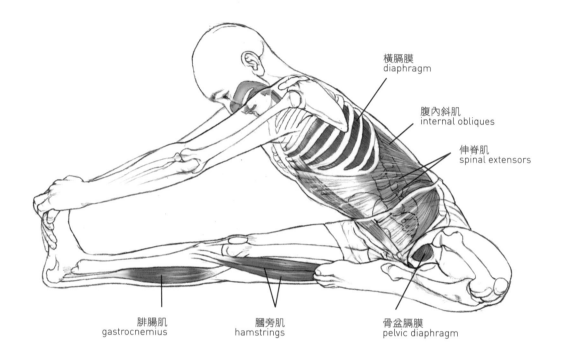

橫膈膜
diaphragm

腹內斜肌
internal obliques

伸脊肌
spinal extensors

腓腸肌
gastrocnemius

膕旁肌
hamstrings

骨盆膈膜
pelvic diaphragm

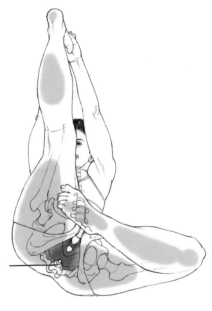

藍色區域表示支撐基礎

骨盆膈膜
pelvic diaphragm

骨骼關節動作

脊椎	上肢	下肢	
		伸直腿	彎曲腿
縱向伸直、朝伸直腿轉動胸部	肩胛骨外展並上轉、肩關節屈曲並內收、肘關節伸直	薦髂關節前垂、髖關節屈曲、膝關節伸直、踝關節背屈	薦髂關節前垂；髖關節屈曲、外展並外轉；膝關節屈曲；踝關節蹠屈；足部旋後

部分肌肉動作

脊椎

向心收縮	*離心收縮*
使胸部轉動面向伸直腿，並且分散縱向伸直動作： 腹內斜肌（伸直腿側）；腹外斜肌、旋轉肌、多裂肌（彎曲腿側）	平衡頭部重量： 後枕骨下肌 **藉由延長脊椎輔助轉動，並且把縱向伸直動作分散到整條脊椎上：** 腹外斜肌、旋轉肌、多裂肌（伸直腿側）；腹內斜肌（彎曲腿側）

提醒

大身印的支撐基礎與頭碰膝式非常相似，手臂與腿部的動作也相同，不過在本式中，脊椎的主要動作是縱向伸直而非屈曲。理解本式的一種方法，是把它想成前彎（腰椎與頸椎屈曲）、後仰（胸椎伸展）與扭轉（脊椎以及骨盆朝伸直腿轉動）三部分組合而成。

探究呼吸

嘗試結合三大鎖印來執行本式，被視為對呼吸彈性的終極試煉，因為大身印的動作會排擠體腔周遭所有正常的呼吸動作。發生這種情況的原因是，在此姿勢運用鎖印會強勁有力地穩定骨盆底肌群和腹肌的動作、將肋廓保持在上提位置並扭轉胸椎而使肋椎關節無法活動，並將胸骨抬向下巴。總之，大身印會迫使身體去尋找另一種不尋常的呼吸方式。

當所有常態、可見與外在的呼吸動作被固定住，某個蘊藏在系統核心深處的東西能不能透過一條新的通道來運作？在瑜伽文獻裡，這條通道或許就稱作中脈（susumna）。

坐角式

英文名 Seated Wide-Angle Pose

梵文名 Upavistha Konasana（讀音：烏帕威序他 - 空阿撒那）

upavistha ＝坐著的；kona ＝角

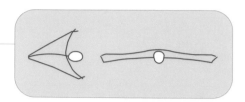

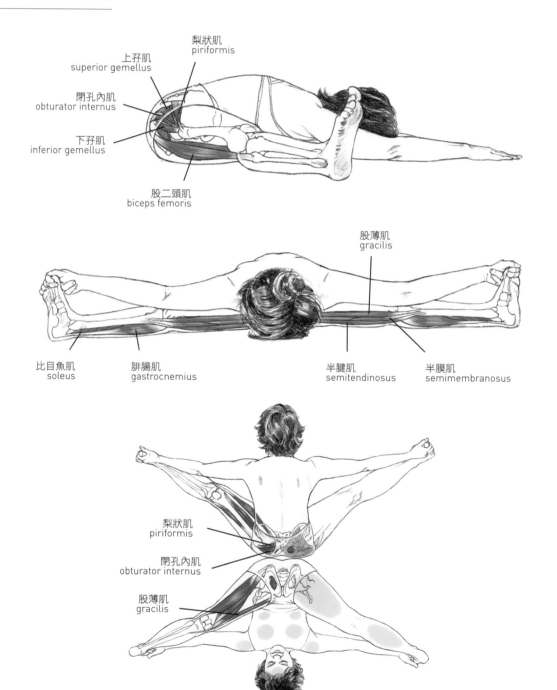

骨骼關節動作	
脊椎	下肢
輕度屈曲（朝前縱向伸直）	薦髂關節前垂、髖關節外展並屈曲、膝關節伸直；踝關節背屈
部分肌肉動作	
脊椎	
離心收縮	
將縱向伸直動作分散到整條脊椎上： 伸脊肌	
下肢	
離心收縮	*一併拉長*
在髖關節前彎時外展腿部： 臀中肌與臀小肌、梨狀肌、上孖肌與下孖肌、閉孔內肌 **控制前彎幅度：** 半腱肌、半膜肌（內側膕旁肌）	股薄肌

提醒

在許多前屈姿勢中（包括本式），可以靠脊椎屈曲來達成前屈。然而，髖關節的活動增多，脊椎的屈曲就會跟著減少，隨著姿勢更加深入，脊椎會朝地面貼平，進入縱向伸直狀態。因此，脊椎肌肉可能會在被拉長的過程中運動，並積極參與讓背部變得平坦的過程。

如果坐骨離開地面，動作會集中於髖關節和腿部後側。如果你的坐骨緊貼地面，那麼動作會集中在脊椎，當薦骨頂端向前傾斜到髂骨前方（薦骨前旋）時，那麼薦髂關節也可能會參與動作。

腿部的起始姿勢有時會被描述成外轉，但如果腳趾朝向天花板，那麼髖關節就沒有外轉，而是雙腿在髖關節處外展，然後隨著脊椎向前，髖關節也產生屈曲。

如果隨著脊椎前屈而腿部內轉，那麼你的髖部外側可能會緊繃，進而拉動雙腿，這有可能對膝蓋內側產生壓力。屈曲膝關節或減少前屈幅度可能有助於把整個動作分散到腿部、骨盆和脊椎。

探究呼吸

呼吸對本式逐步延長脊椎的動作有沒有幫助？請確認看看，用下腹部呼氣是否有助於坐骨與大腿後側貼緊地面；用上胸部吸氣能不能幫助延長脊椎。簡言之，當你想起呼氣有助於穩定下盤，吸氣有助於延長上半身，你有沒有感受到什麼變化？

束角式

英文名 Bound Angle Pose

梵文名 Baddha Konasana（讀音：巴達 - 空阿撒那）

baddha ＝束縛住；kona ＝角

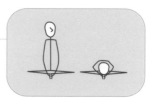

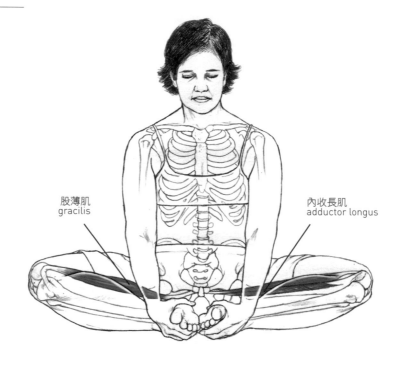

股薄肌
gracilis

內收長肌
adductor longus

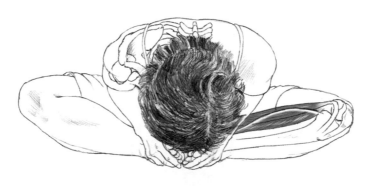

骨骼關節動作	
脊椎	**下肢**
輕度屈曲（朝前縱向伸直）	薦骼關節前垂；髖關節屈曲、外轉並內收；膝關節屈曲；踝關節背屈；足部旋後

部分肌肉動作	

脊椎

離心收縮

將縱向伸直動作分散到整條脊椎上：
伸脊肌

下肢

離心收縮	*一併拉長*
使髖關節外轉： 閉孔內肌與閉孔外肌、股方肌、梨狀肌、 上孖肌與下孖肌	內收大肌、內收長肌與內收短肌、股薄肌

提醒

　　如同坐立前彎式，如果你試圖低頭觸地，那麼這個動作的脊椎屈曲會大過骨盆（薦髂關節和髖關節）的動作。如果試圖讓肚臍碰到雙腳，那麼這個向前的動作會更加集中在髖部和骨盆上，脊椎的動作則偏向伸展。

　　足部貼近骨盆的程度，會決定你啟動哪些外轉肌去協助腿部外轉，以及延長了哪些內收肌。變換足部與骨盆之間的距離，體驗不同肌肉延長的感覺便會變得相當重要。

　　本式對膝關節的挑戰可能較大。足部旋後（腳底朝向天花板）造成脛骨旋轉以及膝關節屈曲，會減少膝關節韌帶支撐膝關節完整性的作用。所以如果髖關節的活動度不夠，讓雙腿在很勉強的狀況下進入這個姿勢，過多的足部扭力就可能傳遞到膝關節。因此保護膝關節的方法之一，就是將足部外翻（把足部外緣壓向地面），這樣就能啟動腳踝外側的肌肉收縮，並透過筋膜組織穩定膝關節外側韌帶，防止這些韌帶過度轉動。

重點提示：沒有任何關節動作名叫開髖

　　儘管許多體位法（如束角式）被稱為「開髖體位法」，但開髖並非關節動作。雖然開髖一詞通常用於描述髖關節的運動，但實際上並不是一種特定的關節動作。因為關節是三度空間的，所以當髖關節（或任何關節）運動時，總有一部分可以稱為開放狀態，而另一部分則是閉合狀態。例如，當髖關節伸展時，可以說關節前側打開，關節後側閉合。當髖關節屈曲時，前側閉合，後側打開。沒有哪個動作可以打開髖關節卻不造成另一側閉合，除非你把骨頭直接拉離彼此，但這會導致關節脫臼！

探究呼吸

當你試圖把頭部推向地面,脊椎彎曲幅度較大,此時呼吸是如何運行的?若你試著保持脊椎伸直,骨盆前移,將肚臍帶向足部,呼吸的情況相比之下會是如何?或者,把呼吸集中在肺臟後方,與將呼吸集中在腹部時相比,進入本式時,動作分別從哪裡開始?

變化式：仰臥束角式

英文名 Reclining Bound Angle Pose

梵文名 Supta Baddha Konasana

supta= 休息、躺下睡覺；baddha= 束縛住；kona= 角

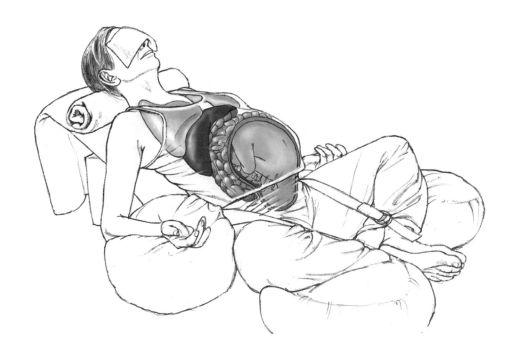

提醒

　　本變化式可以讓脊椎維持在中立位置，或者以極輕微的伸展來幫助胸部緩慢擴張呼吸。這個姿勢在恢復動作中常用到，而且可以藉由靠枕、毯子、瑜伽繩和坐墊等輔助用具做出各種變化。

龜式

英文名 Turtle Pose

梵文名 Kurmasana（讀音：庫爾瑪撒那）

kurma ＝龜

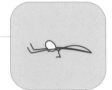

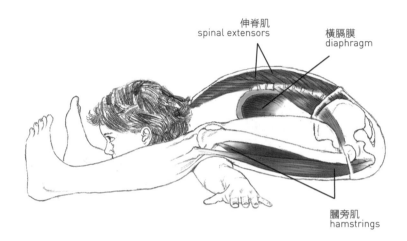

伸脊肌
spinal extensors

橫膈膜
diaphragm

膕旁肌
hamstrings

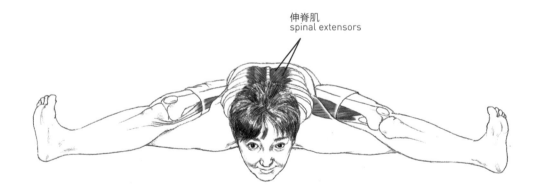

伸脊肌
spinal extensors

骨骼關節動作		
脊椎	**上肢**	**下肢**
頸椎伸展、胸椎與腰椎屈曲並試圖伸直	肩胛骨下轉並外展、肩關節外展並內轉、肘關節伸直、前臂旋前	薦髂關節前傾、髖關節屈曲並外展、膝關節伸直、踝關節背屈

部分肌肉動作	
脊椎	
向心收縮	*離心收縮*
使脊椎伸展，抵抗手臂與腿部姿勢產生的阻力： 伸脊肌	**抵抗頸椎過度伸展：** 頸部屈肌
上肢	
向心收縮	*離心收縮*
使肩關節內轉並得到保護： 旋轉肌群（尤其是肩胛下肌） **手臂插進腿部下方時，使肩胛骨內收：** 菱形肌、斜方肌 **將手臂壓到腿部下方抵抗腿部：** 後三角肌	**抵抗肘關節過度伸展：** 肱二頭肌
下肢	
向心收縮	*離心收縮*
使膝關節伸直： 膝關節肌、股廣肌 **使腿部內收並內轉：** 恥骨肌、內收長肌與內收短肌	**使腿部壓進手臂，同時控制前彎幅度：** 臀中肌與臀小肌、梨狀肌、上孖肌與下孖肌、閉孔內肌、膕旁肌

提醒

當我們準備進入本式時，必須脊椎前彎、外展肩胛骨、屈曲並外展髖關節、屈曲膝關節，等到手臂插進腿部下方，就必須用相反的動作——脊椎伸展、內收肩胛骨、髖關節伸直並內收同時伸直膝關節，讓姿勢更加深入。這種脊椎和肩胛骨的相反動作，表示後背肌肉必須從極度延長的狀態進入到收縮狀態，對肌肉的向心收縮而言，是更有挑戰性的姿勢。

由於手臂受到腿部的壓制，因此這時很容易迫使脆弱的身體部位作出動作——脊椎可能會在腰部或胸部過度屈曲，腿後肌群在坐骨的附著點也可能過度伸展。

探究呼吸

當身體進入這個姿勢，橫膈膜可能會受到相當大的壓迫。如果你注意到這一點，有什麼可以幫助你在腹腔和胸腔重建呼吸空間？呼吸會如何影響你的脊椎位置？

變化式：臥龜式

英文名 Reclining Turtle Pose

梵文名 Supta Kurmasana

supta= 斜靠；kurma= 龜

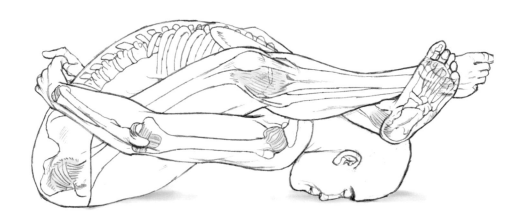

關節囊以藍色區塊表示

提醒

　　本式可以做得很輕鬆，也可以做得很費力。如果進入本式所用到的關節都具備足夠的活動度，靠著手臂與腿部的扣合，我們可以輕而易舉地維持姿勢。如果動作沒有分布在各個關節上，本式就可能將過多的力量傳遞到脊椎、薦髂關節和肩關節前側（由於手臂扣合的關係）。旋轉肌群則會收縮，以便內轉肱骨，防止肩關節前突。當肩胛骨在肋廓上滑動的自由度越大，轉移到肩關節及其關節囊的力量就越小。

　　腿部在顱骨及頸椎後方的扣合姿勢，也會對這個區域產生潛在壓力，有可能使頸後肌肉過度伸展，或者為了對抗腿部推力而過度使用頸部肌肉。如果脊椎其餘部位的活動力不夠，那麼頸椎可能需要過度彎曲才能將腿部盤到腦後，而且腿部可能會在頭上向前牽動，使頸部相當辛苦。

探究呼吸

　　當我們進入這個扣合姿勢，腹肌需要做很多事嗎？或許腹肌可以放鬆，好讓我們進行腹式呼吸。這種作法可能會是個好選擇，因為當軀幹進入承重的屈曲狀態，過多的胸椎動作可能會對已屈曲的脊椎上部帶來壓力。

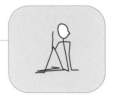

半魚王式

英文名 Half Lord of the Fishes Pose

梵文名 Ardha Matsyendrasana（讀音：阿爾達哈－莫特彥卓阿撒那）

ardha ＝半；matsya ＝魚；indra ＝統治者、君王

莫特彥卓（Matsyendra）是古印度著名的瑜伽宗師，傳說中這個體位法是他發展出來的。

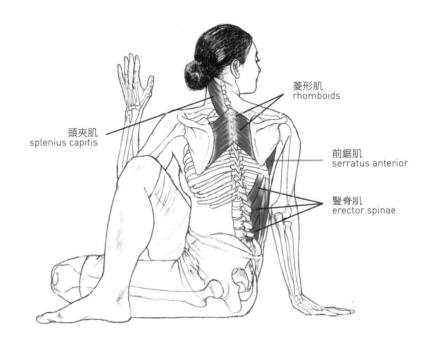

頭夾肌
splenius capitis

菱形肌
rhomboids

前鋸肌
serratus anterior

豎脊肌
erector spinae

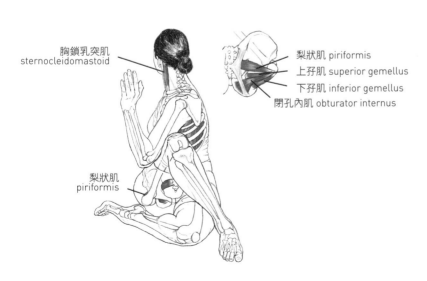

胸鎖乳突肌
sternocleidomastoid

梨狀肌 piriformis
上孖肌 superior gemellus
下孖肌 inferior gemellus
閉孔內肌 obturator internus

梨狀肌
piriformis

骨骼關節動作				
脊椎	上肢		下肢	
	前側手臂（抵住上跨腿）	後側手臂	上跨腿	下屈腿
朝上跨腿的方向轉動	肩關節外展、肘關節屈曲	肩關節伸直、肘關節伸直、腕關節背屈	髖關節屈曲並內收、膝關節屈曲、足部貼地	髖關節屈曲、外轉並內收；膝關節屈曲；踝關節蹠屈

部分肌肉動作	
脊椎	

向心收縮	拉長
使脊椎維持伸展，對抗手臂的壓力： 伸脊肌 **使脊椎朝腿部轉動：** 腹內斜肌、豎脊椎、頭夾肌（上跨腿側）； 腹外斜肌、旋轉肌、多裂肌（下屈腿側） **使頭部轉動：** 胸鎖乳突肌（下屈腿側）	腹外斜肌、旋轉肌、多裂肌、胸鎖乳突肌（上跨腿側）；腹內斜肌、豎脊肌、頭夾肌、闊背肌（下屈腿側）

上肢

前側手臂（抵住上跨腿）	後側手臂
向心收縮	向心收縮
使肱骨頭穩定： 旋轉肌群 **使肩胛骨維持在胸廓上的位置並對抗肩胛骨外展：** 菱形肌 **使手臂抵住腿部：** 後三角肌 **使肘關節屈曲：** 肱二頭肌	**使肱骨頭穩定：** 旋轉肌群 **使肩胛骨維持在胸廓上的位置並對抗肩胛骨內收：** 前鋸肌 **使肩關節與肘關節伸直：** 肱三頭肌

下肢

上跨腿		下屈腿	
向心收縮	*拉長*	*向心收縮*	*拉長*
使腿部屈曲並內收: 內收長肌與內收短肌、恥骨肌	梨狀肌;上孖肌與下孖肌;閉孔內肌與閉孔外肌:肌方肌;臀大肌、臀中肌和臀小肌	**使髖關節外轉:** 閉孔內肌與閉孔外肌、肌方肌、梨狀肌、上孖肌與下孖肌 **使髖關節與膝關節屈曲並外轉:** 縫匠肌 **使膝關節屈曲:** 膕旁肌 **使腿部屈曲並內收:** 內收長肌與內收短肌	臀中肌與臀小肌

提醒

當脊椎處於中立伸直狀態(四條弧度全都存在),旋轉動作最能按功能分散在整條脊椎。在木式中,從中立的脊椎位置開始運動可能是一大挑戰,因為腿部的動作可能會讓你的骨盆後傾,腰椎彎曲。當你的脊椎下半部被骨盆牽動成屈曲狀態,胸椎可能會變得平坦伸直,努力讓你坐直。這情況可能會使旋轉動作難以分散在脊椎,因為腰椎屈曲可能會導致過度旋轉,而胸椎伸直則會抑制旋轉。從肌肉的層面來看,(包括正面和背面左右兩側的肌肉)都可能參與這個扭轉動作。

靠著強調肩胛骨的動作,使後側肩胛骨內收、前側肩胛骨外展,本式的扭轉動作就能主要發生在肩帶上,而非脊椎。為了強調脊椎動作,試試看不靠手臂輔助來進行扭轉;在找到脊椎能發揮的可能性之後,可以晚點再加進手臂的槓桿作用。(如果過度使用手臂,可能會讓過多力量導向脊椎的脆弱部位,尤其是有些人的第十一節及第十二節胸椎。)在本式中,另一個加強脊椎扭轉的因素是腿部位置的安排,這會大大限制骨盆的轉動——事實上是使骨盆做出和脊椎方向相反的轉動。

探究呼吸

本式提供了一個大好機會,可以讓修習者深入探索基本呼吸動力學與以下運作原理的關係:吸氣擴張/吐氣放鬆(brahmana/langhana)、命根氣/下行氣(prana/apana)以及穩定/可動(sthira/sukha)。

本式的穩定基礎在下半身,因此偏向吐氣放鬆的「腹式呼吸」模式有助於放鬆下腹部、髖關節和骨盆底肌群。這種呼吸模式是否符合下行氣往地面流動的體驗?

上半身在本式中是可活動且受到支撐的,而偏向吸氣擴張的「胸式呼吸」只要在引發吸氣動作時固定住腹壁就可以達成。此呼吸模式會將橫膈膜的動作導向肋廓以及肋椎關節。這是否會使胸椎得到更深層的轉動性釋放?利用下腹部肌肉推動呼氣,使其從體內向上並向外排出,此動作是否與下行氣上提或骨盆向下穩固有關?

牛面式

英文名 Cow-Faced Pose

梵文名 Gomukhasana（讀音：勾姆卡撒那）

go ＝牛；mukha ＝臉

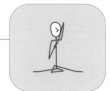

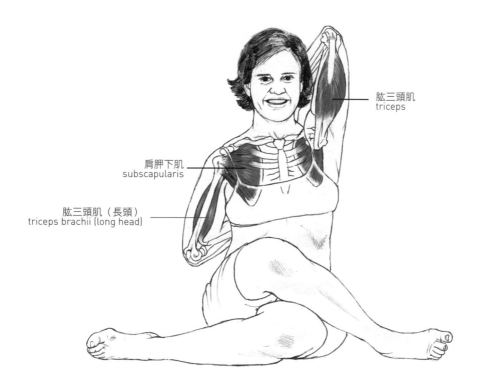

肱三頭肌
triceps

肩胛下肌
subscapularis

肱三頭肌（長頭）
triceps brachii (long head)

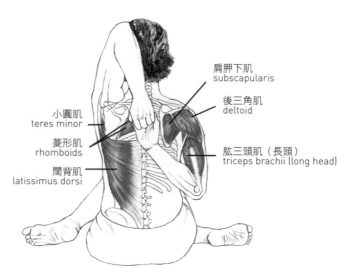

肩胛下肌
subscapularis

後三角肌
deltoid

小圓肌
teres minor

菱形肌
rhomboids

闊背肌
latissimus dorsi

肱三頭肌（長頭）
triceps brachii (long head)

骨骼關節動作			
脊椎	上肢		下肢
	上側手臂	下側手臂	
中立，胸椎微幅伸直	肩胛骨上轉、內收並上提；肩關節屈曲並外轉；肘關節屈曲；前臂旋後	肩胛骨下轉、內收並下壓；肩關節內轉並伸展；肘關節屈曲；前臂旋前	髖關節屈曲、外轉並內收；膝關節屈曲

部分肌肉動作

脊椎

調校向心收縮與離心收縮，以維持脊椎中立對齊：
伸脊肌與屈脊肌

上肢

上側手臂		下側手臂	
向心收縮	*拉長*	*向心收縮*	*拉長*
使肩胛骨上轉： 前鋸肌 **使肩胛骨內收：** 菱形肌 **使肩關節外轉：** 棘下肌、小圓肌 **使手臂屈曲越過頭部：** 前三角肌 **使前臂旋前：** 旋前圓肌	肱二頭肌、闊背肌、大圓肌、胸小肌	**使肩胛骨下轉並內收：** 下斜方肌、菱形肌 **使肩關節內轉：** 肩胛下肌 **使肩關節內轉並伸直：** 大圓肌、闊背肌 **使手臂伸直：** 肱三頭肌（長頭）、後三角肌 **使肘關節屈曲：** 肱二頭肌 **使前臂旋後：** 旋後肌	肱二頭肌（長頭）、胸大肌、前鋸肌、上斜方肌

下肢

向心收縮	*拉長*
使髖關節外轉： 閉孔內肌與閉孔外肌、股方肌、梨狀肌、上孖肌與下孖肌 **使髖關節與膝關節屈曲並外轉：** 縫匠肌 **使膝關節屈曲：** 膕旁肌 **使腿部屈曲並內收：** 內收長肌與內收短肌	臀中肌與臀小肌

提醒

確保在本式中肩胛骨可以自由移動，便可以防止手臂位置對肩關節本身施加太大的壓力。有一種方法是肩胛骨在背後彼此拉近（內收）之前，先把注意力放在肩胛骨上轉和下轉的動作中。如果你的動作模式包括「將肩膀向下拉」，內收肩胛骨（將肩胛骨拉向脊椎）可能會抑制本式所需的上轉或下轉。如果你的肩胛骨沒有旋轉，會造成肩關節的活動幅度過大，導致關節囊受損或肌腱夾擠。

如果髖關節不夠靈活，過多的扭轉力道可能會傳遞到膝關節上，原因與頭碰膝式相同。

探究呼吸

放鬆腹壁並將呼吸引導至下腹部，可能會放鬆骨盆底肌群和髖關節。在吸氣的起始階段，試著縮緊下腹，看看這麼做是否會把呼吸導向胸腔。對於你在肩膀組織的感受產生了什麼影響？

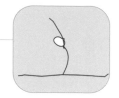

猴神哈努曼式

英文名 Monkey Pose

梵文名 Hanumanasana（哈努曼阿撒那）

hanumat ＝具有很大的下顎；猴子首領

哈努曼是古印度神話裡為羅摩王子（Rama）效命的猴子軍團
將領，根據印度史詩《羅摩衍那》（Ramayana）的記載，哈
努曼單憑一步就從南印度跳到了斯里蘭卡，而這個劈腿姿勢
就在模仿祂那著名的一跳。

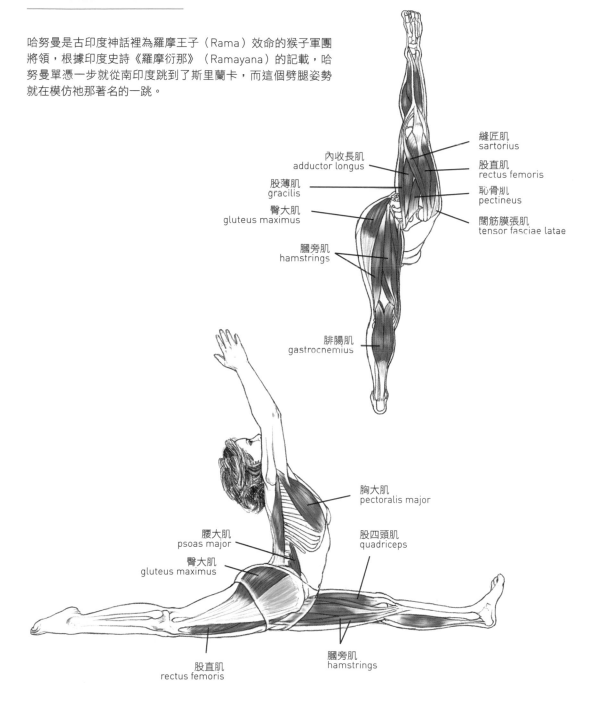

內收長肌
adductor longus

股薄肌
gracilis

臀大肌
gluteus maximus

膕旁肌
hamstrings

腓腸肌
gastrocnemius

縫匠肌
sartorius

股直肌
rectus femoris

恥骨肌
pectineus

闊筋膜張肌
tensor fasciae latae

胸大肌
pectoralis major

腰大肌
psoas major

臀大肌
gluteus maximus

股四頭肌
quadriceps

股直肌
rectus femoris

膕旁肌
hamstrings

骨骼關節動作

脊椎	上肢	下肢	
		前腳	後腳
伸展	肩胛骨上轉、外展並上提；肩關節屈曲並內收；肘關節伸直	薦髂關節前垂；髖關節屈曲、內轉並內收；膝關節伸直；踝關節背屈	薦髂關節後翹；髖關節伸直、內轉並內收；膝關節伸直；踝關節蹠屈

部分肌肉動作

脊椎

被動延長	*離心收縮*
使脊椎伸展： 伸脊肌	**使脊椎伸展（後仰）而不失去平衡：** 腰小肌、腹肌、頸長肌、垂直肌、舌骨上肌與舌骨下肌

上肢

向心收縮	*拉長*
使肩胛骨上轉、外展並上提： 前鋸肌、上斜方肌 **使肩關節穩定、屈曲並內收：** 旋轉肌群、喙肱肌、胸大肌（上側肌纖維）、前三角肌、肱二頭肌（短頭）	菱形肌、闊背肌、胸大肌（下側肌纖維）、胸小肌

下肢

前腳		後腳
向心收縮	*離心收縮*	*離心收縮*
使膝關節伸直： 膝關節肌、股廣肌 **內收並內轉：** 恥骨肌、內收長肌與內收短肌	**抵抗髖關節的過度屈曲並維持內轉及內收：** 膕旁肌、臀中肌與臀小肌（後側肌纖維）、臀大肌、梨狀肌、內收大肌、比目魚肌、腓腸肌	**抵抗髖關節過度伸展，同時維持內收與內轉：** 腰大肌、髂肌、股直肌、縫匠肌、恥骨肌、內收長肌與內收短肌、股薄肌、闊筋膜張肌

提醒

在這個極端姿勢裡，前腳與骨盆半側的前彎動作，會受到後腳與骨盆半側後仰動作的反制，所以脊椎會面臨在這兩個相反動作之間尋求平衡的考驗。

在坐立前彎式這類對稱前彎式裡，部分的前彎動作來自脊椎與下肢，同樣地，在向上弓式這類後仰體位法裡，後仰動作也來自脊椎與下肢。然而在本式中兩腿動作相反，意謂著前彎與後仰動作幾乎完全被導向腿部，使兩方面變得更加吃力。

因為髖關節屈曲時的動作範圍通常比伸展時還大，所以在本式中後腳的動作通常對脊椎的影響更大，伸展脊椎（而不是使之屈曲於前腿上方）通常更容易。因為雙腳彼此反制，本式是一種扣合姿勢；力量不會分散到空間當中，而會被導向脆弱的身體部位。

在重力的運作下，我們不見得需要靠肌肉的向心收縮才能將身體拉成這個姿勢，體重本身就會代替收縮去加深動作。然而，為了在做本式時分散力量、避開脆弱部位，我們不能讓身體放鬆、單純受重力牽引。

如果以較為主動的方式進行這個姿勢，並且留意伸展肌肉的離心收縮，就能將動作分散到多個關節上；只要許多部位各自提供少許活動度，力量就能安全地分散出去。你需要注意自己在哪些部位有緊繃或放鬆的傾向，這樣才能穩定最鬆動的部位，活動緊繃的部位。

關於腿部中立轉動，請注意雖然以內轉或外轉來看，腿部是處於中立位置，但事實上腿部需要主動內轉才能維持中立，後腿尤其如此。（如先前所述，受到重力及其他四肢動作的影響，關節中立位置不見得等於肌肉最不費力的位置，維持中立位置經常需要肌肉做出相當強有力的動作。）

練習本式時，讓後腿外轉可以更容易貼地。然而，後腿外翻會對腰椎、後腿的薦髂關節以及後膝施加扭力，後腳的內收肌也承受更大壓力，於是腿部內側可能會過度使用和過度拉長，而大腿前側卻沒有得到應有的伸展。因此練習時須用另一種嚴謹的心態，抗拒將兩腿劈到底的衝動，並在必要時使用輔助用具（瑜伽磚和毯子）來保持姿勢完整。

探究呼吸

我們發現一個有趣的觀點：當你能更順暢地呼吸，就知道自己做得更好了，因為在所有屈曲、伸展和轉動力量全部取得平衡，脊椎也能輕鬆伸展以前，呼吸很可能是吃力且紛亂的。試看看使用輔助用具，這樣你就能在不致過度干擾呼吸節奏的情況下，逐步達到練習目的。

船式

英文名 Boat Pose

梵文名 Navasana（那瓦撒那）

nava ＝船

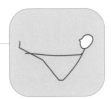

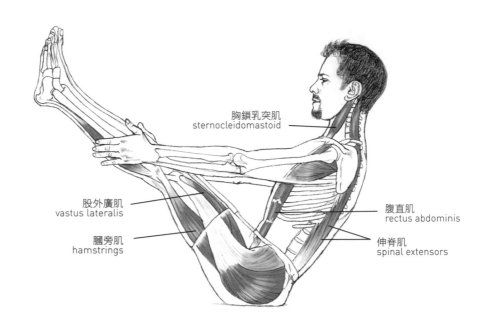

胸鎖乳突肌
sternocleidomastoid

股外廣肌
vastus lateralis

膕旁肌
hamstrings

腹直肌
rectus abdominis

伸脊肌
spinal extensors

骨骼關節動作		
脊椎	**上肢**	**下肢**
中立	肩關節屈曲	髖關節屈曲並內收、膝關節伸直

部分肌肉動作	
脊椎	
向心收縮	*離心收縮*
使脊椎維持中立彎曲： 伸脊肌	抵抗重力牽引及腰椎過度伸展： 腰大肌（上側肌纖維）、腹肌
上肢	
向心收縮	
使肩胛骨維持在胸廓上： 前鋸肌、菱形肌 使肩關節屈曲： 喙肱肌、前三角肌	使肘關節伸直： 肱三頭肌、肘後肌

下肢

向心收縮

使髖關節屈曲：
腰大肌、髂肌、股直肌
使膝關節伸直：
膝關節肌、股廣肌

內收並內轉：
恥骨肌、股薄肌、內收長肌與內收短肌

提醒

本式較具挑戰性的部分並不是姿勢本身，而是姿勢與重力之間的關係，如果將本式逆時針轉動 45 度，就成了手杖式的垂直坐姿（其挑戰性可想而知）。

在理想狀態下，本式所有的重量都應該由坐骨與尾骨共同分擔，而不該全落在薦骨。如果腿部後側緊繃造成練習手杖式的障礙，同樣地，腿部後側緊繃也會讓身體很難既伸直雙腿又維持本式。在這個情況下，屈曲膝蓋讓脊椎維持中立會是個很好的選擇。

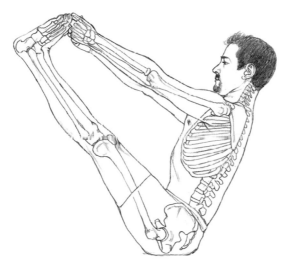

手臂伸長變化式

本式常被認為能夠鍛鍊腹肌，雖然事實上是如此，但腹肌的作用不是把身體拉成這個姿勢，而是幫助上半身抵抗重力而不會向後倒。讓身體維持在這個姿勢上的動作是髖關節屈曲。

屈曲膝蓋可以縮短下半身槓桿力臂，減輕本式的難度；同樣的，將手臂高舉過頭也會因為增長槓桿力臂，而增加本式的難度。

探究呼吸

在本式中保持身體穩定和平衡，可能會使你覺得呼吸非常節制且集中。在保持這個姿勢時，注意你的呼吸能在哪裡移動、不能在哪裡移動。我們來做個實驗，在進行腹式深呼吸時，試著練習船式。這會影響你維持姿勢的能力嗎？

KNEELING
POSES

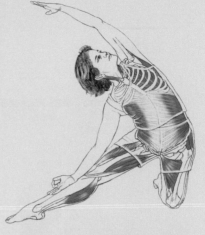

跪姿

　　當身體成跪姿，重量會落在膝蓋、小腿及足背。跪姿的身體重心比站姿更靠近地面，但比起坐骨直接接觸地面的坐姿，跪姿更遠離地面。從發育角度而言，跪姿（包括跪坐與跪立）是嬰兒從坐學會站的一個重要過渡姿勢。

　　從歷史上來看，跪姿也有降低自身地位以表示順從與敬拜之意，這或許是因為當一個人跪在地上，他會比站立時更缺乏防禦能力，尤其如果彎下頭的話。

　　如同我們在金剛坐與英雄坐裡所看到的，跪姿也是跟力氣與敏捷度有關的放鬆警覺姿勢。在武術裡，跪姿常被當成一種待機動作，比盤坐更能使人快速起身站立，合氣道甚至會訓練人們以跪姿進行抓摔動作。

　　在瑜伽訓練裡，跪姿通常用來協助活動髖關節，當我們把小腿和足部的活動度從支撐基礎中去除，就能將注意力集中在髖關節、兩側骨盆及骨盆底肌的動作上。跪姿也能提供穩定對稱的基礎，讓重心上提，使脊椎充分伸展，這點在駱駝式和單腿鴿王式等體位法上明顯展現。

金剛坐

英文名 Thunderbolt Posture

梵文名 Vajrasana（讀音：瓦遮拉撒那）

vajra ＝霹靂、金剛鑽

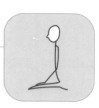

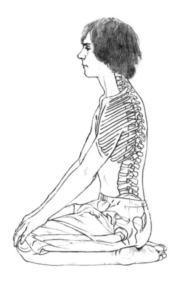
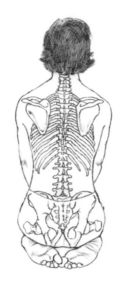
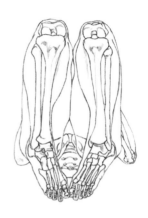

英雄坐

英文名 Hero's Posture

梵文名 Virasana（讀音：腓拉撒那）

vira ＝人物、英雄、首領

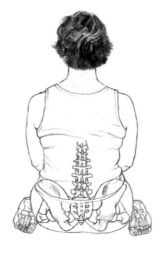
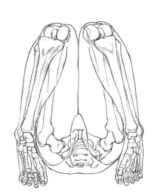

常見骨骼關節動作（前兩個姿勢）	
脊椎	**下肢**
中立或縱向伸直	髖關節屈曲、內轉並內收；膝關節屈曲；踝關節蹠屈

提醒

　　這兩個跪姿與簡易坐、至善坐及蓮花坐一樣，都以達到穩定（sthira）與舒適（sukha）為目的，也就是巴坦加里在《瑜伽經》裡描述所有體位法的基本特性。對稱的跪姿體位法中，沒有哪條腿盤在另一條腿前方。比起雙腿交盤會導致骨盆和髖部的動作不平衡（脊椎會有感覺），對稱跪姿更不容易使人分心。金剛坐和英雄坐也是支撐脊椎與顱骨的絕佳姿勢，能把這些感覺帶進體內，讓我們專注於呼吸或靜心冥想（作用與本章開始介紹的坐姿相同）。

　　對某些人而言，在髖關節和雙膝的層面上，這類跪姿比兩腿交叉的坐姿來得容易，因為髖關節無需像至善坐或簡易坐那樣外轉或外展。但對其他人而言，膝蓋、小腿和雙腳承受的壓力讓跪姿比盤坐更有挑戰性。

嬰兒式

英文名 Child's Pose

梵文名 Balasana（讀音：巴拉撒那）

bala ＝年幼的、童稚的、未成熟或未發展完全的

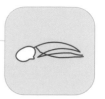

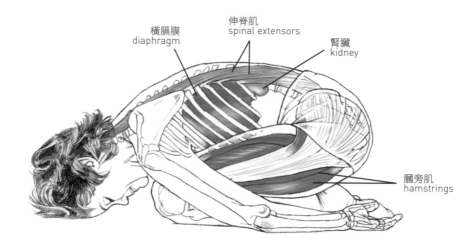

横膈膜
diaphragm

伸脊肌
spinal extensors

腎臟
kidney

膕旁肌
hamstrings

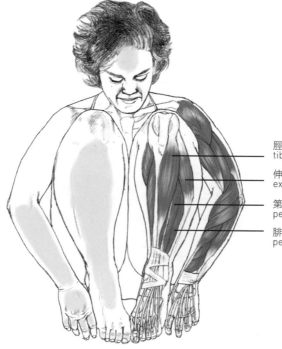

脛前肌
tibialis anterior

伸趾長肌
extensor digitorum longus

第三腓骨肌
peroneus tertius

腓短肌
peroneus brevis

骨骼關節動作	
脊椎	下肢
屈曲	薦骼關節前垂、髖關節屈曲並內收、膝關節屈曲、踝關節蹠屈

提醒

重力會把身體帶入更深的姿勢當中，展現出習慣用來支撐的位置。

本式的可行目標之一是讓坐骨碰到腳跟，和把額頭貼地。為了達到目標，許多肌肉需要拉長：軀幹和臀部後側、大腿和小腿前側，以及雙腳腳背。

本式可以有數種變化，包括兩膝拉開（以增加脊椎中立伸直的程度，並給予胸部及腹部更大空間）、手臂伸直越過頭部、雙手向後緊握腳跟、額頭靠在交叉的手臂上，以及將頭轉向一側。

若髖關節前端有時會產生擠壓感，可能是因為你習慣用髖關節前側肌肉把身體往下拉到大腿，而不是靠重力的牽引。（髖屈肌的肌筋膜缺乏分化也可能導致擠壓感。）

如果腳趾伸肌習慣性地緊繃（讓腳趾永遠處於上提狀態）或者雙腳骨骼活動度不足，那麼腳背就會出現緊繃感。此外，在進行本式以及金剛坐、英雄坐等類似姿勢時若發生抽筋，潛在原因可能是足部內在肌群活動不足。

探究呼吸

雖然本式常常用於休息或放鬆，但並不總能帶來平靜的效果。在髖關節完全屈曲並內收、軀幹正面俯靠在大腿前側表面的狀態下，你能否調整腹式呼吸的品質？呼吸動作能否到達後腰和肋廓後側？你有沒有從對環境保持警覺的能力當中獲得安全感？請注意你是否因為本式限制了視野而覺得焦慮？把雙臂放在不同位置是否會增加或減少你在本式中的呼吸能力？

臥英雄式

英文名 Reclining Hero Pose

梵文名 Supta Virasana （讀音：速普他 – 腓拉撒那）

supta ＝斜靠、躺下睡覺；vira ＝勇敢或著名的人物、英雄、首領

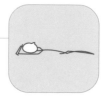

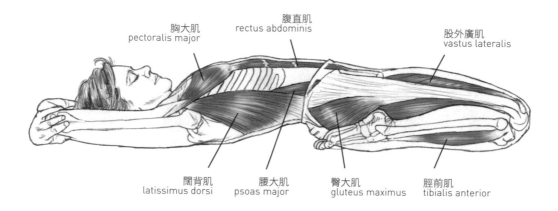

胸大肌
pectoralis major

腹直肌
rectus abdominis

股外廣肌
vastus lateralis

闊背肌
latissimus dorsi

腰大肌
psoas major

臀大肌
gluteus maximus

脛前肌
tibialis anterior

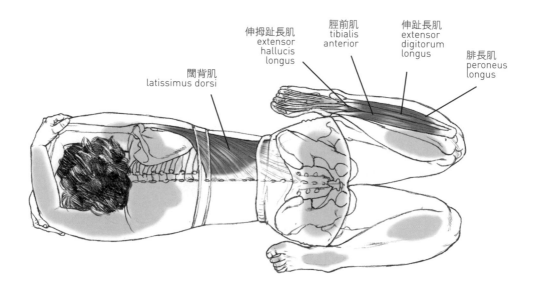

闊背肌
latissimus dorsi

伸拇趾長肌
extensor
hallucis
longus

脛前肌
tibialis
anterior

伸趾長肌
extensor
digitorum
longus

腓長肌
peroneus
longus

骨骼關節動作

脊椎	下肢
縱向伸直	薦骼關節後翹；髖關節伸直、內轉並內收；膝關節屈曲並內轉；踝關節蹠屈

部分肌肉動作

脊椎

向心收縮	*拉長*
防止腰椎過度鬆動： 腰小肌、腹肌	腰大肌

下肢

向心收縮	*拉長*
保持兩膝合併： 股薄肌、內收大肌	腰大肌、股直肌、股廣肌、縫匠肌、脛前肌、伸趾長肌、伸拇趾長肌

提醒

本式的手臂姿勢有很多變化：放在身體兩側、往頭部上方伸直，或用手肘支撐地面。（如果無法拉長背部淺層肌肉，那麼往頭部上方伸直手臂的動作，會因為肩胛骨和脊椎之間的肌肉而造成脊椎過度伸展。）

我們這些久坐的人常常會有讓髖部保持在相同姿勢的習慣，從而限制了髖關節伸直。雙腿內轉狀態下的髖關節伸直通常比雙腿外轉狀態下還要更有挑戰性。在臥英雄式當中，身體重量把髖關節限制在內轉位置，因此後仰的動作可能會表現為脊椎伸直（後彎），而非該有的髖關節伸直。

如果你在本式中強迫後背貼地，而髖關節屈肌無法拉長時，那麼力量會傳遞到下背部或膝蓋。如果你不把注意力放在背部貼地，而把專注力放在以最大限度的髖關節伸直來支撐本式，從而能更均勻地分配身體中的力量時，會發生什麼？保持雙腳的活動性，避免旋後，也有助於支撐膝關節的完整性。

如果逐步且謹慎地注意髖部的內轉及伸直動作，本式能幫助部分人緩解坐骨神經痛與下背痛。但是本式也可能導致部分人的下背痛會更加劇烈。

探究呼吸

在本式中，注意腰大肌和腹壁緊繃是否會造成腹腔前後兩側的壓力。注意你使用腹肌控制腰椎弧度的方式，是否會加劇或減緩這種對腹腔壓力的影響。你的呼吸能向肋廓後方或骨盆底部釋出而適應本式嗎？把注意力放在骨盆的呼吸動作，是否有助於釋放髖部和臀肌區域的張力？

駱駝式

英文名 Camel Pose

梵文名 Ustrasana （讀音：烏序爪撒那）

ustra ＝駱駝

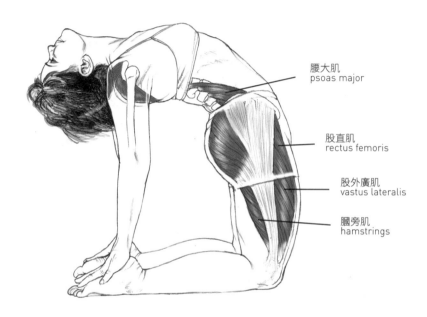

腰大肌
psoas major

股直肌
rectus femoris

股外廣肌
vastus lateralis

膕旁肌
hamstrings

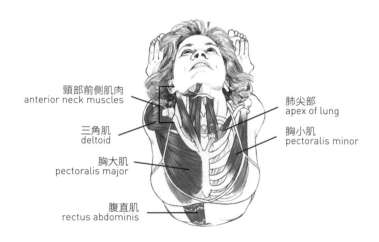

頸部前側肌肉
anterior neck muscles

三角肌
deltoid

胸大肌
pectoralis major

腹直肌
rectus abdominis

肺尖部
apex of lung

胸小肌
pectoralis minor

骨骼關節動作

脊椎	上肢	下肢
伸展	肩胛骨下轉並內收、肩關節伸展並內收；肘關節伸展	薦髂關節後翹、髖關節伸展並內收、膝關節屈曲、踝關節蹠屈

部分肌肉動作

脊椎

向心收縮	*離心收縮*	*一併拉長*
使脊椎伸展（雖然大部分的伸展動作都靠重力牽引）： 伸脊肌	**防止腰椎過度鬆動：** 腰小肌、腹肌 **在仰頭時抵抗頸椎過度伸展：** 頸部前側肌肉	腰大肌

上肢

向心收縮		*拉長*
使肩胛骨下轉、內收並上提： 菱形肌、提肩胛肌 **使肩關節穩定並防止肱骨頭前突：** 旋轉肌群	**使肩關節伸展並內收：** 肱三頭肌（長頭）、大圓肌、後三角肌 **使肘關節伸展：** 肱三頭肌	胸大肌與胸小肌、肱二頭肌、喙肱肌

下肢

向心收縮	*離心收縮*
使髖關節伸展、內收並內轉： 膕旁肌、內收大肌、臀大肌	**抵抗髖關節伸展及膝關節屈曲：** 股直肌 **抵抗膝關節屈曲：** 膝關節肌、股廣肌

提醒

　　理論上，重力會牽引軀幹呈後仰狀態，而阻止後仰運動的是雙臂和身體前側脊椎屈肌的離心動作。本式可能產生的挑戰之一，是把伸展動作分散在整條脊椎上，因為頸椎和腰椎通常比胸椎更容易伸展。練習本式的部分重點，就是學習脊椎的哪部分需要伸展少些、哪部分需要伸展多些。

　　你可能會發現不太容易用頸椎下端或胸椎上端來支撐脊椎伸展，當你將頭部的重量往後仰的時候更是特別困難，此動作會讓許多人覺得可怕或者迷失方向。在頸椎方面，頸部前側肌肉是以離心活動的方式支撐頭部；而在腰椎方面，腹部前側的肌肉也是進行離心收縮。逐步學習如何在頸部、胸部和腹部前側感受肌肉收縮和伸展，可能有助於練習這個體位法。

如果你的雙腿外轉（比如膝蓋分開、雙腳併攏），薦髂關節可能會更容易活動。對一些人來說，這會增加他們後仰的深度；對另一些人來說，這卻會讓他們的薦髂關節活動過多。（保持雙腿內轉有助於穩定薦髂關節，因為這樣能讓薦髂關節的前側更加對齊，而且會突顯髖關節伸展，而非薦骨的運動。）

駱駝式和其他深度後仰的體位一樣，可以讓消化系統產生強烈活動，尤其是食道，因此患有食道裂孔疝氣（hiatal hernia）的瑜伽修習者應謹慎練習。

重點提示：後仰體位是「開胸」的體位法嗎？

駱駝式和其他後仰體位法常被稱為「開胸瑜伽的體位法」。因為我們的心臟是三度空間的結構（所有器官都一樣），任何脊椎動作都有可能打開心臟的一側並關閉另一側。例如，脊椎伸展可能會擴張心臟前側，收縮後側；相反地，脊椎屈曲會收縮心臟前側、擴張心臟後側。（而側彎會使心臟的左側或右側邊擴張。）

流入和流出心臟的主要血管位於心臟後側表面，此一事實可能會引發人們質疑後仰對於開胸能產生多少作用，也可能會讓我們懷疑生理上擴張心胸究竟有沒有價值（無論使用這個譬喻的目的為何）。

探究呼吸

在駱駝式中，你能明白延展的腹壁所感受到的感覺嗎？因為胸腔結構的前側一直保持在吸氣位置，所以你可以觀察在駱駝式中是否更難以把吸氣深深帶進這些部位當中。你的呼吸還能往哪邊移動？比起充分呼吸，也許你更容易做到安靜且有效率的呼吸。最深層的頸部前側肌肉，以及肺尖部雖小但重要的呼吸動作，兩者之間的關係相當耐人尋味，而肺與上側的兩對肋骨和斜角肌有關。請記住，肺部的面積直達你的腋窩。

單腿鴿王式

英文名 One-Legged Royal Pigeon Pose

梵文名 Eka Pada Rajakapotasana（讀音：埃卡－帕達－拉賈卡普他撒那）

eka ＝一；pada ＝足、腿；raja ＝國王、國王的；kapota ＝鳩、鴿

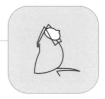

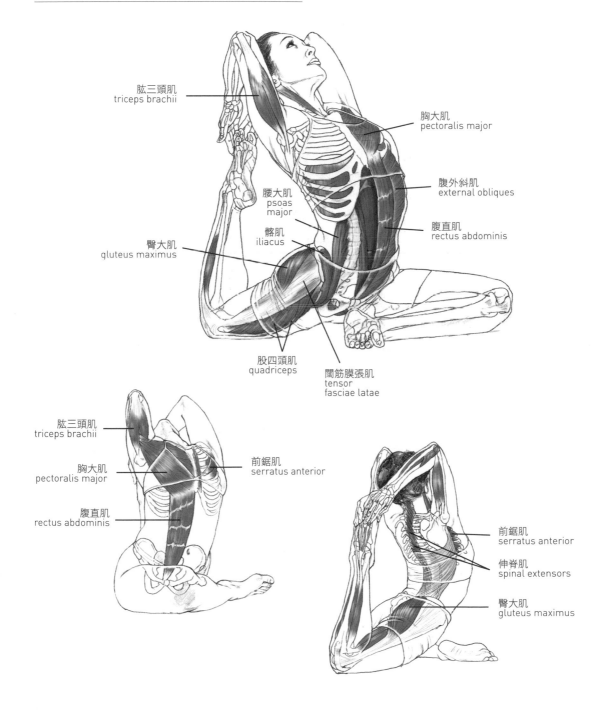

肱三頭肌
triceps brachii

胸大肌
pectoralis major

腰大肌
psoas
major

腹外斜肌
external obliques

髂肌
iliacus

腹直肌
rectus abdominis

臀大肌
gluteus maximus

股四頭肌
quadriceps

闊筋膜張肌
tensor
fasciae latae

肱三頭肌
triceps brachii

前鋸肌
serratus anterior

胸大肌
pectoralis major

腹直肌
rectus abdominis

前鋸肌
serratus anterior

伸脊肌
spinal extensors

臀大肌
gluteus maximus

骨骼關節動作

脊椎	上肢	下肢	
		前腳	後腳
伸展	肩胛骨上轉、外展並上提；肩關節屈曲、內收並外轉；前臂旋後；手部及手指屈曲	薦髂關節前垂、髖關節屈曲並外轉、膝關節屈曲、踝關節蹠屈、足部旋後	薦髂關節後翹；髖關節伸展、內轉並內收；膝關節屈曲；踝關節蹠屈

部分肌肉動作

脊椎

向心收縮		*離心收縮*
使脊椎伸展： 伸脊肌	**中和後腳位置產生的扭轉力：** 腹內斜肌（前腳側）；腹外斜肌（後腳側）	**防止腰椎過度伸展：** 腰小肌、腹肌

上肢

向心收縮	
使肩胛骨上轉、外展並上提： 前鋸肌、上斜方肌 **使肩關節穩定、屈曲並內收：** 旋轉肌群、腰大肌（上側肌纖維）、前三角肌、肱二頭肌（短頭）	**使前臂轉動並抓握足部：** 手部與手指的旋後肌與屈肌

下肢

前腳	後腳	
離心收縮	*向心收縮*	*拉長*
抵抗髖關節屈曲： 膕旁肌、梨狀肌、閉孔內肌、上孖肌與下孖肌	**使髖關節伸展、膝關節屈曲：** 膕旁肌 **使髖關節伸展、內轉並內收：** 內收大肌	髂肌、腰大肌、股直肌

提醒

　　就跟所有體位法一樣，本式會隨著每位修習者在興趣、肌力、平衡感和活動度上的差異，而出現各式各樣不同的體驗。由於本式可能的一種起始動作是跪姿，因此被歸類為跪姿體位法，但事實上進行本式時的支撐基礎並不是跪姿，而是由前腿後側面以及後腿前側面組成的獨特支撐面。另一個支撐基礎類似的姿勢，是猴神哈努曼式。

　　在本式中，身體重量可能帶給前方膝蓋、前方腿膕旁肌附著點，或後方腿的髖部內側和大腿額外的壓力。骨盆底部、雙腿後方和骨盆離心出力能幫助將重力所產生的重量分散到整個下盤。

　　儘管前腳外轉，但本式仍然需要大幅拉長髖關節外側的外轉肌，原因是這些肌肉同時也是髖關節伸肌及外展肌，而且前腳的動作包括髖關節伸展與內收——前腳內收越多，就會更強調這些肌肉。

　　當前腳的膝關節伸展得較多（膝蓋屈曲接近 90 度），髖關節的轉動會更為劇烈。這個動作可能會對膝蓋產生較大的壓力，尤其當髖關節的活動度不佳、膝關節又成 90 度屈曲，會更容易受到扭轉力的傷害。足部和踝關節的動作可以幫助穩定並保護膝關節。

探究呼吸

　　駱駝式（或者任何深入的後仰體位法）衍生出的許多相同呼吸探究都與鴿式有關，並額外關注手臂舉過頭頂的姿勢會如何影響肺臟上半部肺葉的呼吸。這點與駱駝式手臂向後伸展形成了對比。

變化式：前彎式

英文名 Folded Forward

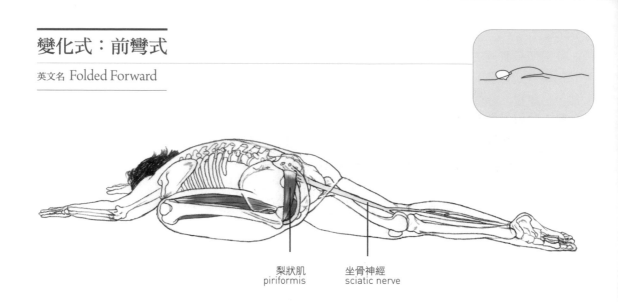

梨狀肌
piriformis

坐骨神經
sciatic nerve

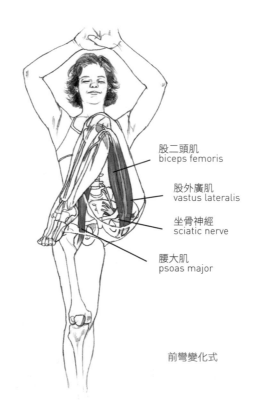

股二頭肌
biceps femoris

股外廣肌
vastus lateralis

坐骨神經
sciatic nerve

腰大肌
psoas major

前彎變化式

提醒

　　本變化式中，髖關節的深度屈曲以及身體重量對前腳造成的負荷，一方面會強化前腳大腿後側和其他髖伸肌的動作，另一方面會縮減後腳髖關節與脊椎的動作。

本式經常用於「伸展」坐骨神經，然而如果坐骨神經痛已經存在，伸展坐骨神經就不一定有用。練習本式可能的確有助於緩解坐骨神經痛，但更可能的原因是髖關節與骨盆的鬆動以及下半身肌肉共同產生的作用。

這些插圖呈現了坐骨神經與梨狀肌在不同姿勢中的關係：

1. 髖關節中立位置（如圖 a）
2. 外轉並外展，此動作會縮短梨狀肌（如圖 b）。
3. 髖關節屈曲，梨狀肌及其他外轉肌開始延長（如圖 c）。
4. 髖關節屈曲並內收，使梨狀肌延展到最長，坐骨神經也延長（如圖 d）。

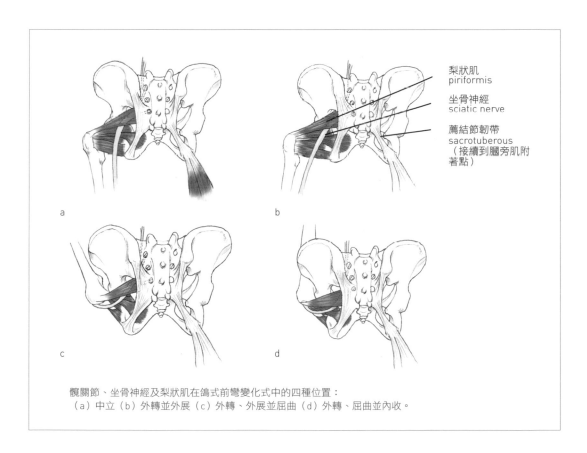

梨狀肌
piriformis

坐骨神經
sciatic nerve

薦結節韌帶
sacrotuberous
（接續到膕旁肌附
著點）

a

b

c

d

髖關節、坐骨神經及梨狀肌在鴿式前彎變化式中的四種位置：
（a）中立（b）外轉並外展（c）外轉、外展並屈曲（d）外轉、屈曲並內收。

門閂式

英文名 Gate-Latch Pose

梵文名 Parighasana（讀音：帕里嘎撒那）

parigha ＝閂門用的鐵桿

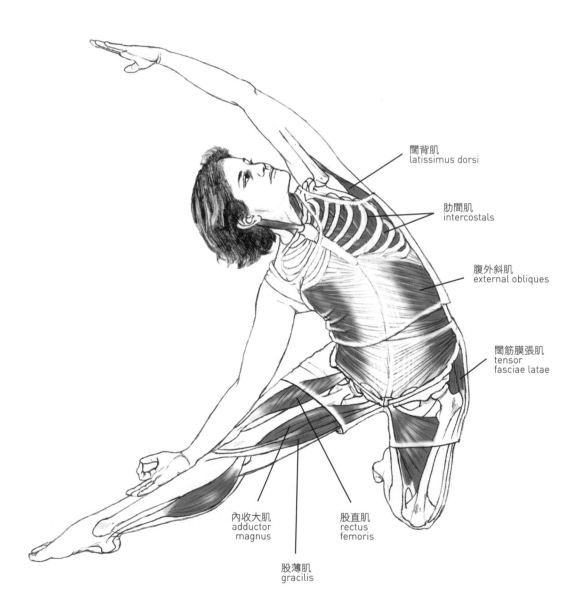

闊背肌
latissimus dorsi

肋間肌
intercostals

腹外斜肌
external obliques

闊筋膜張肌
tensor
fasciae latae

內收大肌
adductor
magnus

股直肌
rectus
femoris

股薄肌
gracilis

骨骼關節動作

脊椎	上肢		下肢	
	上側手臂	下側手臂	跪立腿	伸直腿
側彎、頸椎轉動並伸展	肩胛骨上轉並上提、肩關節外展、肘關節伸直	肩關節外展、前臂旋後	髖關節伸直並內收、膝關節屈曲、踝關節背屈	髖關節屈曲、外轉並外展；膝關節伸直；踝關節蹠屈

部分肌肉動作

脊椎

向心收縮	離心收縮
將軀幹導向正面： 腹內斜肌（跪立腿側）；腹外斜肌（伸直腿側）	**防止身體失去平衡：** 腹外斜肌、腰方肌（跪立腿側）

上肢

上側手臂

向心收縮	離心收縮
使肩胛骨上轉、外展並上提： 前鋸肌 **使肩關節穩定：** 旋轉肌群 **使肘關節伸直：** 肱三頭肌、肘後肌	**使手臂伸直越過頭部而不失去平衡：** 大圓肌、闊背肌

下肢

伸直腿		跪立腿		
向心收縮	離心收縮	向心收縮	離心收縮	一併拉長
使腿部轉動並外展： 縫匠肌、梨狀肌、上孖肌與下孖肌、閉孔內肌	**防止髖關節塌陷：** 膕旁肌	**使髖關節伸直、內收並內轉：** 膕旁肌、內收大肌、臀大肌	**抗拒髖關節伸直及膝關節屈曲：** 股直肌 **抗拒膝關節屈曲：** 膝關節肌、股廣肌	臀中肌與臀小肌、闊筋膜張肌

提醒

當你側向屈曲脊椎時，椎間關節也會跟著旋轉。重力的牽引和軀幹肌肉的螺旋狀排列，這兩者會導致你在做這個側彎體位（也請參見反轉頭碰膝式）時容易旋轉軀幹，通常轉向下方腿部。有一種方法能盡量減少旋轉幅度，做到最大程度的側向屈曲，那就是漸進地進入體位，找到脊椎每個部位（頸椎、胸椎和腰椎）的側向屈曲幅度，同時注意可能發生旋轉、屈曲和伸展的部位。

如果你的跪立腿的髖關節外側肌肉中習慣性緊繃，那麼髖關節可能會嘗試屈曲，而非保持中立的伸展和內收。當你的後背肌肉習慣性地緊繃，手臂高舉過頭頂可能會把肋廓向前推（整體而言會限制浮肋的活動並阻礙呼吸），或把肩胛骨向下拉（即使在手臂上舉的情況下），可能進而導致越過肩關節的肌肉發生夾擠。

重點提示：有可能做出純粹的側彎嗎？

當我們要求學生做出單純的側彎（或是任何平面、二度空間的運動），彷彿身處兩片玻璃之間，這個動作遠不是外觀那麼簡單。重點在於，要認知到所有運動都是三度空間的，那些簡單的外觀和動作都牽涉到脊椎和四肢的關節、韌帶和肌肉的複雜調整與協調。

每當你側曲脊椎（側彎）時，椎間關節也會發生旋轉。由於關節面的角度，側曲一定會牽涉此一關節的屈曲和伸展，並且因為椎間盤不對稱的壓縮和來自脊椎韌帶的對側張力，側曲時也總會產生縱向旋轉。

你不可能在單個椎間關節（兩個椎骨之間）做出純粹的側曲。當你做出單純的側曲，不帶屈曲或伸展，你其實是在許多椎間關節上執行一連串複雜的動作，用以平衡發生在整條脊椎上的屈曲和伸展。

探究呼吸

在這種（或任何一種）高度不對稱的體位法當中，呼吸能顯現出問題，因為橫膈膜及其器官關係本身就相當不對稱。在本式中，橫膈膜的哪一側似乎移動得更多？是伸展的上側還是受擠壓的下側？在這種不尋常的姿勢中，你是否感覺呼吸從身體前側到後側能均勻分布？如果換邊練習，這些問題的答案是否相同？

獅子式

英文名 Lion Pose

梵文名 Simhasana（讀音：西姆哈撒那）

simha ＝獅子

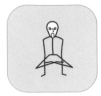

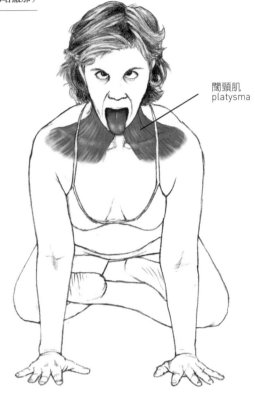

闊頸肌
platysma

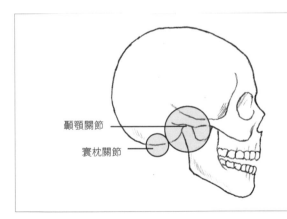

顳顎關節

寰枕關節

顳顎關節（temporomandibular joint, TMJ）是顱骨的重力中心點，寰枕關節（atlanto-occipital joint, AO joint）則是顱骨的支撐基礎。

骨骼關節動作

脊椎

寰枕關節屈曲、脊椎中立、眼珠內收並往上看

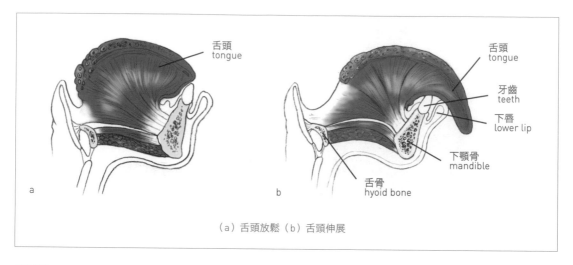

（a）舌頭放鬆（b）舌頭伸展

提醒

　　伸舌頭的動作會提高舌骨，連帶影響舌肌、胸骨、腹直肌、恥骨、骨盆底肌群和消化系統。

　　強大的呼氣動作（獅子吼）會用上橫膈膜、骨盆膈膜與聲帶這三道膈膜；本式也會徵召闊頸肌；眼睛的上直肌與內直肌也會收縮，讓眼珠可以注視內側及上方。

　　獅子式可以刺激和放鬆許多平時經常被忽略的肌肉。舌頭和下顎可視為是頸部前面的結構，而頸部緊繃往往與這些構造的習慣性緊繃有關。有意識地活動這些肌肉可以提高吸氣時放鬆肌肉的能力。

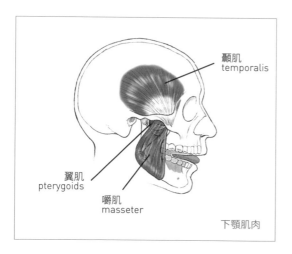

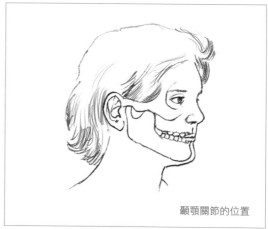

探究呼吸

　　進行本式時通常會以嘴用力呼氣，然後在接下來的吸氣時放鬆。如果你能維持在本式中呼吸數次，在下顎打開、伸出舌頭的狀態下用嘴吸氣，會發生什麼事？你能捲曲舌頭向上抵住軟顎，同時讓下顎敞開嗎？這樣是否會影響你保持呼吸道暢通以便呼吸的能力？

SUPINE POSES

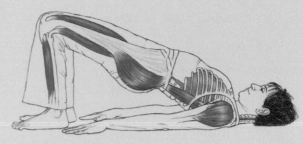

仰臥姿勢

CHAPTER 11

在英文裡，supine 意指身體正面朝上仰臥，跟之相反的是 prone，也就是身體正面朝下俯臥。同樣的道理，supination 是指把手部、足部或四肢上轉，pronation 是指把這些部位下轉。

有趣的是，如果追溯到這兩個字的拉丁文起源，supinus 的意思是往後傾，pronus 的意思是往前傾，剛好跟仰臥和俯臥平常的動作相反：在仰臥體位法中，身體動作通常來自身體前側活動使得脊椎與四肢屈曲；在俯臥體位法中，則來自脊椎或四肢的伸展。

在站姿中，最基本的是山式，最基本的仰臥姿勢則是攤屍式。在攤屍式裡，身體背面幾乎完全受到地面支撐，沒有掉落的問題，因此所有的姿勢肌都能擺脫平常與重力互動的模式，得到放鬆，從而顯露其他的模式。

攤屍式的重心點最低，不僅是所有仰臥體位法的起始動作，通常也是終止動作。由於身體在仰臥時幾乎不用施力就能維持穩定，因此這類體位法通常屬於「langhana」（能量消減），然後隨著重心上移逐漸趨於「brahmana」（能量擴張，見第 6 章「鎖印」）。但如同前述，每個人的反應可能不大相同。

攤屍式

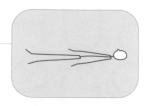

英文名 Corpse Pose

梵文名 Savasana （讀音：撒瓦撒那）

sava ＝屍體

本式又稱為大休息式，有時也稱做死亡式（death pose），
梵文為 Mrtasana（姆利塔撒那），mrta 意指死亡。

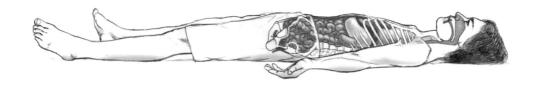

提醒

　　攤屍式據說是最容易執行但最不容易精通
的體位法，即使我們在其他體位法中已經增
強了平衡、力量或柔軟度，但挑戰在於全然
放鬆的情況下必須保持覺知，這以另一種方
式展現了我們動作與思考的習慣模式。

　　在本式中，身體與地面完全接觸並承受重
量的部位，就是原發性弧度（見第 5 章，圖
5.30），包括腳跟、小腿、大腿、臀部、肋廓、
胸椎、肩胛骨及顱骨。未與地面接觸的部位
反映出身體的繼發性弧度，尤其是腳踝、膝
關節、腰椎區段和頸椎這些部位後方的空
隙。手臂與地面的接觸點會依個人而大相逕
庭，手臂能擺放成不同姿勢。

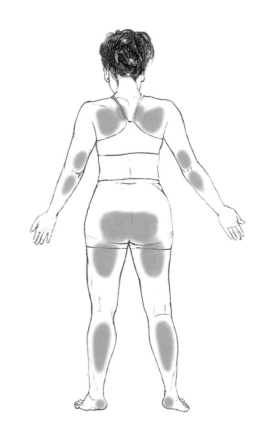

藍色區塊代表身體主要承受重量的部位，包括大
部分的原發性彎曲。

對稱性

很多人在做攤屍式時，會刻意把四肢擺成視覺上完全對稱的形狀，但這跟我們身體動覺或本體感覺的回饋互相牴觸，因為視覺上的對稱並不等於感覺上的對稱。我們可以透過不同方法協調這種內在經驗與外在經驗的差別。

我們可以盡量讓四肢對稱放好，看看能否在無需做出反應的狀況下，接收到不對稱感的動覺回饋。也許我們的本體感覺可以適應這個新訊息，重新定義我們對中立的認知。

或者我們可以改把重點放在內部感覺上，尋求內在的平靜與舒適，而不去管四肢擺位有多麼不對稱。我們可以在肢體不對稱的情況下尋找平衡感，這之中的差別值得所有人去認識，因為我們的內在組織沒有一個是完全對稱的，但卻都有尋求平衡與和諧的能力。由於人體天生就是不對稱的，因此對這個事實做出某種程度的妥協，有助於達到心理與生理上的深度放鬆狀態。

探究呼吸

攤屍式中的身體靜止能讓你的身體徹底休息，新陳代謝不須對抗重力。氧氣的需求量減少能讓你的呼吸非常平靜，但真的是這樣嗎？你的身體在本式中真的感到平靜嗎？你有沒有發現本式中所有微小的動作？你能覺察自己的呼吸，但不試圖控制嗎？

重點提示：攤屍式很放鬆嗎？

瑜伽老師希望學生在本體式中體驗全然的放鬆，但學生有可能常常感覺相反。許多學生會變得焦慮不安，不只是因為要刻意讓身體靜止，也因為老師暗示他們應該要感覺到平靜、放鬆或舒適。練習本式時，最好把目標設定為探究自己實際上的感受，而不是告訴學生他們應該要有什麼感覺（就這點而言，所有體位法皆如此）。

膝碰胸式

英文名 Knees-to-Chest Pose

梵文名 Apanasana（讀音：阿潘那撒那）

apana ＝可將廢物排出身體系統的生命氣（下行氣）

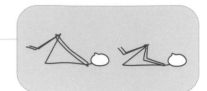

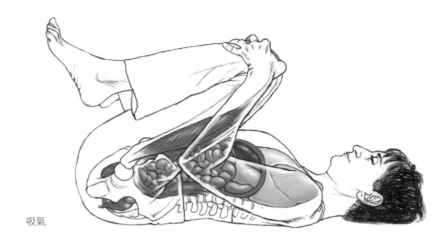

吸氣

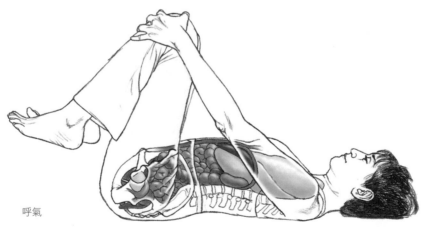

呼氣

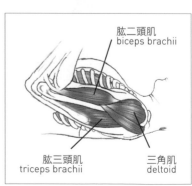

肱二頭肌
biceps brachii

肱三頭肌
triceps brachii

三角肌
deltoid

提醒

　　膝碰胸式是一項重要的「瑜伽治療」工具，因為容易實行，而且可以直接把呼吸與身體動作連結起來。在這個簡單的串連動作裡，兩手各自放在膝蓋上，一邊吸氣一邊將雙腿拉離身體，再一邊呼氣一邊將雙腿拉向身體。這個體位法可以有多種進行方式，例如透過和緩的呼吸、簡單的四肢動作或更強有力的脊椎動作。每種進行方法都會對呼吸和動作提供不同的關係體驗。

探究呼吸

　　本式在將兩膝拉向身體時，這個動作可以不使用手臂協助，純粹靠腹肌與髖關節屈肌進行；也可以在放鬆腹肌與髖關節屈肌的情況下靠手臂把大腿壓向腹部。試著在兩者中切換，看看哪種方式能最有效地在呼氣時刺激橫膈膜放鬆和上移。

　　下背部不適有時是橫膈膜緊繃所引起的，而本式正是幫助下背部放鬆最簡單有效的方式，讓腹部活動，為腹肌提供更多膈膜端的「空間」，提供姿勢上的支撐。

　　總括來說，雙腿支撐式與膝碰胸式是一組強大的對照動作，可以帶來深遠的改變及療癒。

重點提示：出現下行氣

　　膝碰胸式的另一個名稱是「排氣式」，以單腿變化式來練習的時候特別適用此名稱。在團體課中說明此事會有好處，如果有人真的放屁，事先說明就能讓學生感到自己達成練習目標，而不會因為放屁而無地自容。

橋式

英文名 Bridge Pose

梵文名 Setu Bandhasana（讀音：塞突 – 班達撒那）

setu ＝壩、堤或橋；bandha ＝鎖；setubandha ＝築起一座堤道或橋樑；壩或橋

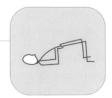

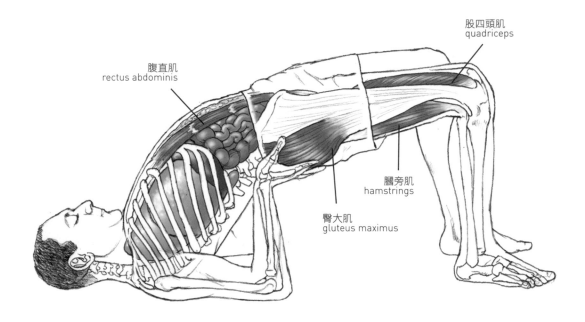

股四頭肌
quadriceps

腹直肌
rectus abdominis

膕旁肌
hamstrings

臀大肌
gluteus maximus

骨骼關節動作

脊椎	上肢	下肢
頸椎與上胸椎屈曲、下胸椎及腰椎伸展	肩胛骨內收、下轉並上提；肩關節伸直並內收；肘關節屈曲；前臂旋後；腕關節背屈	薦髂關節後翹、髖關節伸直、膝關節伸展；踝關節背屈

部分肌肉動作

脊椎

向心收縮	離心收縮
使下胸椎與腰椎伸展： 伸脊肌	防止腰椎過度伸展： 腰小肌、腹肌

上肢

向心收縮	*離心收縮*
使肩胛骨內收、下轉並上提： 菱形肌、提肩胛肌 **使肩關節穩定並防止肱骨頭前突：** 旋轉肌群 **使肩關節伸直並內收：** 肱三頭肌（長頭）、大圓肌、後三角肌 **使肘關節屈曲、前臂旋後：** 肱二頭肌、肱肌	**承受並支撐骨盆重量：** 腕關節及手部的屈肌

下肢

向心收縮	*拉長*
使髖關節伸直： 膕旁肌、臀大肌 **使髖關節伸直、內收並內轉：** 內收大肌、股薄肌 **使膝關節伸展：** 膝關節肌、股廣肌	腰大肌、髂肌

提醒

　　本式需要伸展髖關節和下半部脊椎，難度在於完全伸直髖關節而不外展或外轉，導致雙膝彼此拉開。如果你發現結合了屈曲、外轉和外展的髖關節肌肉，比伸展、內轉和內收的肌肉來得更活躍的話，你可以降低骨盆高度，練習找到雙腿不同的肌肉模式（而不是盡可能抬高骨盆之後把膝蓋併攏）。雖然膝關節的姿勢最終呈屈曲狀，但將身體帶進本式的卻是伸展動作，因為膝關節的屈曲幅度是由大變小。

　　肩胛骨在上提和內收的過程中會向地面移動，把肋廓抬離地面，同時肩胛骨下轉，肱骨在身下向彼此靠攏。這個結合下轉、上提和內收的動作看似矛盾，但卻有可能發生，而且對於創造本式的支撐基礎來說相當重要。此基礎有個關鍵，在於肩胛骨不能受到壓迫或朝背部下拉，因為這樣會使肩胛骨遠離頸椎，讓屈曲的脖頸（而非肩帶）承受上半身重量。

　　本式的肩帶與手臂動作也是支撐肩立式與倒箭式的支撐基礎；髖關節與腿部的動作則與向上弓式（即輪式）的上抬動作相同。

探究呼吸

　　橋式中，你的脊椎姿勢結合了後彎和頸椎向前屈曲。在本式中，你有沒有感覺呼吸的組織或部位受限或者順暢？飽滿的與和緩的呼吸，哪種能協助你在橋式中保持姿勢？無論你的雙手放在哪裡，你能感覺到雙手下方的呼吸動作嗎？

變化式：雙腿支撐式

英文名 Two-Legged Table

梵文名 Dwi Pada Pitham （讀音：德維－帕達－皮特姆）

dwi ＝二；pada ＝足部；pitham ＝凳子、座位、椅子、長椅

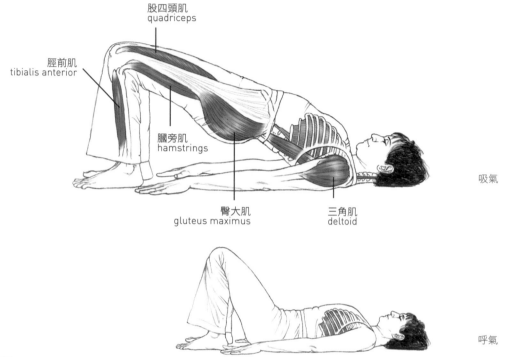

股四頭肌
quadriceps

脛前肌
tibialis anterior

膕旁肌
hamstrings

臀大肌
gluteus maximus

三角肌
deltoid

吸氣

呼氣

提醒

除了手臂姿勢以外，本式的肌肉、脊椎及關節動作，看起來都跟橋式幾乎相同。橋式和雙腿支撐式的主要差別在於，雙腿支撐式屬於串連瑜伽，也就是配合吸氣和呼氣所進行的動態動作。

這個體位法雖然簡單，但是用途很多，不僅可藉由多種方式釋放脊椎及呼吸構造的張力，在做橋式及向上弓式等類似體位法時，也有助於平衡用來支撐身體的腿部及髖關節動作。

探究呼吸

練習本式時，你可以利用多種呼吸模式來上提或降低脊椎：吸氣時上提，呼氣時向下，或反向操作，又或只在呼氣或吸氣時移動。如果你的主要目標是在上提和降低時體驗最多脊椎的串連動作，那麼哪種呼吸模式會有幫助？請記住，你可能每天都會有不同的答案。

你還可以設定另一個目標，在脊椎沉向地板時去感覺三個鎖印啟動。試著在呼氣結束時憋氣（此動作稱為外懸息，bahya kumbhaka），並放下脊椎。隨著腹腔器官朝向壓力較小的胸腔上升，這種呼吸法可以對盆底肌群產生一股上抬力量。接下來的吸氣動作，你能不能感受到盆底肌群大幅向下放鬆，以及察覺這個有時會緊張的部位產生了明顯的釋放感？

支撐肩立式

英文名 Supported Shoulder Stand

梵文名 Salamba Sarvangasana （讀音：撒隆巴 - 薩凡嘎撒那）

salamba ＝有支撐的（sa ＝有；alamba ＝支撐）；sarva ＝所有；anga ＝四肢

此支撐肩立式和下一個無支撐肩倒立式之間的差別，就在於是否以肩膀支撐（salamba）。

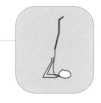

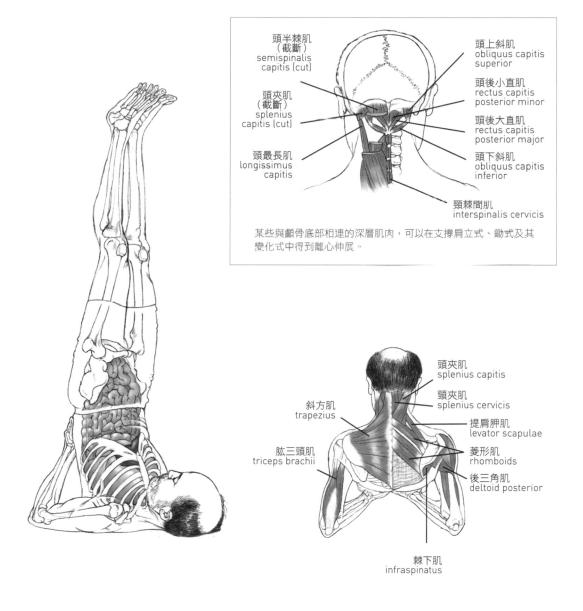

頭半棘肌（截斷）
semispinalis capitis (cut)

頭夾肌（截斷）
splenius capitis (cut)

頭最長肌
longissimus capitis

頭上斜肌
obliquus capitis superior

頭後小直肌
rectus capitis posterior minor

頭後大直肌
rectus capitis posterior major

頭下斜肌
obliquus capitis inferior

頸棘間肌
interspinalis cervicis

某些與顱骨底部相連的深層肌肉，可以在支撐肩立式、鋤式及其變化式中得到離心伸展。

斜方肌
trapezius

肱三頭肌
triceps brachii

頭夾肌
splenius capitis

頸夾肌
splenius cervicis

提肩胛肌
levator scapulae

菱形肌
rhomboids

後三角肌
deltoid posterior

棘下肌
infraspinatus

骨骼關節動作

脊椎	上肢	下肢
頸椎與上胸椎屈曲、下胸椎與腰椎伸展	肩胛骨內收、下轉並上提；肩關節伸展並內收；肘關節屈曲；前臂旋後；腕關節背屈	髖關節伸直並內收、膝關節伸直、踝關節背屈

部分肌肉動作

脊椎

調校向心收縮與離心收縮，以支撐脊椎：伸脊肌與屈脊肌	*離心收縮*
	對抗身體重量造成的屈曲：頸部伸脊肌

上肢

向心收縮

使肩胛骨內收、下轉並上提：菱形肌、提肩胛肌 使肩關節穩定並防止肱骨頭前突：旋轉肌群	使肩關節伸展並內收：肱三頭肌（長頭）、大圓肌、後三角肌 使肘關節屈曲、前臂旋後：肱二頭肌、肱肌 支撐胸廓：腕關節及手部的屈肌

下肢

向心收縮

防止腿部朝臉部墜落：膕旁肌、臀大肌 使髖關節伸直、內收並內轉：內收大肌、股薄肌	使膝關節伸直：股廣肌

提醒

本式跟橋式一樣以肩帶作為支撐基礎（不是頸部），因此要真正做到肩立式，負責內收、下轉和上提肩胛骨的肌肉就必須夠強壯，才能使肩胛骨在承受全身重量的狀態下維持住姿勢。在準備進入本式時，肩胛骨必須上提，如果肩胛骨被壓下去，全身重量就會落在屈曲的頸椎上，使頸椎很容易因為過度動作而受傷。

從鋤式進入本式時，伸脊肌會更加費力，尤其是在胸椎的部位，因為胸椎的伸脊肌正預備從拉長狀態進行收縮；從橋式進入本式，則會讓肩關節伸肌及屈脊肌更為費力。

脊椎肌肉與腹肌在維持本式時會比進入本式還要輕鬆，不過持續停留在本式卻會為肩胛骨的肌肉帶來更大挑戰，因為這些肌肉無論在收縮或伸展時，都需要承受身體靜止時的重量。

探究呼吸

　　肩帶的活動度與穩定性，以及呼吸相對的自由程度，你能感受到這兩者在本式的關係嗎？本式需要靠整個肩膀區域提供相當大的靈活度和力量。你有沒有注意到肩帶完整性與體重下移到胸部，這個情況與橫膈膜運動的阻力增加有什麼關係？無論你的雙手放在哪裡，你能感覺到雙手下方的呼吸動作嗎？

　　如同任何倒立體位法一樣，我們可以把焦點放在保持肋廓底部開放，讓橫膈膜和腹部內臟能有效地朝頭顱的方向移動。這種往頭部的移動又會對呼吸造成什麼影響？

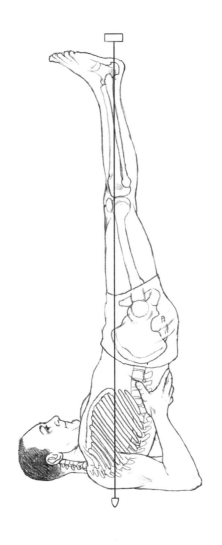

重心鉛垂線從支撐基礎的中央通過

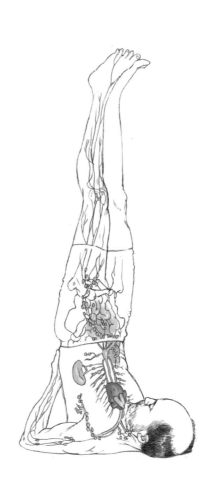

肩立式的淋巴引流

無支撐肩立式

英文名 Unsupported（No-Arm）Shoulder Stand

梵文名 Niralamba Sarvangasana（讀音：尼拉隆巴－薩凡嘎撒那）

niralamba ＝無支撐的、自立的、自我支撐的；sarva ＝所有；anga ＝四肢

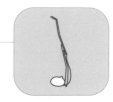

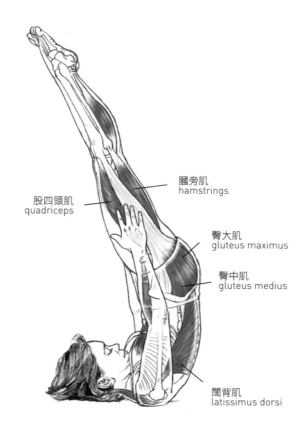

股四頭肌
quadriceps

膕旁肌
hamstrings

臀大肌
gluteus maximus

臀中肌
gluteus medius

闊背肌
latissimus dorsi

骨骼關節動作

脊椎	上肢	下肢
頸椎與上胸椎屈曲、下胸椎與腰椎伸展	肩胛骨內收、上轉並上提；肩關節內收；肘關節伸展；前臂旋前	髖關節伸直並內收、膝關節伸直、踝關節蹠屈

部分肌肉動作

脊椎

調校向心收縮與離心收縮，以支撐脊椎：伸脊肌與屈脊肌	*離心收縮*
	對抗身體重量造成的屈曲：頸部伸脊肌

上肢

向心收縮

使肩胛骨內收、上轉並上提：
斜方肌、提肩胛肌
使肩胛骨上轉：
前鋸肌
對抗重力牽引，使肩關節屈曲並內收：
小圓肌、喙肱肌

使肩關節穩定並防止肱骨頭前突：
旋轉肌群
使肩關節內收、肘關節伸展：
肱三頭肌

下肢

向心收縮

防止腿部朝臉部墜落：
膕旁肌、臀大肌

使髖關節伸直、內收並內轉：
內收大肌、股薄肌
使膝關節伸直：
股廣肌

提醒

在本式中，肩胛骨需要內收、上提並微幅上轉，由於缺乏手臂的槓桿作用，因此負責使肩胛骨在肋廓上移動的肌肉需要出很多力，而這看起來可能跟同時執行內收、上提與上轉的動作互相矛盾。但為了保護頸部，這個動作確實有可能辦得到，而且事實上也有其必要：如果肩胛骨沒有維持內收，全身重量就會落到脊椎上；如果肩胛骨不上轉，手臂在伸向膝蓋時就會遇到困難。（肩胛骨雖然在伸向膝蓋時處於中立轉動位置，但得藉由上轉才能來到該位置，就像在支撐肩立式中肩胛骨會先下轉一樣。）

能讓胸椎和上半部腰椎產生屈曲的肌肉會強烈收縮，以保持胸椎屈曲。因為缺乏手臂支撐，腰椎會屈曲，以便將雙腿拉向頭頂並對抗重力的牽引。為了對抗腰椎屈曲的傾向，伸脊肌會進行更強烈的離心收縮，以免身體翻落地面。

由於手臂無法提供對稱的槓桿作用，因此這個靠伸脊肌與屈脊肌達成平衡的姿勢，會顯露出平常察覺不到的不平衡，而當不平衡發生，會使身體更難維持平衡。

探究呼吸

在無支撐肩立式中，軀幹伸肌群與屈肌群的強烈動作會對呼吸組織的形狀改變產生強大阻力。這個頗具挑戰性的平衡姿勢之中，如果你試著過度深呼吸，對平衡會有什麼影響？如果你努力追求呼吸動作的效率（也就是找出維持姿勢所需的最小氣力），讓有限的呼吸動作提供足夠的能量去維持身體平衡，你會發現什麼？

倒箭式

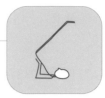

英文名 Inverted Pose

梵文名 Viparita Karani Asana（讀音：維帕瑞他－卡拉尼－阿撒那）

viparita ＝倒轉的、反向的；karani ＝做、行動

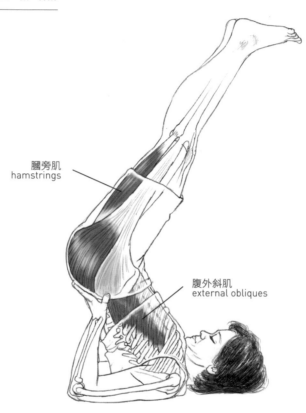

膕旁肌
hamstrings

腹外斜肌
external obliques

骨骼關節動作

脊椎	上肢	下肢
頸椎與上胸椎屈曲、下胸椎與腰椎伸展	肩胛骨內收、下轉並上提；肩關節伸展並內收；肘關節屈曲；前臂旋後；腕關節背屈	髖關節伸直並內收、膝關節伸直、踝關節背屈

部分肌肉動作

脊椎

向心收縮	離心收縮
使下胸椎伸展： 伸脊肌	對抗腰椎過度伸展及腿部重量： 腰大肌與腰小肌、腹肌

上肢

向心收縮	離心收縮
使肩胛骨內收、下轉並上提： 菱形肌、提肩胛肌 **使肩關節穩定並防止肱骨頭前突：** 旋轉肌群 **使肩關節伸展並內收：** 肱三頭肌（長頭）、大圓肌、後三角肌 **使肘關節屈曲、前臂旋後：** 肱二頭肌、肱肌	**承受並支撐骨盆重量：** 腕關節及手部的屈肌

下肢

向心收縮	離心收縮
使膝關節伸直： 股廣肌	**防止腿部朝臉部墜落：** 膕旁肌、臀大肌 **使髖關節伸直、內收並內轉：** 內收大肌、股薄肌

提醒

在本式中，腹肌會主動進行離心收縮，但如果腹肌無法調節自己的伸展度，骨盆重量就會落到手部或腕關節上。強化自己進入或離開本式的能力，將有助於執行其他同樣需要腹肌離心收縮的動作，例如把腿部從頭立式或手立式的位置彎垂成向下弓式，還有維持樹式的穩定，以及從山式後仰成向下弓式等等。

另外，每個人的上下半身比例，以及重量分布上的差異，都會大幅影響本式的體驗。比起上半身較重的人，下半身較重的人可能會發現更難控制動作。

探究呼吸

關於其他倒立體位法的考量也適用於本式。試試看練習本式時用抱枕、摺疊的毯子或者牆壁來支撐。這些都是修復瑜伽（restorative yoga）的重要練習。

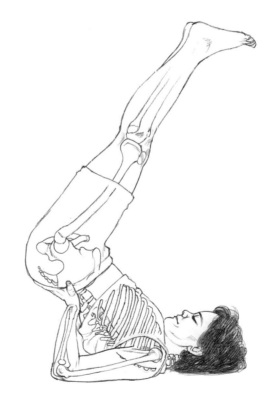

下降版的倒箭式

鋤式

英文名 Plow Pose

梵文名 Halasana（讀音：哈拉撒那）

hala ＝鋤頭

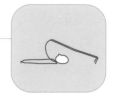

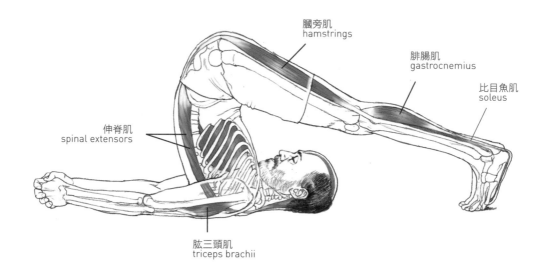

膕旁肌
hamstrings

腓腸肌
gastrocnemius

比目魚肌
soleus

伸脊肌
spinal extensors

肱三頭肌
triceps brachii

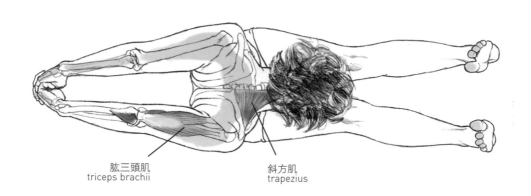

肱三頭肌
triceps brachii

斜方肌
trapezius

骨骼關節動作		
脊椎	**上肢**	**下肢**
屈曲	肩胛骨內收、下轉並上提；肩關節伸展並內收；肘關節伸直；前臂旋前；腕關節伸直；手指及手掌屈曲	薦髂關節前垂、髖關節屈曲並內收、膝關節伸直、踝關節背屈、腳趾伸展

部分肌肉動作

脊椎

離心收縮

對抗身體重量造成的屈曲：
伸脊肌

上肢

向心收縮

使肩胛骨內收、下轉並上提： 菱形肌、提肩胛肌 **使肩關節穩定並防止肱骨頭前突：** 旋轉肌群	**使肩關節伸展並內收：** 肱三頭肌（長頭）、大圓肌、後三角肌 **使肘關節伸直：** 肱三頭肌 **使雙手緊扣：** 手部及手指的屈肌

下肢

向心收縮	*離心收縮*	*一併拉長*
使膝關節伸直： 股廣肌 **使踝關節背屈、把腳趾收到下面：** 脛前肌、伸趾肌	**使腿部對齊：** 膕旁肌、內收大肌、股薄肌	腓腸肌、比目魚肌

提醒

本式可做多種變化：增加或減少脊椎伸展幅度、手臂直舉過頭，或者像支撐肩立式那樣以手支撐背部。不過其中一些變化會把較多壓力引導到脊椎上，例如當手臂直舉過頭抓握腳趾時，肩胛骨會上轉並遠離脊椎，導致全身重量落在上背部。這個變化式需要胸椎和頸椎大幅移動，而且雙腿的重量、足部的反推動作，和（如果雙腿後側和骨盆無法自由活動）髖關節屈曲受限造成的脊椎屈曲幅度增加，都可能帶來強烈的壓力。

由於鋤式會使脊椎強烈屈曲，尤其是頸椎，因此維持肩胛骨、頸椎與胸椎的完整性，比讓雙腳著地來得重要。如果有必要，撐住雙腿來保持本式的支撐基礎。

探究呼吸

鋤式可以為呼吸帶來有趣的挑戰。能靠活動度和柔軟度進入本式是一回事，能讓橫膈膜與腹部臟器不致受到太大影響，使你得以維持姿勢和呼吸順暢，則又是另外一回事。

你有沒有注意到支撐肩立式和鋤式的呼吸異同之處？在鋤式中，增加倒立時的髖屈幅度有沒有讓你感到腹內壓力變大或變小？這是否影響你呼吸運動的順暢程度？你能否感覺到在肺臟上方、後背，甚至腋窩的呼吸運動？

膝碰耳式

英文名 Ear-to-Knee Pose

梵文名 Karnapidasana（讀音：卡爾那皮達撒那）

karma ＝耳；pidana ＝擠、壓

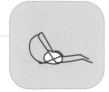

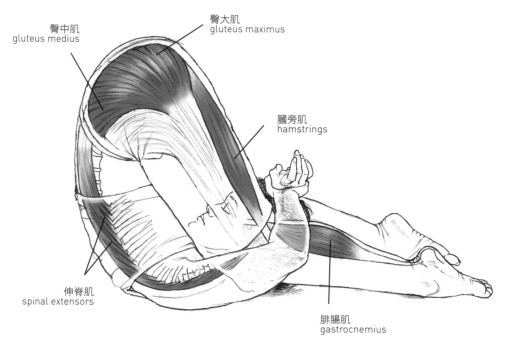

臀中肌
gluteus medius

臀大肌
gluteus maximus

膕旁肌
hamstrings

伸脊肌
spinal extensors

腓腸肌
gastrocnemius

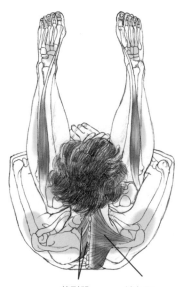

菱形肌
rhomboids

斜方肌
trapezius

骨骼關節動作		
脊椎	上肢	下肢
屈曲	肩胛骨外展並上轉、肩關節屈曲、肘關節屈曲、手部及手指屈曲	薦髂關節前垂、髖關節屈曲、膝關節屈曲、踝關節蹠屈
部分肌肉動作		
脊椎		
拉長		
伸脊肌		
上肢		
向心收縮	*拉長*	
使肘關節屈曲： 肱二頭肌 **使雙手緊扣：** 手部及手指的屈肌	菱形肌、斜方肌	
下肢		
拉長		
臀大肌		

提醒

當進入本式時，手臂上移到頭部，肩胛骨從脊椎外展。負重點會從肩胛骨轉移到胸椎的棘突。

如果全部脊椎的伸肌可以都拉長，那麼這種深度屈曲便能沿著整條脊椎來分配，而不會使胸椎和頸椎過度活動。（骨盆及腿部的重量可能會將壓力導向易受傷的頸部及上背部肌肉。）

本式的肩膀動作可以跟肩立式形成對比，因為肩立式要反過來伸展脊椎並且內收肩胛骨，代表原本主動施力的肌肉現在都會被拉長。

探究呼吸

和比較肩立式和鋤式的時候一樣，你現在能不能比較看看，在鋤式和膝碰耳式當中，讓呼吸保持順暢的難關有什麼不同？你在哪裡感到呼吸受阻？在這個倒立、蜷縮的姿勢中，呼吸能流動到哪裡？你的後背能改變形狀嗎？骨盆膈膜能否跟著呼吸移動？

腹部扭轉式

英文名 Belly Twist

梵文名 Jathara Parivrtti Asana
（讀音：賈他拉 – 帕瑞弗瑞提 – 阿撒那）

jathara ＝胃部、腹部、腸子或任何物體的內部；
parivrtti ＝轉動、滾動

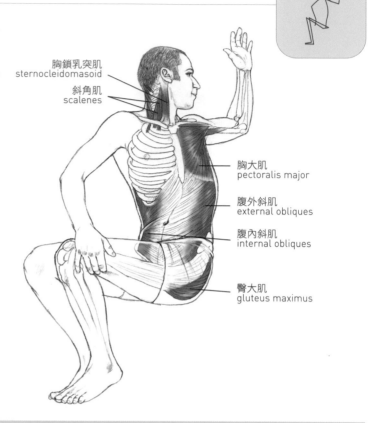

胸鎖乳突肌
sternocleidomasoid

斜角肌
scalenes

胸大肌
pectoralis major

腹外斜肌
external obliques

腹內斜肌
internal obliques

臀大肌
gluteus maximus

骨骼關節動作

脊椎	上肢		下肢
	遠側手臂	近側手臂	
軸心轉動	肩胛骨內收、肩關節外展並外轉、肘關節屈曲	肩胛骨外展、肩關節外展並內轉、肘關節屈曲	髖關節屈曲、膝關節屈曲

部分肌肉動作

脊椎

拉長

腹外斜肌、肋間肌、橫突棘肌（與上側腿同側）；腹內斜肌、肋間肌、豎脊肌斜肌（與下側腿同側）

上肢

拉長

胸大肌與胸小肌、喙肱肌、闊背肌（遠側手臂）

下肢

拉長

臀大肌、臀中肌與臀小肌；梨狀肌；上孖肌與下孖肌；閉孔內肌（上側腿）

提醒

脊椎維持中立能讓扭轉力平均分布在整條脊椎。在這個體位中，保持腰椎曲度通常不容易，因為髖屈曲常變成腰椎屈曲。雖然腰椎屈曲能增加旋轉幅度，但也可能把過多壓力導向腰椎和椎間盤，而沒有往上分布到胸椎。

重力也會把雙腿重量大幅帶入扭轉之中。這樣能加深扭轉幅度，但也有可能產生過多壓力。

探究呼吸

你能讓身體隨著重力放鬆，全由地面支撐嗎？在本式中呼吸肌與姿勢肌都能自由移動嗎？你能不能用不同方法引導呼吸，達到特定效果？比如，把呼吸動作帶到腹部是否會緩解腹壁和骨盆底肌群的張力？如果試試相反模式，在吸氣時限制腹壁動作，你會發現什麼？你能將橫膈膜的動作帶到胸腔結構中，鬆動肋椎關節嗎？扭轉坐姿也可達成類似的效果（參見半魚王式的討論內容）。

變化式：雙腿伸展腹部扭轉式

英文名 Belly Twist With Legs Extended

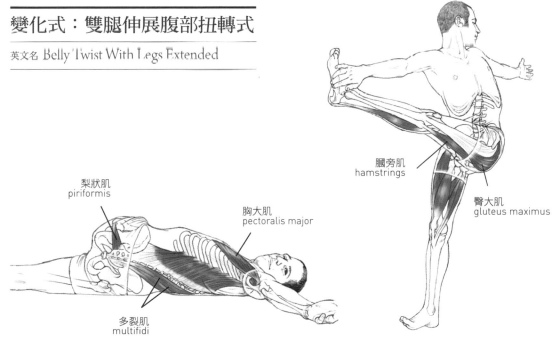

梨狀肌
piriformis

胸大肌
pectoralis major

多裂肌
multifidi

膕旁肌
hamstrings

臀大肌
gluteus maximus

提醒

當你伸展雙腿時，更多力量會導向脊椎。如果雙腿後側不太容易伸展，這個動作也會將你的腰椎拉到屈曲的狀態。

魚式

英文名 Fish Pose

梵文名 Matsyasana（讀音：莫茲雅撒那）

matsya ＝魚

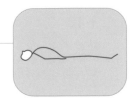

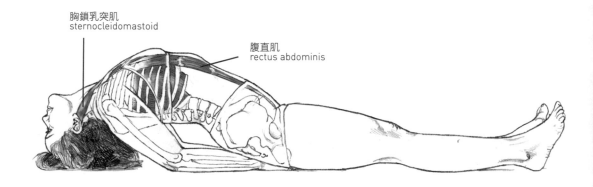

胸鎖乳突肌
sternocleidomastoid

腹直肌
rectus abdominis

骨骼關節動作		
脊椎	**上肢**	**下肢**
伸展	肩胛骨下轉並內收、肩關節伸展並內收、肘關節屈曲、前臂旋前	髖關節屈曲並內收、膝關節伸直

部分肌肉動作	
脊椎	
向心收縮	*離心收縮*
將伸展中的脊椎抬離地面： 伸脊肌 **使脊椎伸展（並屈曲髖關節）：** 腰大肌	**對抗頸椎與腰椎的過度伸展：** 頸部前側肌肉、腰小肌、腹肌

上肢

向心收縮	拉長
使肩關節穩定： 旋轉肌群 **使手臂內轉、伸展並內收：** 闊背肌 **使肩關節伸展並將手部壓向地面：** 肱三頭肌 **使肩胛骨內收：** 斜方肌、菱形肌 **使手部轉向地面：** 旋前方肌與旋前圓肌	喙肱肌、胸大肌與胸小肌

下肢

向心收縮	
使髖關節屈曲（並伸展脊椎）： 腰大肌、髂肌 **維持腿部貼地：** 膕旁肌	**使髖關節屈曲、膝關節伸直：** 股四頭肌

提醒

　　本式可以靠專心使用伸脊肌（包括脊椎前側的腰大肌）或放鬆改用肘部支撐來完成。如果利用肘部支撐身體，軀幹的肌肉會輕鬆許多，呼吸與擴胸動作可能也會更容易進行。

　　如果專門靠伸脊肌來完成本式，在手臂抬離地面時頸部會得到較好的保護。我們也可以在脊椎下方墊瑜伽磚以及採用束角式或蓮花坐的足姿，來進行其他變化。

　　本式經常被當成緊接著支撐肩立式之後進行的反式，因為可以讓頸椎從極度屈曲狀態反轉成極度伸展狀態。要平衡支撐肩立式的動作，有個具療癒效果的作法是像眼鏡蛇式那樣，藉由簡單的串連瑜伽緩慢地反轉頸部動作。

探究呼吸

　　魚式是仰臥後彎的體位，因此你可以探索平靜的呼吸方式和充滿活力的呼吸。在魚式當中，胸部前側擴張，但不像靠手臂支撐的向上弓式一樣擴張到最大幅度。因此，呼吸動作還能活動肋骨，留出供胸腔改變形狀的空間。如果你在本式中把呼吸送到胸部，你會注意到什麼？如果將呼吸送往腹部區域，又會注意到什麼？呼吸送到身體後側的時候又如何呢？對你來說，這些呼吸模式有沒有帶來更平靜或更有活力的影響？

變化式：雙臂雙腿上抬魚式

英文名 Fish Pose With Arms and Legs Lied

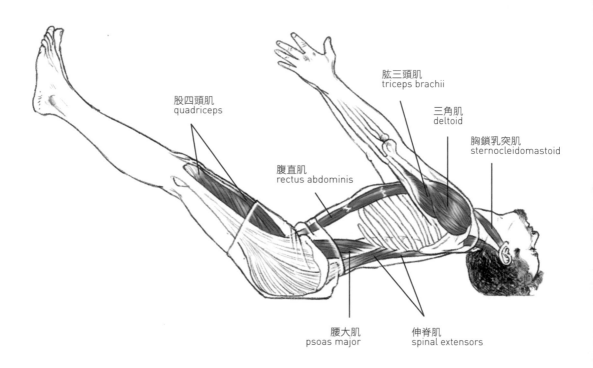

肱三頭肌
triceps brachii

三角肌
deltoid

胸鎖乳突肌
sternocleidomastoid

股四頭肌
quadriceps

腹直肌
rectus abdominis

腰大肌
psoas major

伸脊肌
spinal extensors

提醒

在腿部抬離地面時，雙腿的動作幅度會顯著增加，尤其是髖屈肌。

毗濕奴式

英文名 Reclining Vishnu Couch Pose

梵文名 Anantasana（讀音：阿南塔撒那）

ananta＝無止境的、永恆的（anta＝終點；an＝無）

梵文 Ananta 也指印度神話中專供毗濕奴倚坐的巨蛇。

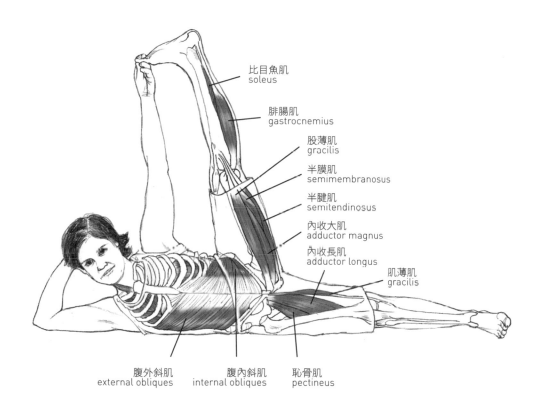

比目魚肌
soleus

腓腸肌
gastrocnemius

股薄肌
gracilis

半膜肌
semimembranosus

半腱肌
semitendinosus

內收大肌
adductor magnus

內收長肌
adductor longus

肌薄肌
gracilis

腹外斜肌
external obliques

腹內斜肌
internal obliques

恥骨肌
pectineus

骨骼關節動作				
脊椎	上肢		下肢	
	上側手臂	下側手臂	上抬腿	下臥腿
側彎	肩關節外展、肘關節伸直	肩胛骨上轉並上提、肩關節屈曲；肘關節屈曲	髖關節屈曲、外展並外轉；膝關節伸直	髖關中立伸直、膝關節伸直

部分肌肉動作

脊椎

向心收縮	離心收縮	拉長
使脊椎側彎： 伸脊肌、腹內斜肌與腹外斜肌、腰方肌（上側）	**穩定脊椎彎曲：** 伸脊肌、腹內斜肌與腹外斜肌（下側）	腰方肌（下側）

上肢

上抬腿		下臥腿
向心收縮	拉長	向心收縮
外展並外轉： 臀中肌與臀小肌（後側肌纖維）、梨狀肌、閉孔內肌、上孖肌與下孖肌 **使髖關節屈曲：** 腰大肌、髂肌 **使髖關節屈曲、膝關節伸直：** 股四頭肌	膕旁肌、內收大肌、腓腸肌、比目魚肌	**對抗髖關節屈曲：** 膕旁肌 **把下臥腿壓向地面以維持穩定：** 臀中肌與臀小肌

提醒

在腿部上抬的動作變化中，骨盆和下半身可能會向後扭轉，因此本式的難度在於透過髖關節的外展肌與外轉肌達到動作平衡，而非借助脊椎的轉動。

探究呼吸

毘濕奴式是少數真正的側臥姿勢之一。當身體處於側臥狀態，重力會使靠近地面這一側的橫膈膜圓拱形頂端朝頭部移動，另一側圓拱形頂端則會朝尾骨方向移動，這主要是因為腹部臟器會受重力影響，把橫膈膜一起拉向地面。除此以外，靠近地面這一側的肺部會受到較多支撐，其組織也比較能聽令行事，也就是說，該側肺部承受的機械張力較小，也較能回應橫膈膜的動作。你能在本式中調整呼吸動作，然後注意到這些效果嗎？

刻意調整這種呼吸機制上的不對稱，對於破除根深柢固的呼吸習慣會很有幫助，比如假設你想改變固定以某側入睡的習慣，就可以藉由這個姿勢而受益。

PRONE POSES

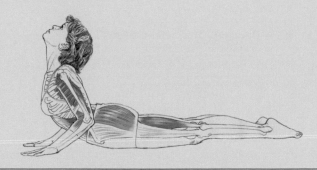

俯臥姿勢

CHAPTER 12

在英文裡，prone 意指身體正面朝下俯臥，這是（理論上）嬰兒從出生就能輕易做到的姿勢，但成年人通常覺得不怎麼舒服，有時候這種不舒服感是頸部及上背部活動受限，頭部難以轉動所造成的。另一個原因是身體重量會抑制腹部動作，背部的活動度必須更高才能順暢地呼吸。

對某些人來說，俯臥姿勢比跪姿更帶有臣服之意，還會讓他們覺得自己脆弱易受傷害。（在許多宗教傳統裡，都會視五體投地為最崇高的敬拜之禮。）但有些人則感覺俯臥姿勢比仰臥安全，因為脆弱的身體正面與臟器較能受到保護。

以俯臥姿勢為起點，最易做的動作就是運用身體後側肌群伸展你的脊椎和四肢。因此許多背部伸展練習都會從這個姿勢開始。雖然在俯臥姿勢裡，身體重心很靠近地面，但是因為把身體抬離地面需要用力，因此這類姿勢也可能相當費力。

眼鏡蛇式

英文名 Cobra Pose

梵文名 Bhujangasana（讀音：布將嘎撒那）

bhujanga＝蛇（bhuja＝手臂或肩膀；anga＝四肢）

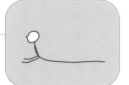

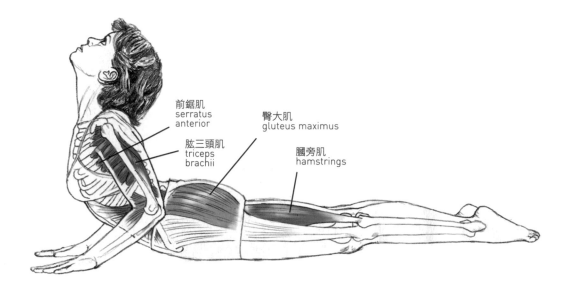

前鋸肌
serratus
anterior

肱三頭肌
triceps
brachii

臀大肌
gluteus maximus

膕旁肌
hamstrings

骨骼關節動作		
脊椎	上肢	下肢
伸展	肘關節伸展、前臂旋前	薦骼關節後翹、髖關節伸直並內收、膝關節伸直、踝關節蹠屈

部分肌肉動作	
脊椎	
向心收縮	*離心收縮*
使脊椎伸展： 伸脊肌 **使胸部擴張並與下方伸脊肌協同運作：** 後上鋸肌	**防止腰椎過度鬆動：** 腰小肌、腹肌
上肢	
向心收縮	
使肩胛骨在胸廓上保持穩定，並將手臂的推力轉移到鎖骨： 前鋸肌 **使肩關節穩定：** 旋轉肌群	**使肘關節伸展：** 肱三頭肌 **使前臂旋前：** 旋前方肌與旋前圓肌
下肢	
向心收縮	
使髖關節伸直、內轉並內收： 膕旁肌、內收大肌 **使膝關節伸直：** 股廣肌	**使踝關節蹠屈：** 比目魚肌

提醒

別使用同時連接了肩胛骨和肋骨的背部淺層肌肉，而要尋求背部深層內在肌群協助，以便在此體位中伸展脊椎，這樣你的肋骨才能更自由地隨呼吸而動。

在本式中，用手臂推能幫你上提脊椎，尤其是如果你為了防止肩胛骨向上滑動而啟動了連接肩胛骨到肋骨的肌肉。前臂骨骼的活動度能幫助那些從雙手開始，途經手腕、手肘和雙肩的力量保持平衡。在眼鏡蛇式中，你的雙腿不需要承受重量，但仍然在支持脊椎伸展上發揮作用。

重點提示：頭部中立位無法保護頸部

　　在俯臥的後仰體位中（其他體位亦然），你可能聽過指示說要保持頭部在中立位置，以防止頸部受傷。如果你的頸部有傷（傷在其他關節也一樣），避免做出會引起疼痛的動作，通常是個不錯的主意（雖然有時也不是這麼回事）。

　　然而，如果你的頸部沒有受傷，那麼避開特定的動作不會讓你的頸部更加安全。頸椎可以屈曲、伸展、旋轉，和向兩邊側曲。如果你是做一些負荷得來的動作，就能安全地結合諸如屈曲和側曲，或伸展和旋轉的動作。比起挑一個位置說它安全，做出更多讓關節空間能得到平衡的姿勢，更能保護一個關節或一組關節（比如頸部）不致受傷。

探究呼吸

　　雖然本式的標準指令是在後仰時吸氣，但是試著在做這個基礎的後仰動作時呼氣，會帶來釋放的感覺。雖然吸氣時會感覺肋廓前側彷彿擴張開來，但進入動作時，你的脊椎和肺臟後方可能會因為呼氣感到更加舒適。兩種方式都試一試，看看你有什麼心得。在你停留於本式當中並繼續保持呼吸的時候，你選擇哪種呼吸方式進入體位，會對體驗帶來深遠的影響。

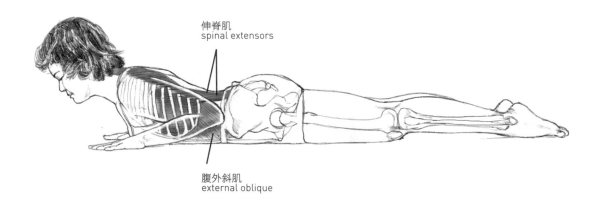

伸脊肌
spinal extensors

腹外斜肌
external oblique

變化式：屈膝眼鏡蛇式

英文名 Cobra with Knees Flexed

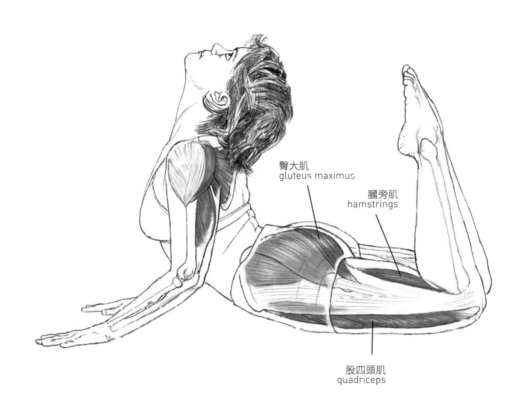

臀大肌
gluteus maximus

膕旁肌
hamstrings

股四頭肌
quadriceps

提醒

　　比起雙膝彎曲，雙膝伸直更容易讓你的雙腿保持內收並彼此平行。當你在此體位中雙膝彎曲、髖部伸展，整條腿後側的肌肉長度會縮到非常短，而雙腿前側肌肉會在髖關節和膝關節上拉長。

弓式

英文名 Bow Pose

梵文名 Dhanurasana （讀音：達紐拉撒那）

dhanu ＝弓

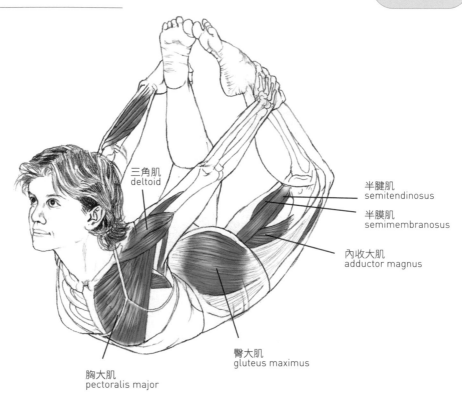

三角肌
deltoid

半腱肌
semitendinosus

半膜肌
semimembranosus

內收大肌
adductor magnus

臀大肌
gluteus maximus

胸大肌
pectoralis major

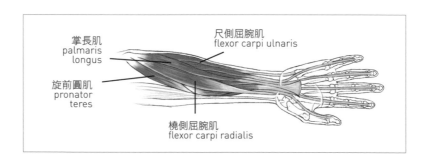

掌長肌
palmaris
longus

旋前圓肌
pronator
teres

尺側屈腕肌
flexor carpi ulnaris

橈側屈腕肌
flexor carpi radialis

骨骼關節動作		
脊椎	**上肢**	**下肢**
伸展	肩胛骨內收；肩關節伸直、內轉並內收；肘關節伸直；前臂旋前；手指及手掌屈曲	薦髂關節後翹、髖關節伸展並內收、膝關節屈曲、踝關節蹠屈

部分肌肉動作

脊椎

向心收縮	*離心收縮*
使脊椎伸展： 伸脊肌	**防止腰椎過度鬆動：** 腰小肌、腹肌

上肢

向心收縮		*離心收縮*
使肩胛骨內收： 菱形肌 **使肩關節穩定：** 旋轉肌群	**使肩關節伸展：** 後三角肌、大圓肌、肱三頭肌 **使前臂旋前：** 旋前方肌與旋前圓肌	**對抗手臂對肩胛骨造成的拉力：** 胸大肌與胸小肌、喙肱肌、前三角肌

下肢

向心收縮	
使髖關節伸展、內轉並內收，並使膝關節屈曲： 膕旁肌、內收大肌、臀大肌	**使踝關節蹠屈：** 比目魚肌

提醒

本式可藉由強調不同部位的動作來達到不同效果，例如加深脊椎的伸展動作、加深髖關節的伸展動作，或者利用膝關節伸展來加深脊椎與髖關節的伸展幅度。你選擇啟動雙腿後側（來伸展髖部）或雙腿前側（來伸展膝蓋）會影響髖部和雙膝的平衡動作。

由於本式屬於扣合姿勢，雙手要抓住腳踝，所以你有可能把大量力氣引導到關節。你的雙膝和肩關節前側尤其容易受傷。因此注意兩腿髖關節位置並使用足部肌肉，有助於維持膝關節完整，而肩胛骨的活動度則能幫助平衡肩膀的關節空間。

探究呼吸

有一種深入探索此體位的方式，是隨著每次吸氣，把肚子推向地面，讓身體前後搖擺。另一種有趣的嘗試是藉由引導吸入氣息遠離腹部，盡量減少搖晃幅度。於動於靜都有可供探索的益處。你的經驗如何？

蝗蟲式

英文名 Locust Pose

梵文名 Salabhasana（讀音：薩拉巴撒那）

salabha ＝蚱蜢、蝗蟲

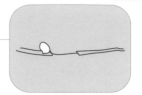

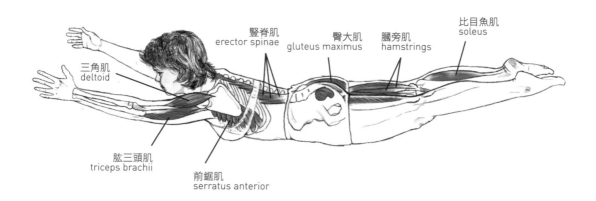

比目魚肌
soleus

豎脊肌
erector spinae

臀大肌
gluteus maximus

膕旁肌
hamstrings

三角肌
deltoid

肱三頭肌
triceps brachii

前鋸肌
serratus anterior

骨骼關節動作		
脊椎	上肢	下肢
伸展	肩胛骨外展、上轉並上提；肩關節屈曲；肘關節伸直	薦髂關節後翹、髖關節伸直並內收、膝關節伸直、踝關節蹠屈

部分肌肉動作

脊椎

向心收縮

使脊椎伸展：
伸脊肌

上肢

向心收縮

使肩胛骨上轉並上提：
前鋸肌
使肩關節穩定：
旋轉肌群
使肩關節屈曲：
前三角肌、肱二頭肌（長頭）

使肘關節伸直：
肱三頭肌
使前臂旋前：
旋前方肌與旋前圓肌

下肢

向心收縮

使髖關節伸直、內轉並內收：
膕旁肌、內收大肌、臀大肌

使膝關節伸直：
股廣肌
使踝關節蹠屈：
比目魚肌

提醒

要在脊椎伸展時從俯臥姿勢抬起雙臂，可能是項挑戰。如果你用上肩胛骨和手臂周遭的肌肉去伸展脊椎，那麼它們會無意地阻礙了抬起雙臂的動作。

本式的腿部姿勢涉及了內收肌、內側旋轉肌以及髖關節伸肌之間複雜的互動關係，這是因為許多肌肉動作在抬高並支撐身體維持住姿勢時，會同時產生其他動作，要抵消那些動作，就必須借助拮抗肌或協同肌群。優先關注的部位不同，就會產生不同的經驗（在所有的體位法中都一樣），這也會取決於你的起始點、既有的模式和習慣。

探究呼吸

身體要搖擺，或者不搖擺？在這個體位法當中，感覺是否像是把全身重量都由腹部承受？如果你維持這個體位進行幾組呼吸，身體會隨著橫膈膜移動而前後搖擺嗎？和弓式一樣，阻止身體搖擺也是一項有趣的挑戰，讓地板推向柔軟的腹部，而不是讓腹部與地板的阻力對推。

全蝗蟲式

英文名 Full Locust Pose

梵文名 Viparita Salabhasana（讀音：腓帕瑞他 – 薩拉巴撒那）

viparita ＝倒轉的、反向的；salabha ＝炸蜢、蝗蟲

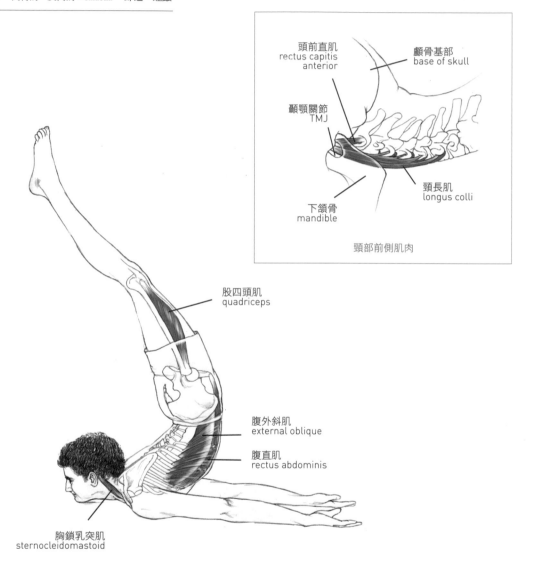

頭前直肌
rectus capitis anterior

顱骨基部
base of skull

顳顎關節
TMJ

下頜骨
mandible

頸長肌
longus colli

頸部前側肌肉

股四頭肌
quadriceps

腹外斜肌
external oblique

腹直肌
rectus abdominis

胸鎖乳突肌
sternocleidomastoid

骨骼關節動作

脊椎	上肢	下肢
伸展	肩胛骨外展、下轉並上提；肩關節屈曲、內轉並內收；肘關節伸直	薦髂關節後翹、髖關節伸展並內收、膝關節伸展、踝關節蹠屈

部分肌肉動作

脊椎

離心收縮

防止骨盆與腿部往地面垂落：
腹肌、腰小肌

防止頸椎過度鬆動：
頸部前側肌肉

上肢

向心收縮

使肩關節穩定：
旋轉肌群
使肩胛骨外展：
前鋸肌

使肩關節屈曲並抬高身體：
胸大肌、前三角肌、肱二頭肌、喙肱肌

下肢

離心收縮

防止腿部在頭部後方垂落：
腰大肌、股廣肌

提醒

進入本式所需的肌肉動作，跟維持本式所需的肌肉動作幾乎完全相反。要將身體上抬到脊椎伸展狀態，必須靠手臂和伸脊肌做出顯著的動作。一旦越過垂直線，重力就會把身體拉成伸展狀態，因此軀幹屈肌必須發揮作用，防止過度伸展。依據伸肌群與屈肌群肌力的平衡與柔軟度，你或許能進入全蝗蟲式，但是維持不了多久；或者你有可能發現自己必須藉由協助才能進入本式，卻能夠停留得較久。

探究呼吸

就像許多後仰動作一樣，當你抬起身體進入蝗蟲式時，試著呼氣會有幫助。這作法對你來說頗有效果，因為在本式中會肋廓底部和脊椎前側會遠離彼此，而橫膈膜從收縮中放鬆能在它們之間製造出更多空間。

如果你維持這個體位進行幾組呼吸，你會不會注意到同時伸展並使用腹壁對你的呼吸產生什麼影響？手臂推向地面的動作又對呼吸產生了什麼影響？頸部處於負重的伸展位置是否會讓呼吸不通順？你在全蝗蟲式中的呼吸是否跟其他倒立姿勢雷同？你能否利用呼吸，以受控而平穩的方式退出體位，而不是身體崩落下來？

ARM
SUPPORT
POSES

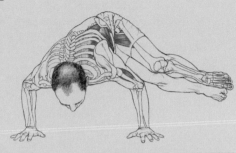

手臂支撐姿勢

　　儘管人體的上下肢有著明顯的相似性,但已個別演化出特定的功能。像足部、膝部、髖部和骨盆的結構,就各自顯現出在支撐重量以及移動軀體方間的功用。而活動度較高的手部、肘部和肩帶結構,則已經演化出伸展與抓握的功能。

　　從手部與足部的結構比例來看,你會發現兩者的負重與關節結構剛好呈現反向關係。在足部結構中,厚重緻密的跗骨就占了整體長度的一半,如果再加上負重用的蹠骨,我們可以說,足部有4/5是用來支撐重量,而趾骨結構只占了足部全長的1/5。

　　手部結構的比例則完全相反,活動度較高的指骨占了手部長度的一半,掌骨也有極大的活動度(跟蹠骨相比),至於活動度較低的腕骨,只占了手部全長的1/5。

　　當你用上肢進行負重姿勢時,通常需要特別留意建立暢通的承重路線,這樣才不會把過多力量作用在容易過度活動的關節上。雖然用雙手來承受重量不像雙腳來得簡單,但是花點時間學習用雙手和上肢支撐身體重量,對於經常坐在書桌前打電腦,頻繁使用雙手、手臂、肩膀和上背部的人來說,會有很棒的恢復效果。

下犬式

英文名 Downward-Facing Dog Pose

梵文名 Adho Mukha Svanasana（讀音：阿多 - 穆卡 - 史瓦那撒那）

adho mukha ＝臉部朝下；shvana ＝犬

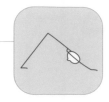

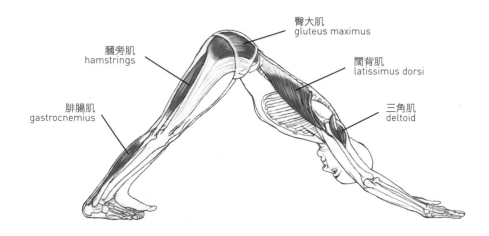

臀大肌
gluteus maximus

膕旁肌
hamstrings

闊背肌
latissimus dorsi

腓腸肌
gastrocnemius

三角肌
deltoid

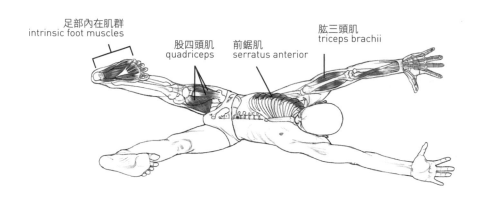

足部內在肌群
intrinsic foot muscles

股四頭肌
quadriceps

前鋸肌
serratus anterior

肱三頭肌
triceps brachii

骨骼關節動作		
脊椎	上肢	下肢
中立伸直	肩胛骨上轉並上提、肩關節屈曲、肘關節伸直、前臂旋前、腕關節背屈	薦髂關節前垂、髖關節屈曲、膝關節伸直、踝關節背屈

部分肌肉動作

脊椎

調校向心收縮與離心收縮，以維持脊椎的中立狀態：
伸脊肌與屈脊肌

上肢

向心收縮

在胸廓上外展並上轉肩胛骨：
前鋸肌

使肩關節穩定：
旋轉肌群

使肩關節屈曲：
三角肌、肱二頭肌（長頭）

使肘關節伸直：
肱三頭肌

使前臂旋前：
旋前方肌與旋前圓肌

維持手部的完整性：
手部及腕部內在肌群

下肢

向心收縮

使股骨內轉、內收並移回髖臼：
內收大肌

使膝關節伸直：
膝關節肌、股廣肌

維持足弓完整而不抑制踝關節背屈：
足部內在肌群

離心收縮

防止髖關節過度活動：
膕旁肌

提醒

　　下犬式有很多進行方式，也有很多概念教你如何正確練習，還有許多陳述告訴你此體位的好處。我們不可能說這個體位對某人會有怎樣的好處，對其他所有體位亦然（見第七章）。我們當然可以描述體位的潛在效果，不過改變是否會帶來好處則視個人而不同。

　　比如下犬式符合倒立體位的條件，因為你的頭部低於心臟，因此會影響心律和血壓。而這會產生什麼結果，取決於你的心血管系統彈性，心律和血壓在第一波增加之後，可能維持在高點，也可能恢復到較低程度，反應受到生活中的各種情況影響，包括年齡、體質、你服用的藥物等等。這種體驗會讓人覺得放鬆亦或刺激、會平靜亦或激動，都視過往經驗和各種關聯而定。

　　這個體位法需要用雙手雙腿支撐脊椎，特別重要的是，穿過肩帶的承重路徑需暢通，因為雙臂都舉過頭頂並承受重量，這不是常見的動作組合。（見「重點提示：不要下拉肩胛骨」。）

　　闊背肌通常會輔助「下拉肩膀」以及手臂動作，但這些肌肉實際上會使手臂內轉並伸展（把舉過頭頂的手臂往下拉），並下壓肩胛骨（將其拉離手臂），而在肩峰造成夾擠。

　　為了整合整條手臂和使用雙腳來撐住體重，手部的內在動作是找到並保持螺旋形的承重路徑（如同雙腳的路徑），這動作相當重要。如果你的前臂橈骨和尺骨之間的轉動幅度有限，就可能會造成肘部或手腕過度活動。

上肢和下肢進入脊椎的路徑與重力的拉力會形成一個角度（而不是垂直於地面），你需要使用的肌肉動作模式可能與垂直站在地板的模式不同，這可能有助於你察覺自己平常的模式和習慣。

探究呼吸

從呼吸的觀點來看，你有體會到這個體位是倒立姿勢嗎？在這個姿勢下，你的呼吸如何自然地移動？因為在倒立中，重力會使橫膈膜朝顱部移動，所以試著用腹部肌肉加深呼氣動作。在開始吸氣（維持根鎖）時，你能保持下腹部收縮嗎？這可以促使肋廓結構產生活動，對手臂支撐的體位來說可能會很有挑戰性。

重點提示：不要下拉肩胛骨

在上肢負重的體位中，有個常見的問題是如何穩定肩關節以免造成傷害，為此學生經常得到的指令是「下拉肩胛骨」來保護肩膀。然而肩胛骨在肋廓上的位置不一定會決定肩關節的完整性，保持肩胛骨的位置固定不動，也不代表肩關節安全無虞。依據你的肩關節和肩帶的運作方式，「向下拉」的動作反而可能會導致肩關節過度活動。

原因如下。肩帶上有四個關節：盂肱關節（肱骨和肩胛骨）、肩鎖關節（肩胛和鎖骨）、胸鎖關節（鎖骨和胸骨）以及肩胛胸廓關節（肩胛骨和肋骨）。嚴格來說，肩關節就是盂肱關節，此一關節的運動範圍大約為正面和側面的 90 度，背面的運動範圍較小。如果你想將手臂向前或向側面抬起 90 度以上（高於肩部高度），那麼肩胛骨也需要在肋廓上移動，這是肩胛胸廓關節的運動。肩胛骨在肋廓上的這種運動讓肩關節（肱盂關節）得以在空間中移動，並大大增加了手臂的活動度。

當你雙手舉過頭頂，但把肩膀順著後背下拉時，你就在把肱骨拉離肩胛骨，將組成肱盂關節的骨骼往反方向拉扯。這種拉離的動作不能讓肱盂關節中的關節空間保持平衡，也不能促成一條透過骨骼的通暢承重路徑。（見第二章「重量與力量的路徑」）。

上犬式

英文名 Upward-Facing Dog Pose

梵文名 Urdhva Mukha Svanasana（讀音：烏德瓦 - 穆卡 - 史瓦那撒那）

urdhva ＝上升或傾向往上、上抬、上提；mukha ＝臉；shvana ＝犬

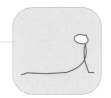

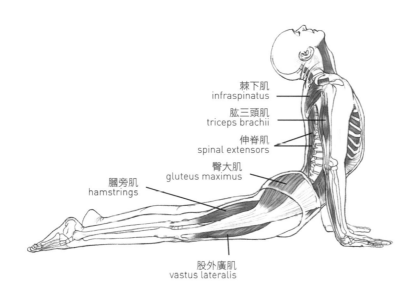

棘下肌
infraspinatus

肱三頭肌
triceps brachii

伸脊肌
spinal extensors

臀大肌
gluteus maximus

膕旁肌
hamstrings

股外廣肌
vastus lateralis

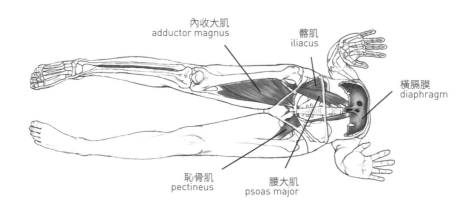

內收大肌
adductor magnus

髂肌
iliacus

橫膈膜
diaphragm

恥骨肌
pectineus

腰大肌
psoas major

部分肌肉動作

脊椎

向心收縮	*離心收縮*
使脊椎（尤其是胸彎曲）伸展： 伸脊肌	**防止腰椎過度鬆動：** 腰小肌、腹肌 **在伸展頭部時防止頸椎過度伸展：** 頸部前側肌肉

上肢

向心收縮

使肩胛骨在胸廓上保持穩定，且將手臂推力轉移到鎖骨： 前鋸肌 **使肩關節穩定：** 旋轉肌群	**使肩關節伸直：** 後三角肌 **使肩關節與肘關節伸直：** 肱三頭肌 **使前臂旋前：** 旋前方肌與旋前圓肌

下肢

向心收縮

使髖關節伸展、內轉並內收： 膕旁肌、內收大肌 **使膝關節伸直：** 膝關節肌、股廣肌	**使踝關節蹠屈：** 比目魚肌

提醒

　　實行這個體位法的一種方法是嘗試讓整條脊椎都獲得伸展，對大部分人而言，就代表要盡可能減少腰椎和頸椎的伸展，並強調胸椎伸展。從軀幹的肌肉來看，這代表胸椎的伸肌要向心收縮，頸椎與腰椎的屈肌要離心收縮。

　　在本式中，把肩胛骨向後拉的肌肉不能提供多少幫助，因為這些肌肉能讓肩胛骨固定在肋廓上，並抑制胸椎伸展，同時還會造成肱骨內轉、肩胛骨下壓和下轉。這與完全伸展胸椎的需求相反。

　　根據肩胛骨的運動方式和姿勢不同，上臂骨骼的內外旋轉都有可能幫助你做出上犬式。兩手的內在肌群有助於將壓力分散到整隻手上，以保護掌跟，並減少手腕的壓力。

　　由鱷魚式、上犬式和下犬式依序組成的序列在串連瑜伽中相當常見。有趣的是，反向的串連（下犬式到上犬式到鱷魚式）卻鮮少在課堂中出現。

探究呼吸

　　下犬式經常在呼氣動作中進入體位，相對地，上犬式通常是在吸氣動作時進入體位。如果你把順序倒過來會怎樣？如果你在體位法中進行幾組呼吸，吸氣和呼氣時，你會在身體前後側注意到什麼？

面朝下樹式（手倒立式）

英文名 Downward-Facing Tree Pose（Handstand）

梵文名 Adho Mukha Vrksasana（讀音：阿多 – 穆卡 – 弗利克撒撒那）

adho mukha ＝面朝下；vrksa ＝樹

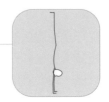

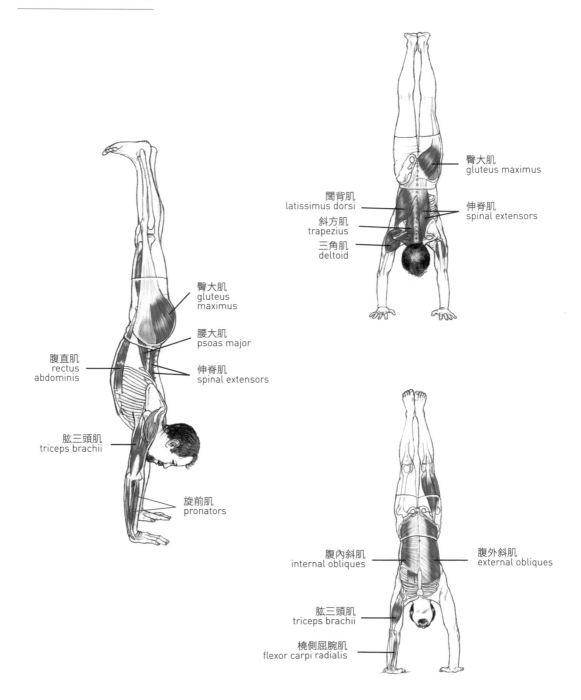

臀大肌
gluteus maximus

闊背肌
latissimus dorsi

斜方肌
trapezius

三角肌
deltoid

伸脊肌
spinal extensors

臀大肌
gluteus
maximus

腰大肌
psoas major

腹直肌
rectus
abdominis

伸脊肌
spinal extensors

肱三頭肌
triceps brachii

旋前肌
pronators

腹內斜肌
internal obliques

腹外斜肌
external obliques

肱三頭肌
triceps brachii

橈側屈腕肌
flexor carpi radialis

骨骼關節動作

脊椎	上肢	下肢
頸椎伸展、胸椎與腰椎微幅伸展	肩胛骨上轉並外展、肩關節屈曲、肘關節伸直、前臂旋前、腕關節背屈	髖關節中立伸直並內收、膝關節伸直、踝關節背屈

部分肌肉動作

脊椎

調校向心收縮與離心收縮，以維持脊椎的中立狀態：
伸脊肌與屈脊肌

上肢

向心收縮

在胸廓上外展並上轉肩胛骨： 前鋸肌	使肘關節伸直： 肱三頭肌
使肩關節穩定： 旋轉肌群	使前臂旋前： 旋前方肌與旋前圓肌
使肩關節屈曲： 三角肌、肱二頭肌（長頭）	維持手部的完整性： 手部及腕部內在肌群

下肢

向心收縮	*離心收縮*
使腿部伸直、內轉並內收到中立位置： 膕旁肌、內收大肌、臀大肌	防止腿部垂落： 腰大肌、髂肌

提醒

在倒立中保持平衡時，這個體位需要用雙手和上肢來支撐全身重量。如同下犬式，肩帶的運動（上轉和外展）與上臂骨骼保持一致，支持雙臂舉過頭頂並承受體重。

在本式中，脊椎也像下犬式一樣可能處於伸直狀態、縱向伸直或中立位置。不同的體位法練習方式可能各有難易，這取決於你之前的經驗和運動習慣。

雖然在靠雙手支撐全身重量保持平衡的情況下，要維持手部的完整性可能相當困難，但雙手本身的動作對於手腕以及穿過腕隧道的神經起到重要的支撐作用。以內在的深層肌群支撐，能幫助你把動作做得穩定流暢，對呼吸能力有所助益。

探究呼吸

因為牽涉平衡、倒立和做出強而有力的上半身動作，本式可能是最難進行有效呼吸的體位之一。你是否往往會出自本能地憋氣？如果會，是因為感到有些害怕，還是因為你需要穩定脊椎的許多動作來創造單一重心？如果你能保持平衡撐上幾秒，該如何將呼吸融入體位法中，而不干擾平衡或動作穩定？

鱷魚式

英文名 Four-Limbed Stick Pose

梵文名 Chaturanga Dandasana（讀音：恰突朗嘎－丹達撒那）

chatur= 四；anga= 肢；danda= 拐杖、棍棒

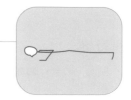

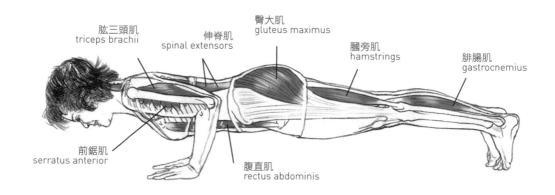

肱三頭肌
triceps brachii

伸脊肌
spinal extensors

臀大肌
gluteus maximus

膕旁肌
hamstrings

腓腸肌
gastrocnemius

前鋸肌
serratus anterior

腹直肌
rectus abdominis

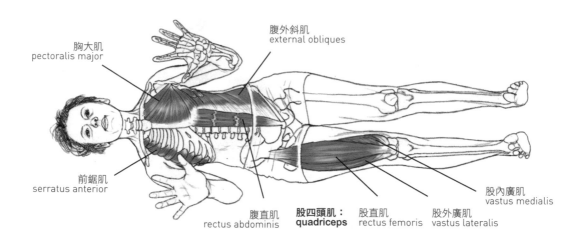

胸大肌
pectoralis major

腹外斜肌
external obliques

前鋸肌
serratus anterior

腹直肌
rectus abdominis

股四頭肌：
quadriceps

股直肌
rectus femoris

股外廣肌
vastus lateralis

股內廣肌
vastus medialis

骨骼關節動作		
脊椎	上肢	下肢
中立伸直	肩胛骨外展、肘關節屈曲、前臂旋前、腕關節背屈	髖關節中立伸直並內收、膝關節伸直、踝關節背屈

部分肌肉動作

脊椎

調校向心收縮與離心收縮，以維持脊椎的中立狀態：
伸脊肌與屈脊肌

上肢

向心收縮	*離心收縮*
防止肩胛骨扭動： 前鋸肌 **穩定並保護肩關節：** 旋轉肌群、三角肌 **使前臂旋前：** 旋前方肌與旋前圓肌 **維持手部的完整性：** 手部及腕部內在肌群	**對抗重力牽引造成的肩關節伸展：** 胸大肌與胸小肌、喙肱肌 **使肘關節伸展：** 肱三頭肌

下肢

向心收縮

使髖關節中立伸直並內收： 膕旁肌、內收大肌、臀大肌 **使髖關節內收：** 股薄肌	**使膝關節伸直：** 膝關節肌、股廣肌 **使踝關節背屈：** 脛前肌 **靠腳趾支撐腿部重量：** 足部內外在肌群

提醒

本式有個難關，是在保持脊椎與地面平行時，同時也要保持脊椎中立的弧度。當重力試圖讓你的髖部和腰椎伸展，身體很容易產生過度補償，使脊椎屈曲、髖部屈曲，或者讓肩膀向前拱起。

根據你現有的習慣和動作模式，你可能需要把注意力放在保持髖部處於中立伸展狀態（不屈曲或掉向地面），保持肩胛骨與鎖骨和肋廓的連接（不過度前突、後縮或扭動），或者肘部屈曲只做到你感覺辦得到的程度即可，以保持四肢和脊椎之間的連接完整性。

探究呼吸

維持這個跟重力有關的姿勢時，幾乎會用到所有的呼吸肌以及手臂和肩帶。你能不能感覺到這種程度的肌肉施力對橫膈膜的位移產生強大的穩定作用？要怎麼讓肌肉的施力盡量有效率？能不能讓身體更長時間維持本式並順暢呼吸？在本式中發出聲音是很有趣的挑戰，能探索你的呼吸和體位法的完整性。

烏鴉式（鶴式）

英文名 Crow Pose（Crane Pose）

梵文名 Bakasana（讀音：巴卡撒那）

baka ＝烏鴉、鶴、鷺

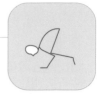

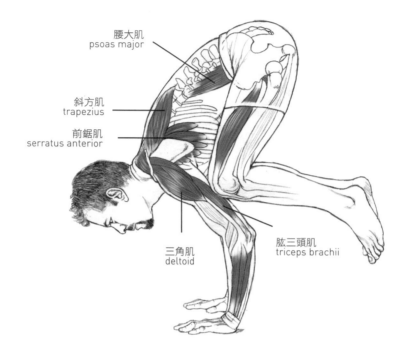

腰大肌
psoas major

斜方肌
trapezius

前鋸肌
serratus anterior

三角肌
deltoid

肱三頭肌
triceps brachii

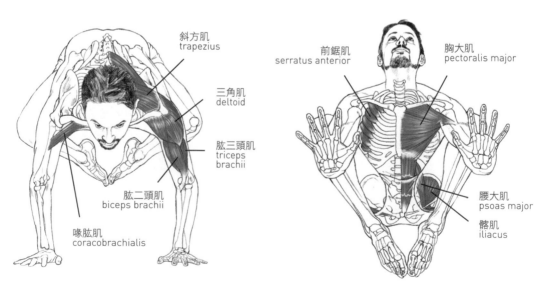

斜方肌
trapezius

三角肌
deltoid

肱三頭肌
triceps brachii

肱二頭肌
biceps brachii

喙肱肌
coracobrachialis

前鋸肌
serratus anterior

胸大肌
pectoralis major

腰大肌
psoas major

髂肌
iliacus

骨骼關節動作

脊椎	上肢	下肢
頸椎伸展、胸椎與腰椎屈曲	肩胛骨外展、肩關節屈曲並內收、肘關節屈曲並趨於伸展、前臂旋前、腕關節背屈	薦髂關節前垂、髖關節屈曲並內收、膝關節屈曲

部分肌肉動作

脊椎

向心收縮

使頸椎伸展：
頭後直肌、頭上斜肌

使腰椎深度屈曲：
腰大肌（上側肌纖維）、腰小肌、腹肌、骨盆底肌群

上肢

向心收縮

使肩胛骨外展：
前鋸肌、胸大肌與胸小肌、喙肱肌
穩定並保護肩關節：
旋轉肌群、三角肌
使肘關節伸展：
肱三頭肌

使前臂旋前：
旋前方肌與旋前圓肌
維持手部的完整性：
手部及腕部內在肌群

下肢

向心收縮

使髖關節屈曲：
腰大肌、髂肌
使髖關節屈曲並內收：
恥骨肌、內收長肌與內收短肌

離心收縮

使膝關節屈曲：
下側膕旁肌

提醒

胸椎屈曲、肩胛骨外展和頸椎伸展都是鳥式（烏鴉式、鷹式、公雞式、孔雀式）均有的關節動作。做這些動作需要精準有力和關節連接，才能伸展頸椎卻又不徵召會干擾肩胛骨和手臂動作的肌肉。雖然一開始進入本式時雙膝會張開，但雙腿最後會內收，膝蓋包住上臂或雙肩外側。

探究呼吸

在本式中，由於胸椎處於屈曲狀態，你能感覺到肋廓前方的呼吸動作受到極大的限制嗎？下腹部的動作有沒有因為腹部深層肌肉以及髖關節屈肌活動而得到某種程度的穩定？呼吸時哪個部位相對會有較大的活動空間？

側烏鴉式（側鶴式）

英文名 Side Crow Pose（Side Crane Pose）

梵文名 Parsva Bakasana（讀音：帕斯瓦－巴卡撒那）

parsva ＝側邊；baka ＝烏鴉、鶴、鷺

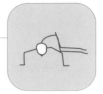

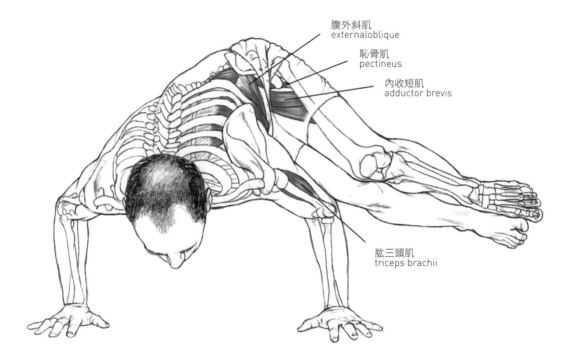

腹外斜肌
externaloblique

恥骨肌
pectineus

內收短肌
adductor brevis

肱三頭肌
triceps brachii

骨骼關節動作		
脊椎	**上肢**	**下肢**
頸椎伸展、轉動	肩胛骨外展、肩關節屈曲並內收、肘關節屈曲並趨於伸展、前臂旋前、腕關節背屈	髖關節屈曲並內收、膝關節屈曲

部分肌肉動作	
脊椎	
向心收縮	
使頸椎伸展： 頭後直肌、頭上斜肌	**使脊椎轉動：** 腹內斜肌、豎脊肌（下側）；腹外斜肌、多裂肌、旋轉肌（上側）
上肢	
向心收縮	
使肩胛骨外展： 前鋸肌、腰大肌與腰小肌、喙肱肌 **穩定並保護肩關節：** 旋轉肌群、三角肌 **使肘關節伸展：** 肱三頭肌	**使前臂旋前：** 旋前方肌與旋前圓肌 **維持手部的完整性：** 手部及腕部內在肌群
下肢	
向心收縮	
使髖關節屈曲： 腰大肌、髂肌	**使髖關節屈曲並內收：** 恥骨肌、內收長肌與內收短肌

提醒

在本式中，脊椎的伸展幅度比烏鴉式還大。如果膝關節沒有併攏，髖關節的轉動會比脊椎還多。

探究呼吸

你在本式中的呼吸是否類似烏鴉式？因為脊椎扭轉的緣故，你還注意到哪些事？

八字扭轉式

英文名 Eight-Angle Pose

梵文名 Astavakrasana（讀音：阿斯塔瓦克拉撒那）

ashta ＝八；vakra ＝扭曲的、屈曲的

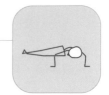

阿斯塔瓦克拉（Astavakra）是一位博學的聖人，其母在懷孕期間參加了吠陀經的唱誦班，他在母親腹中聽到父親八次念錯吠陀經祈禱文發音而受驚抽搐，因此出生時身體有八處扭曲變形。

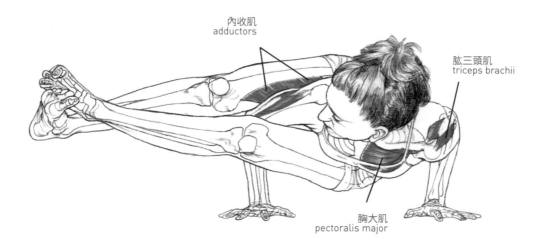

內收肌
adductors

肱三頭肌
triceps brachii

胸大肌
pectoralis major

骨骼關節動作

脊椎	上肢	下肢
頸椎伸展、轉動	肩胛骨外展、肩關節屈曲並內收、肘關節屈曲並趨於伸展、前臂旋前、腕關節背屈	髖關節屈曲並內收、膝關節伸展、踝關節背屈、足部外翻

部分肌肉動作

脊椎

向心收縮

使頸椎伸展：
頭後直肌、頭上斜肌

使脊椎轉動：
腹內斜肌、豎脊肌（下側）；腹外斜肌、多裂肌、旋轉肌（上側）

上肢

向心收縮

使肩胛骨外展：
前鋸肌、腰大肌與腰小肌、喙肱肌
穩定並保護肩關節：
旋轉肌群、三角肌
使肘關節伸展：
肱三頭肌

使前臂旋前：
旋前方肌與旋前圓肌
維持手部的完整性：
手部及腕部內在肌群

下肢

向心收縮

使髖關節屈曲：腰大肌、髂肌
使髖關節屈曲並內收：
恥骨肌、內收長肌與內收短肌
使膝關節伸展：膝關節肌、股廣肌

使踝關節背屈：
脛前肌
使足部外翻：
腓骨肌

提醒

　　本式的脊椎動作與側烏鴉式幾乎相同，但本式的脊椎伸展幅度可能稍大（趨近中立），讓整條脊椎能更均勻地轉動。

　　在本式中，足部的扣合動作可以讓雙腿維持對稱，而雙腿及髖關節要對稱，代表脊椎的轉動幅度必須大於髖關節的轉動幅度。在雙腿包住手臂的情況下，本式的扭轉程度會比側烏鴉式小，因為下側腿不需移動到手臂上方，而是待在下面。

　　正如在半魚王式當中，如果你的脊椎不能旋轉到本式所需的角度，你可能會發現肋廓上的肩胛骨扭轉較多。另外，雙腿包住手臂的動作可以創造出一個頗為穩定的中心轉軸，使得本式的難度比較偏向平衡及柔軟度，而不在於力量。

探究呼吸

　　相較於側烏鴉式靠上臂抬高身體並支撐重量，本式必須在不靠上臂支撐重量的情況下「吊起」下半身。哪個姿勢更容易呼吸？哪個體位法會需要比較多能量，或較少？哪個體位法能讓橫膈膜更自由地移動？在做本式左右不同方向時，有沒有感覺到什麼變化？

孔雀式

英文名 Peacock Pose

梵文名 Mayurasana（讀音：馬優拉撒那）

mayura ＝孔雀

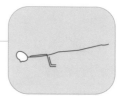

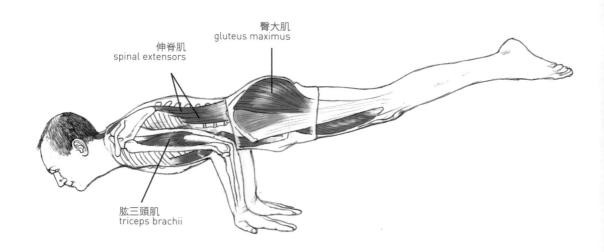

臀大肌
gluteus maximus

伸脊肌
spinal extensors

肱三頭肌
triceps brachii

骨骼關節動作		
脊椎	**上肢**	**下肢**
頸椎伸展、胸椎屈曲、腰椎伸直	肩胛骨外展、肩關節內收、肘關節屈曲、前臂旋後、腕關節背屈	髖關節伸直並內收、膝關節伸直、踝關節蹠屈

部分肌肉動作	
脊椎	
向心收縮	
使頸椎伸展： 頭後直肌、頭上斜肌 使下胸椎屈曲： 腰大肌（上側肌纖維）	使腰椎伸直： 伸脊肌（下側肌纖維）

上肢

向心收縮	*離心收縮*
使肩胛骨外展： 前鋸肌、胸大肌與胸小肌、喙肱肌 **穩定並保護肩關節：** 旋轉肌群、三角肌 **使肩關節穩定：** 肱二頭肌、肱肌 **使前臂旋後：** 旋後肌 **維持手部的完整性：** 手部及腕部內在肌群	**使肘關節穩定：** 肱三頭肌

下肢

向心收縮	
使髖關節伸直、內轉並內收： 膕旁肌、內收大肌、臀大肌	**使膝關節伸直：** 膝關節肌、股廣肌 **使踝關節蹠屈：** 比目魚肌

提醒

　　跟其他鳥式（鷹式、烏鴉式、公雞式等）一樣，孔雀式牽涉到胸椎屈曲、肩胛骨外展以及頸椎伸展的動作。在大多數手臂平衡體位中，前臂是旋前的，但本式卻是旋後的，這會改變肘關節的動作，也可能會使用到不同的肌肉。

　　孔雀式有種變化式是將腿部呈蓮花坐，一般而言比較容易執行，因為腿部盤起就縮短了槓桿力臂。

探究呼吸

　　在本式中，腹肌會啟動以對抗肘關節對內臟造成的壓力，腹部臟器會受到橫膈膜與骨盆膈膜前後方向的擠壓，以及上下方向的壓力。如果你長時間維持本式，會使用哪處空間來呼吸？由於維持這個姿勢需要耗費極大的肌肉力量，呼吸量也減到最低，因此這個姿勢通常維持不了多久。

孔雀起舞式

英文名 Feathered Peacock Pose

梵文名 Pincha Mayurasana（讀音：品查 – 馬優拉撒那）

pincha ＝一根尾羽；mayura ＝孔雀

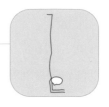

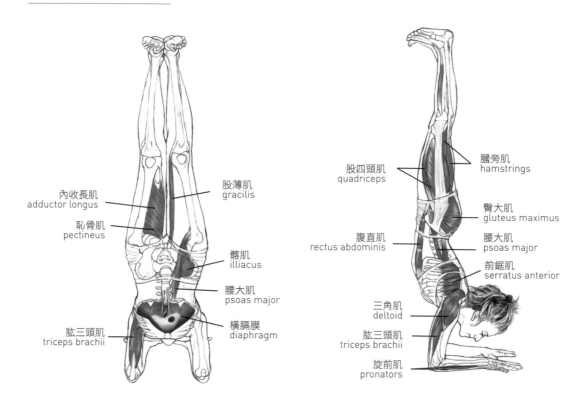

內收長肌
adductor longus

恥骨肌
pectineus

肱三頭肌
triceps brachii

股薄肌
gracilis

髂肌
illiacus

腰大肌
psoas major

橫膈膜
diaphragm

股四頭肌
quadriceps

腹直肌
rectus abdominis

三角肌
deltoid

肱三頭肌
triceps brachii

旋前肌
pronators

膕旁肌
hamstrings

臀大肌
gluteus maximus

腰大肌
psoas major

前鋸肌
serratus anterior

骨骼關節動作

脊椎	上肢	下肢
伸展	肩胛骨外展、上轉並上提；肩關節屈曲並內收；肘關節屈曲；前臂旋前	髖關節中立伸直並內收、膝關節伸直、踝關節背屈

部分肌肉動作

脊椎

向心收縮	*離心收縮*
將頭部抬離地面： 頭後直肌、頭上斜肌 **維持脊椎伸展，防止垂落成屈曲狀態：** 伸脊肌	**防止向後翻落：** 腰大肌（上側肌纖維）、腰小肌、腹肌

上肢

向心收縮	離心收縮
使肩胛骨外展、上轉並上提： 前鋸肌 **穩定並保護肩關節：** 旋轉肌群、三角肌 **對抗肩關節伸展：** 前三角肌 **使肩關節屈曲並內收：** 肱二頭肌、前三角肌 **使前臂旋前：** 旋前方肌與旋前圓肌 **維持手部的完整性：** 手部及腕部內在肌群	**對抗肘關節屈曲，防止臉部撞到地面：** 肱三頭肌

下肢

向心收縮	離心收縮
維持髖關節中立伸直並內收： 膕旁肌、內收大肌、臀大肌 **使髖關節內收：** 股薄肌 **使膝關節伸直：** 膝關節肌、股廣肌 **使踝關節背屈：** 脛前肌	**防止腿部向後翻落：** 腰大肌

提醒

在本式中，找到肩關節的清晰連接可以讓肩胛骨自由地在肋廓上滑動，胸椎較能輕易伸展，肋廓也有更多呼吸空間。胸椎的活動度會有所幫助，就像上犬式一樣，你的胸椎伸展得越多，下背部和頸椎就越不需要伸展。

如果前臂習慣性緊繃（無論發生在旋後肌，亦或是橈骨和尺骨之間的骨間膜），無法完全旋前，你的手肘可能會向外轉開，或者雙手會靠攏。人們通常以為這代表肩膀緊繃或手腕無力，但其實與前臂的活動度有關。

後背肌肉（如闊背肌）的緊繃也會造成肱骨內轉而把肘部拉向兩側。這種感覺像是「肩部緊繃」，但其實可以透過側彎和其他釋放身體兩側和後背的動作來解決。

探究呼吸

本式的支撐基礎是由前臂、肋廓和胸椎所構成，這些結構需要穩定才能保持平衡。過多的胸式呼吸會干擾前臂支撐的能力嗎？另一方面，由於腿部和骨盆的重量以及腰椎的弧度都需要靠腹部肌肉支撐，腹部運動過多會不會適得其反？如果你把注意力集中在一個於體內順暢均勻運行的呼吸模式，你會注意到什麼？

支撐頂立式

英文名 Supported Headstand

梵文名 Salamba Sirsasana（讀音：薩朗姆巴－希爾撒撒那）

sa＝和……在一起；alamba＝倚靠之處、支撐物；sirsa＝頭

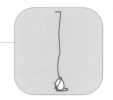

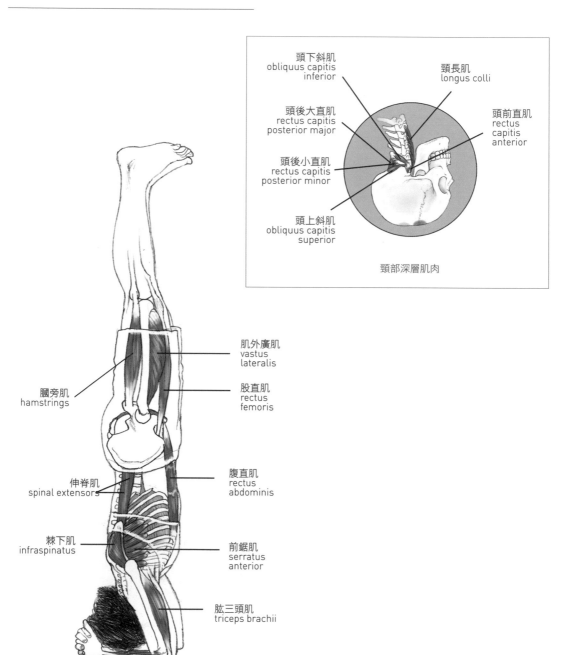

頭下斜肌
obliquus capitis
inferior

頸長肌
longus colli

頭後大直肌
rectus capitis
posterior major

頭前直肌
rectus
capitis
anterior

頭後小直肌
rectus capitis
posterior minor

頭上斜肌
obliquus capitis
superior

頸部深層肌肉

肌外廣肌
vastus
lateralis

股直肌
rectus
femoris

膕旁肌
hamstrings

伸脊肌
spinal extensors

腹直肌
rectus
abdominis

棘下肌
infraspinatus

前鋸肌
serratus
anterior

肱三頭肌
triceps brachii

骨骼關節動作		
脊椎	**上肢**	**下肢**
中立	肩胛骨上轉、肩關節屈曲並內收、肘關節屈曲、前臂中立、手部及手指屈曲	髖關節中立伸直並內收、膝關節伸直、踝關節背屈

部分肌肉動作	
脊椎	
向心收縮	*離心收縮*
調校向心收縮與離心收縮，以維持脊椎的中立狀態： 伸脊肌與屈脊肌	平衡並穩定寰樞關節和寰枕關節： 頭前直肌、頭後大直肌與頭後小直肌、頭上斜肌與頭下斜肌、頭長肌與頸長肌
上肢	
向心收縮	*離心收縮*
使肩胛骨上轉： 前鋸肌 **穩定並保護肩關節：** 旋轉肌群、三角肌 **維持手部的完整性：** 手部及腕部內在肌群	**對抗肘關節屈曲：** 肱三頭肌
下肢	
向心收縮	*離心收縮*
維持髖關節中立伸直並內收： 膕旁肌、內收大肌、臀大肌 **使髖關節內收：** 股薄肌 **使膝關節伸直：** 膝關節肌、股廣肌 **使踝關節背屈：** 脛前肌	**防止腿部向後翻落：** 腰大肌

提醒

此體位法中，關於應該用頭顱哪個位置來支撐重量，有很多不同說法。對一些人來說，顱骨上的理想重量落點是在囟會穴（bregma），這是冠狀縫和矢狀縫的交界處，亦即額骨與兩塊頂骨的交接點，這樣會使你的最終姿勢略為趨向弓形，使用到的背部肌肉比身體前側肌肉更加活躍，更容易達到平衡。如果把重量落點移到更靠近頭頂的地方，脊椎會更趨向中立，身體前後兩側之間的動作也會更為平衡。

很多人的脊椎都會不對稱或微幅轉動，在本式中有時會很明顯。請留意下方插圖中作者脊椎微幅轉動、側彎及其他不對稱的現象。

對於一些人來說，在本式中做到髖關節完全伸直可能不太容易。如果在本式中腹肌沒有成為部分的支撐力，你可以讓髖關節屈曲來保持平衡，讓力量集中在後背部肌肉。

一般都說這個體位（和其他倒立體位）會增加大腦的供氧，因為重力牽引會使流向頭部的血流增加，但這種說法並不準確。無論你跟重力之間的狀態如何，循環系統都具有控制流向身體任何部位血液量的機制。（雖然有觀察顯示，身體姿勢會導致主要血管受到反轉或壓迫，造成局部血壓變化，但這不能跟血液流動和氧氣輸送混為一談。）換言之，倒立確實增加了下肢靜脈回流的機會，以及改善淋巴引流的可能性。

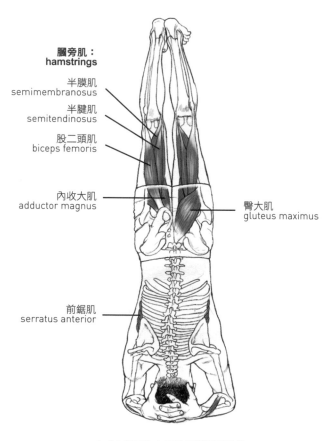

膕旁肌：
hamstrings

半膜肌
semimembranosus

半腱肌
semitendinosus

股二頭肌
biceps femoris

內收大肌
adductor magnus

臀大肌
gluteus maximus

前鋸肌
serratus anterior

本式突顯了作者脊椎不對稱的現象。

即使你偏好本式的「囟會穴版」，以直腿的方式進入體位（打算最後再加深微彎的幅度），練習以屈曲雙腿的動作來進入本式仍能幫你培養更強的力量、協調性和適應性。挑戰看看你能否不靠跳躍就抬起足部、撐住雙腿的重量，並在屈膝頂立式（acunchanasana）中停留一點時間做幾組呼吸。

探究呼吸

如果本式的支撐力量來自脊椎深層內在肌群以及腿部、軀幹和肩帶肌肉的協調動作，那麼你的體重就更容易在重力作用下得到支撐。在維持本式所需的肌肉力量降到最低的情況下，你是否感覺到呼吸平靜又有效率？這個倒立體位有沒有讓橫膈膜的某些動作更加明顯？在倒立動作中，你能否感覺到橫膈膜對內臟起了不同作用？這對它們的運動又帶來怎樣的影響？

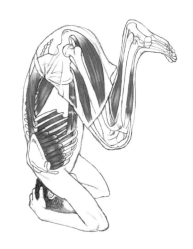

屈膝頂立式

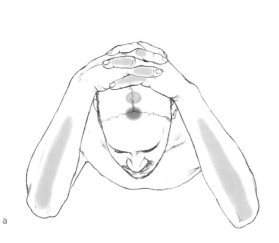

a

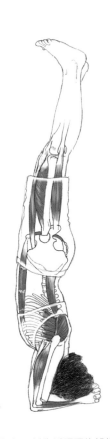

b

以囟會穴支撐身體重量（圖 a 的深藍色圓點），會使最終姿勢呈現微幅屈曲（見圖 b）。以靠近頭頂的部位（百會穴）支撐身體（圖 a 的淺藍色圓點），會將脊椎導向更中立的位置。

蠍子式

英文名 Scorpion Pose

梵文名 Vrschikasana（讀音：弗斯奇卡撒那）

vrschana ＝蠍子

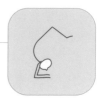

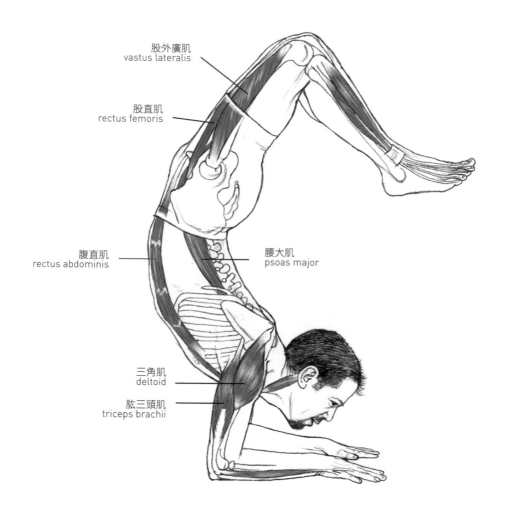

股外廣肌
vastus lateralis

股直肌
rectus femoris

腹直肌
rectus abdominis

腰大肌
psoas major

三角肌
deltoid

肱三頭肌
triceps brachii

骨骼關節動作		
脊椎	上肢	下肢
伸展	肩胛骨上轉、內收並上提；肩關節屈曲並內收；肘關節屈曲；前臂旋前	髖關節伸展並內收、膝關節屈曲、踝關節蹠屈

部分肌肉動作

脊椎

向心收縮

將頭部抬離地面：
頭後直肌、頭上斜肌
使脊椎極度伸展：
伸脊肌

防止身體向後翻落：
腰大肌（上側肌纖維）、腰小肌、腹肌

上肢

向心收縮

穩定並保護肩關節：
旋轉肌群、三角肌
對抗肩關節伸展，並使其內收：
肱二頭肌、前三角肌
使前臂旋前：
旋前方肌與旋前圓肌
維持手部的完整性：
手部及腕部內在肌群

離心收縮

在肩胛骨內收時使其保持穩定：
前鋸肌
對抗肘關節屈曲，防止臉部撞到地面：
肱三頭肌

下肢

向心收縮

使髖關節伸展、內轉並內收，並使膝關節屈曲：
膕旁肌、內收大肌、臀大肌

向心收縮

使髖關節內收、膝關節屈曲：
股薄肌

提醒

　　孔雀起舞式有時會被視為蠍子式的預備式。蠍子式的重心較低，所以更容易維持平衡。要從孔雀起舞式加深後彎程度進入蠍子式，肩胛骨需要在後背一起滑動，使肋廓朝地面壓低，有助於提高胸椎的活動度。頭部也能上抬，胸椎也可以更加伸展。此外，原本位於兩肩之間的平衡點也會移動到脊椎下方接近薦骨處。而在轉移平衡點時，上抬頭部是重要步驟，否則腿部有可能導致身體往後翻落。

　　當雙膝彎曲，雙腳朝頭部移動時，膕旁肌正處於最短的施力長度，在嘗試進行髖部伸展和膝蓋屈曲的腿部動作時，肌肉可能會抽筋。如果你想把注意力放在讓自己能夠離開本式以及返回孔雀起舞式那種脊椎相對中立的狀態，建議你先小幅度地練習，在能夠掌控的情況下進入並離開本式。

向上弓式（輪式）

英文名 Upward Bow Pose（Wheel Pose）

梵文名 Urdhva Dhanurasana（讀音：烏德瓦－達紐拉撒那）

urdhva＝向上；dhanu＝弓

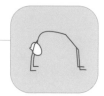

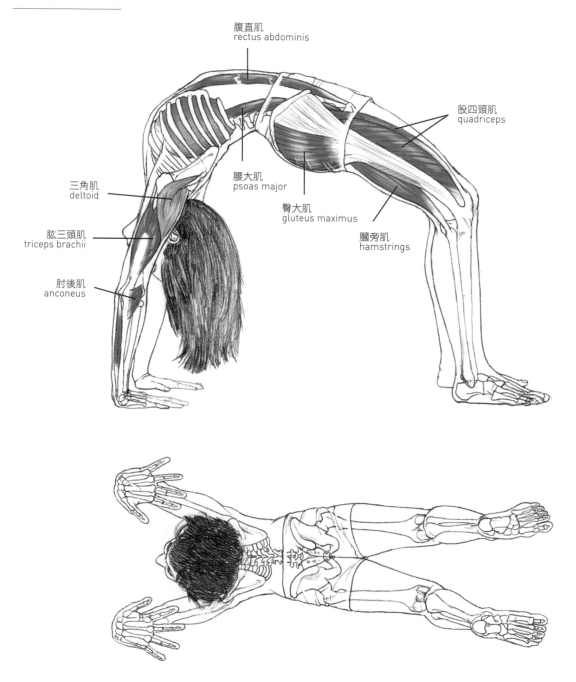

腹直肌
rectus abdominis

股四頭肌
quadriceps

三角肌
deltoid

腰大肌
psoas major

臀大肌
gluteus maximus

膕旁肌
hamstrings

肱三頭肌
triceps brachii

肘後肌
anconeus

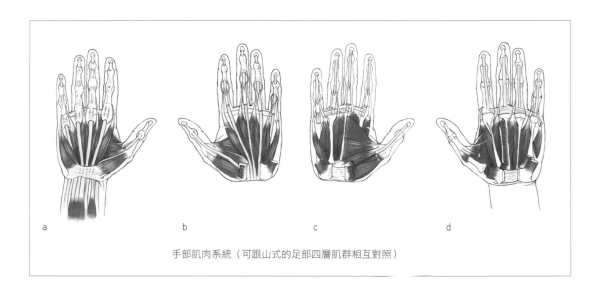

手部肌肉系統（可跟山式的足部四層肌群相互對照）

骨骼關節動作

脊椎	上肢	下肢
伸展	肩胛骨上轉並上提、肩關節屈曲、肘關節伸展、前臂旋前、腕關節背屈、手部及手指伸展	髖關節伸展並內轉、膝關節屈曲、踝關節蹠屈

部分肌肉動作

脊椎

向心收縮 *離心收縮*

將頭部抬離地面：
頭後直肌、頭上斜肌
使脊椎極度伸展：
伸脊肌

防止腰椎過度伸展：
腰小肌、腹肌

上肢

向心收縮

使肩胛骨上轉並上提：
前鋸肌
穩定並保護肩關節：
旋轉肌群、三角肌
使肩關節屈曲：
肱二頭肌、前三角肌

使肘關節伸展：
肱三頭肌
使前臂旋前：
旋前方肌與旋前圓肌
維持手部的完整性：
手部及腕部內在肌群

下肢

向心收縮

使髖關節伸展：
膕旁肌、臀大肌
使髖關節伸展、內轉並內收：
內收大肌、股薄肌

使膝關節伸展：
膝關節肌、股廣肌

提醒

　　對一些人而言，進入本式比維持姿勢還要來得更難。當你嘗試把身體向上推時，用雙腿把身體重量推向手臂會增加手臂的工作量，使上半身更難抬離地面。把注意力放在運用髖部伸展來抬高骨盆，把身體重量拉向雙腿，可能會讓上肢更容易抬起。

　　許多肌肉都有助於伸展髖部，其中大多數不是內收肌就是外展肌。擁有內收和內轉功能的髖關節伸肌（例如內收大肌）比擁有外展和外轉功能、會把你的膝蓋分開的髖關節伸肌（例如臀大肌）更有用。保持雙腿不外轉也不張開，能支持從雙腿通過薦髂關節而進入脊椎的力量路徑。

　　在本式中，你的雙臂要能在頭頂自由移動。肩胛骨的活動度和肩關節的承重路線通暢就能辦到這點。髖關節也必須能伸展開來。如果你的肩帶和髖關節動得不夠，那麼腰椎就會產生過度活動。

探究呼吸

　　如果你嘗試在向上弓式中做深呼吸，會注意到什麼事？當你在本式中嘗試吸氣，你幾乎無法更加擴張身體前側。如果你專心呼氣或嘗試平靜和緩的呼吸，你會注意到什麼？無論你嘗試哪種呼吸模式，在本式中，肌肉的動作越有效率，發力時所需的氧氣就越少。

側棒式（聖哲婆吒式）

英文名 Side Plank Pose（Sage Vasistha's Pose）

梵文名 Vasisthasana（讀音：瓦西斯塔撒那）

vasistha ＝聖人；最傑出的、最棒的、最富有的

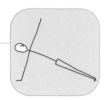

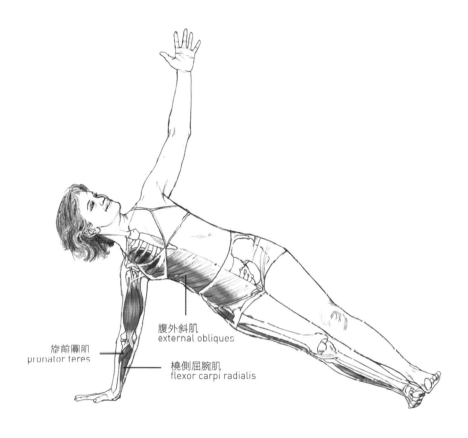

旋前圓肌
pronator teres

腹外斜肌
external obliques

橈側屈腕肌
flexor carpi radialis

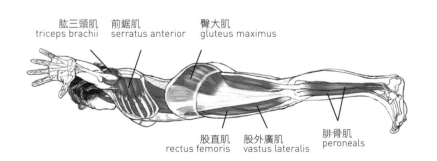

肱三頭肌
triceps brachii

前鋸肌
serratus anterior

臀大肌
gluteus maximus

股直肌
rectus femoris

股外廣肌
vastus lateralis

腓骨肌
peroneals

骨骼關節動作				
脊椎	上肢			下肢
		下側手臂	跪立腿	
中立	肩胛骨中立、肩關節外展、肘關節伸直	前臂前、腕關節背屈	前臂及腕關節中立	髖關節中立伸直並內收、膝關節伸直、踝關節背屈

部分肌肉動作

脊椎

向心收縮與離心收縮交替進行	向心收縮	離心收縮
保持脊椎中立正位： 伸脊肌與屈脊肌	**防止上側髖關節向前扭動：** 腹外斜肌（上側）；腹內斜肌（下側） **使頭部上轉：** 頭夾肌（上側）；胸鎖乳突肌（下側） **防止髖關節往地面倒落：** 腰方肌（下側）	**防止髖關節向後倒落：** 腹內斜肌（上側）；腹外斜肌（下側）

上肢

向心收縮

維持肩胛骨在胸廓上的位置：
前鋸肌
穩定並保護肩關節：
旋轉肌群
使肩關節外展：
三角肌

使肘關節伸直：
肱三頭肌
使前臂旋前：
旋前方肌與旋前圓肌
維持手部的完整性：
手部及腕部內在肌群

下肢

向心收縮

維持髖關節中立伸直並內收：
膕旁肌、內收大肌、臀大肌
使膝關節伸直：
膝關節肌、股廣肌

使踝關節背屈：
脛前肌
使足部外翻：
足部內外在肌群

提醒

　　和鱷魚式及手倒立式一樣，這個體位的重大挑戰並非在於靈活度，而在於脊椎與腿部如何成一直線並維持中立，以及如何維持這個手臂對抗重力的簡單姿勢。這種身體跟重力之間的不對稱關係，代表肌肉必須不對稱地施力，才能維持身體對稱，基本上等於斜放下來的山式。

　　重力會透過許多途徑把身體拉離山式：脊椎可能會扭轉、髖部可能往前傾或肩膀往後倒（或者相反）、下側肩胛骨和下側腿可能同時內收、骨盆可能往地面垂落。不過修習者也很容易因為把骨盆抬得太高，或者過度對抗或放棄對抗重力，造成脊椎朝上或朝下側彎，而有矯枉過正的問題。

　　側棒式雖簡單，但並不容易做到。

探究呼吸

　　從呼吸的角度來看，你能不能發現本式跟無支撐肩立式的共通點？兩者都是具有挑戰性的平衡姿勢，必須靠腹部與胸部肌群做出許多穩定的動作。本式可以用手臂支撐身體並維持平衡，所以是否看似比較簡單？深呼吸會不會破壞姿勢穩定？

桌式

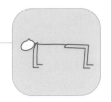

英文名 Four-Footed Tabletop Pose

梵文名 Chatus Pada Pitham（讀音：恰土斯－帕達－皮坦姆）

chatur ＝四；pada ＝足部；pitham ＝凳子、座位、椅子、長椅

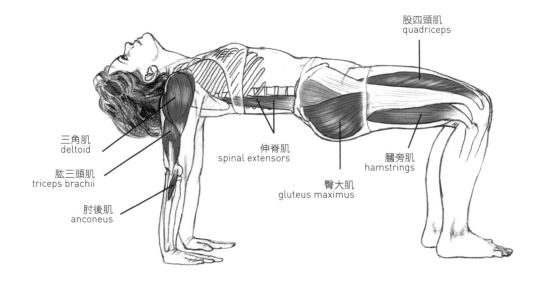

股四頭肌
quadriceps

三角肌
deltoid

伸脊肌
spinal extensors

肱三頭肌
triceps brachii

膕旁肌
hamstrings

肘後肌
anconeus

臀大肌
gluteus maximus

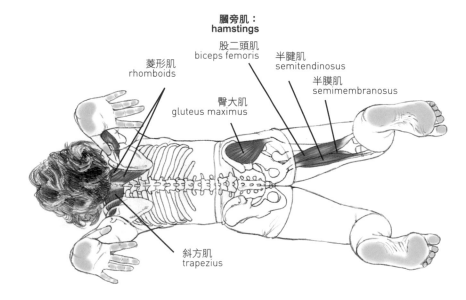

膕旁肌：
hamstings

股二頭肌
biceps femoris

半腱肌
semitendinosus

菱形肌
rhomboids

半膜肌
semimembranosus

臀大肌
gluteus maximus

斜方肌
trapezius

骨骼關節動作

脊椎	上肢	下肢
頸椎伸展、胸椎與腰椎微幅伸展	肩胛骨內收並上提；肩關節伸展；肘關節伸直；腕關節背屈	薦骼關節後翹、髖關節伸直並內收、膝關節屈曲、踝關節背屈

部分肌肉動作

脊椎

向心收縮	*離心收縮*
使脊椎（尤其是胸彎曲）伸展： 伸脊肌	**防止頸椎與腰椎過度伸展：** 頸部前側肌肉、腰小肌、腹肌

上肢

向心收縮

使肩胛骨內收並上提： 菱形肌、提肩胛肌 **使肩關節穩定並防止肱骨頭前突：** 旋轉肌群 **使肩關節伸展並內收：** 肱三頭肌（長頭）、大圓肌、後三角肌	**使肘關節伸直：** 肱三頭肌 **使前臂旋前：** 旋前方肌與旋前圓肌 **維持手部的完整性：** 手部及腕部內在肌群

下肢

向心收縮

使髖關節伸直： 膕旁肌、臀大肌 **使髖關節伸直、內轉並內收：** 內收大肌、股薄肌	**使膝關節伸直：** 膝關節肌、股廣肌

提醒

　　無論是本式還是反向棒式，在身體離開地板的同時伸直髖關節，都會對腿部後側肌肉產生負荷。就像向上弓式一樣，髖關節伸直、內收加上腿部內轉，可以消除薦骨和下背部的壓力。

　　本式（和反向棒式）也需要伸展肩關節，並用肩胛骨的活動來支撐住伸展的動作。大多數人通常不太熟悉伸展手臂負重的體位法，這類動作可能會顯示出肩關節和上胸部前側的習慣性緊繃。

探究呼吸

　　桌式與向上弓式不同，本式並非脊椎極度伸展的體位法，因此不會使胸腔後側的呼吸動作受到限制。然而，肩關節處手臂的伸展是否會限制胸腔前側的運動（尤其當胸部前側習慣性地緊繃）？如果你促使呼吸更移向腹部，會注意到什麼事？在身體背側上提、腹側放鬆的情況下，本式是個有趣的機會，讓修習者比較呼吸動作被引導到腹部及胸部時有什麼不同。是否有某些呼吸模式會對體位的穩定性產生更大的影響？其他呼吸模式有沒有幫助上肋廓擴張？

重點提示：你無法「使用膕旁肌」抬起骨盆

　　你可能會在課堂上聽到這種指令：「用你的膕旁肌抬起你的骨盆」或「啟動股四頭肌，上提膝蓋骨」。雖然這些特定肌肉確實參與了動作，但這些指令是有待商榷的。

　　從肌肉的角度來看，一個動作永遠有多塊肌肉同時參與；即使是同一個動作，不同的人也會使用不同的肌肉，或者同一條肌肉的使用程度也不同。以神經系統的角度來看，我們無法只使用特定的運動神經連結膕旁肌肌肉，就啟動膕旁肌。我們可以做的是計畫創造出一種和「啟動膕旁肌」相關的感覺，然後讓運動神經和肌肉為我們創造這種感覺。根據我們用作範本的感覺，這個行為可能會真的會啟動膕旁肌，也可能不會（或者有可能會用上膕旁肌以外的肌肉）。關於我們可以直接實行動作模式到什麼程度，這些指令給人錯誤的概念。

　　我們當然可以啟動膕旁肌（或腰大肌、股四頭肌或任何其他俗稱的肌肉）來做動作，但動作會產生是因為我們組織起整個運動模式，而不是因為我們可以命令神經系統啟動肌肉。教學情境中要下指令時，簡單描述或演示動作，讓每個人的身體找到自己的動作方式，會是更加準確、誠實和包容的做法。

反向棒式

英文名 Upward Plank Pose

梵文名 Purvottanasana（讀音：普爾伏坦阿撒那）

purva ＝前方、東方；ut ＝強烈的；tan ＝伸展、拉長

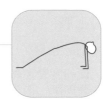

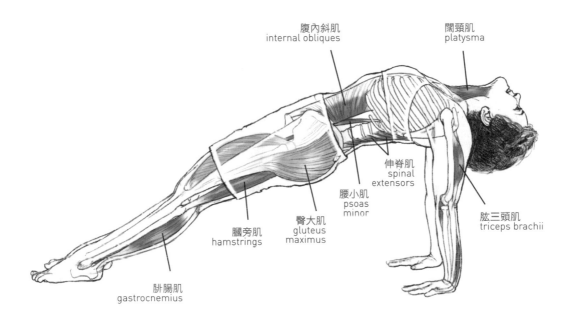

腹內斜肌
internal obliques

闊頸肌
platysma

伸脊肌
spinal extensors

腰小肌
psoas minor

肱三頭肌
triceps brachii

臀大肌
gluteus maximus

膕旁肌
hamstrings

腓腸肌
gastrocnemius

骨骼關節動作		
脊椎	上肢	下肢
伸展	肩胛骨下轉、內收並上提；肩關節伸展；肘關節伸直；腕關節背屈	薦骼關節後翹、髖關節伸直並內收、膝關節伸直、踝關節蹠屈

部分肌肉動作	
脊椎	
向心收縮	離心收縮
使脊椎（尤其是胸彎曲）伸展：伸脊肌	防止頸椎與腰椎過度伸展：頸部前側肌肉、腰小肌、腹肌

上肢

向心收縮	離心收縮
使肩胛骨下轉、內收並上提： 菱形肌、提肩胛肌 **使肩關節穩定並防止肱骨頭前突：** 旋轉肌群 **使肩關節伸展並內收：** 肱三頭肌（長頭）、大圓肌、後三角肌	**使肘關節伸直：** 肱三頭肌 **使前臂旋前：** 旋前方肌與旋前圓肌 **維持手部的完整性：** 手部及腕部內在肌群

下肢

向心收縮	
使髖關節伸直、內轉並內收： 膕旁肌、內收大肌、臀大肌	**使膝關節伸直：** 膝關節肌、股廣肌 **使踝關節蹠屈：** 比目魚肌

提醒

本式的挑戰之一是在腰椎伸展和髖關節伸直之間維持平衡。在本式的重力關係中，同時進行膝蓋伸展和髖部伸直會對雙腿後側肌肉造成負擔，為了伸直膝關節，有時會犧牲一點髖關節的伸直程度。因此桌式可以作為反向棒式的預備式。肩胛骨、肩關節及上背部在本式中的動作，跟支撐肩立式非常相似，儘管這些部位在此二式中處於不同的重力關係，而且不需屈曲頸椎把頭部帶向前面。

探究呼吸

如同桌式，請留意本式的肩關節伸展動作有沒有限制胸腔前側的呼吸動作。如果你促使呼吸更移向腹部，會不會妨礙維持髖關節與膝關節伸直的動作？

Boden, S.D., D.O. Davis, T.S. Dina, N.J. Patronas, and S.W. Wiesel. 1990. Abnormal magnetic resonance scans of the lumbar spine in asymptomatic subjects: A prospective investigation. *J Bone Joint Surg Am* 72(3): 403-408.

Boos, N., R. Rieder, V. Schade, K.F. Spratt, N. Semmer, and M. Aebi. 1995. 1995 Volvo Award in clinical sciences. The diagnostic accuracy of magnetic resonance imaging, work perception, and psychosocial factors in identifying symptomatic disc herniations. *Spine* 20(24): 2613-2625.

Boos, N., N. Semmer, A. Elfering, V. Schade, I. Gal, M. Zanetti, R. Kissling, N. Buchegger, J. Hodler, and C.J. Main. 2000. Natural history of individuals with asymptomatic disc abnormalities in magnetic resonance imaging: Predictors of low back pain-related medical consultation and work incapacity. *Spine* 25(12): 1484-1492.

Borenstein, D.G., J.W. O'Mara Jr., S.D. Boden, W.C. Lauerman, A. Jacobson, C. Platenberg, D. Schellinger, and S.W. Wiesel. 2001. The value of magnetic resonance imaging of the lumbar spine to predict low-back pain in asymptomatic subjects: A seven-year follow-up study. *J Bone Joint Surg Am* 83(9): 1306-1311.

Desikachar, T.K.V. 1995. *The Heart of Yoga, Revised Edition* Inner Traditions, Simon and Schuster and personal notes of Leslie Kaminoff, 1988-2009.

Gaskin, D.J., and P. Richard. 2011. Appendix C: The economic costs of pain in the United States. In *Relieving Pain in America: A Blueprint for Transforming Prevention, Care, Education, and Research* by the Institute of Medicine (US) Committee on Advancing Pain Research, Care, and Education. Washington (DC): National Academies Press (US).

Geiss, A., K. Larsson, B. Rydevik, I. Takahashi, and K. Olmarker. 2007. Autoimmune properties of nucleus pulposus: An experimental study in pigs. *Spine* 32(2): 168-173.

Gerritsen, R.J.S., and G.P.H. Band. 2018. Breath of life: The respiratory vagal stimulation model of contemplative activity. *Front Hum Neurosci* 12: 397. doi:10.3389/fnhum.2018.00397

Gertzbein, S.D., M. Tile, A. Gross, and R. Falk. 1975. Autoimmunity in degenerative disc disease of the lumbar spine. *Orthop Clin North Am* 6(1): 67-73.

Goel, A. 2019. Is the term degenerative "spinal canal stenosis" a misnomer? *J Craniovertebr Junction Spine* 10(2): 75-76. doi:10.4103/jcvjs.JCVJS_43_19

Jarvik, J.J., W. Hollingworth, P. Heagerty, D.R. Haynor, and R.A. Deyo. 2001. The longitudinal assessment of imaging and disability of the back (LAIDBack) study: Baseline data. *Spine* 26(10): 1158-1166.

Jensen, M.C., M.N. Brant-Zawadzki, N. Obuchowski, M.T. Modic, D. Malkasian, and J.S. Ross. 1994. Magnetic resonance imaging of the lumbar spine in people without back pain. *N Engl J Med* 331(2): 69-73.

Kapandji, A.I. 2008. *Physiology of the Joints*, Volume 3: The Vertebral Column, Pelvic Girdle and Head, 6th ed. New York: Churchill Livingstone.

Krishnamacharya, T. *Yoga Makaranda*. Translated by L. Ranganatha and N. Ranganatha. 2006. https://yogastudies.org/wp-content/uploads/Yoga_Makaranda.pdf

Laban, R. 1966. *The Language of Movement: A Guidebook to Choreutics*. Great Britain: Macdonald and Evans.

Lundberg, J.O., G. Settergren, S. Gelinder, J.M. Lundberg, K. Alving, and E. Weitzberg. 1996. Inhalation of nasally derived nitric oxide modulates pulmonary function in humans. *Acta Physiol Scand* 158(4): 343-347. doi:10.1046/j.1365-201X.1996.557321000.x

Mallinson, J., Singleton M., 2017. *Roots of Yoga* Penguin Classics

Marshall, L.L., E.R. Trethewie, and C.C. Curtain. 1977. Chemical radiculitis: A clinical, physiological, and immunological study. *Clin Orthop Relat Res* 129: 61-67.

Patañjali's Yoga Sutras. 1987. An Introduction, Translation, and Commentary by T.K.V. Desikachar. Affiliated East-West Press P. Ltd.

Pontarotti, P. 2016. *Evolutionary Biology: Convergent Evolution, Evolution of Complex Traits.* Springer. p. 74. ISBN 978-3-319-41324-2.

Powell, M.C., M. Wilson, P. Szypryt, E.M. Symonds, and B.S. Worthington. 1986. Prevalence of lumbar disc degeneration observed by magnetic resonance in symptomless women. *Lancet* 2(8520): 1366-1367.

Rashbaum, I.G., and J.E. Sarno. 2003. Psychosomatic concepts in chronic pain. Arch Phys Med Rehabil 84(3 Suppl 1): S76-80.

Sarno, J.E. 1977. Psychosomatic backache. *J Fam Pract* 5(3): 353-357.

Vyasa. Bhagavad Gita: The Song of God. Translated by Swami Mukundananda Jagadguru Kripaluji Yog 2013.

Weber, H. 1982. 1982 Volvo Award in Clinical Science. Lumbar disc herniation: A controlled, prospective study with ten years of observation. *Spine* 8: 131-140.

Weishaupt, D., M. Zanetti, J. Hodler, and N. Boos. 1998. MR imaging of the lumbar spine: Prevalence of intervertebral disc extrusion and sequestration, nerve root compression, end plate abnormalities, and osteoarthritis of the facet joints in asymptomatic volunteers. *Radiology* 209(3): 661-666.

Wiesel, S.W., N. Tsourmas, H.L. Feffer, C.M. Citrin, and N. Patronas. 1984. A study of computer-associated tomography: I. The incidence of positive CAT scans in an asymptomatic group of patients. *Spine* 9(6): 549-551.

Wood, K.B., T.A. Garvey, C. Gundry, and K.B. Heithoff. 1995. Magnetic resonance imaging of the thoracic spine. Evaluation of asymptomatic individuals. *J Bone Joint Surg Am* 77(11): 1631-1638.

Wrangham, R. 2009. *Catching Fire: How Cooking Made Us Human.* Basic Books.

參考資料與出處 BIBLIOGRAPHY AND RESOURCES

參考資料

以下是第二至第四章，以及體位法分析的參考書籍：

Adler, S.S., D. Beckers, and M. Buck. 2003. *PNF in Practice*. 2nd ed. New York: Springer.

Clemente, C.D. 1997. *Anatomy: A Regional Atlas of the Human Body*. 4th ed. Philadelphia, PA: Lippincott William & Wilkins.

Gorman, D. 1995. *The Body Moveable*. 4th ed. Guelph, Ontario: Ampersand Press.

Gray, H., S. Standring, H. Ellis, and B.K.B Berkovitz. 2008. *Gray's Anatomy: The Anatomical Basis of Clinical Practice*. 40th ed. Edinburgh; New York: Elsevier Churchill Livingstone.

Kapit, W., and L.M. Elson. 1993. *The Anatomy Coloring Book*. 2nd ed. New York: HarperCollins College Publishers.

Kendall, F.P., E.K. McCreary, and P.G. Provance. 1993. *Muscles, Testing and Function*. 4th ed. Philadelphia, PA: Lippincott Williams & Wilkins.

Keynes, R, D. Aidley, C. L.-H. Huang. 2011. *Nerve and Muscle*. 4th ed. New York: Cambridge University Press

Myers, T. 2001. *Anatomy Trains: Myofascial Meridians for Manual and Movement Therapists*. Philadelphia, PA: Churchill Livingstone.

Netter, F.H. 1997. *Altas of Human Anatomy*. 2nd ed. East Hanover, NJ: Novartis.

Platzer, W. 2004. *Color Atlas and Textbook of Human Anatomy. Volume 1: Locomotor System*. 5th ed. New York: Thieme.

出處

雷斯利・卡米諾夫的「Yoga Anatomy」網站—這個個人網站包含作者的生平介紹、連絡資訊、國際教學行程表、預約方式、線上訓練資訊以及其 e-Sutra 部落格和其他寫作計畫內容：www.yogaanatomy.org

艾美・馬修斯的「Movement Practices」網站—這個個人網站包含作者的生平介紹、聯絡資訊、線上課程與面對面課程的教學行程表，以及線上訓練資訊：www.movementpractices.com

「呼吸計畫中心」（The Breathing Project, Inc.）—位於美國紐約市，由雷斯利・卡米諾夫創立的非營利教學機構，提供針對動作訓練教師的進階課程以及大眾治療課程：www.breathingproject.org

「奎師那瑪查瑞瑜伽中心」（Krishnamacharya Yoga Mandiram）—位於印度清奈，由瑜伽宗師德悉卡恰創辦的機構，以奎師那瑪查瑞瑜伽教學法為主：www.kym.org

邦妮・班布里基・柯恩（Bonnie Bainbridge Cohen）的「身心平衡技法學校」（School for Body-Mind Centering）—位於美國加州艾索布蘭特市（El Sobrante），提供以發展取向為主的動作再教育訓練以及重整訓練：www.bodymindcentering.com

有關梵文常用拼音，請參考 YogaJournal 的線上資源；www.yogajournal.com/poses

有關梵文名詞的學術性翻譯，請參考 The Cologne Digital Sanskrit Dictionaries；www.sanskrit-lexicon.uni-koeln.de

註：星號表示僅供圖文參考之用。

	關節	頁碼
脊椎	頸椎	54*
		150-151
		241-242
		248-249
		268-269
		282-283
		290*
		292-295
	腰椎	54*
		133*
		143-145
		178-179
		201-203
		218-219
		254*
		275-276
		298-300
	胸椎	54*
		198-199
		201-203
		250-251
		275-276
		282-283
		290*
		290-291
		296-297

肌肉索引　MUSCLE INDEXES

註：星號表示僅供圖文參考之用。

肌肉	頁碼
臀肌（臀大肌、臀中肌、臀小肌）	129-130
	133-135
	131-132
	140-142
	164-165
	167-168
	207-209
	263*
	304-305
膕旁肌（股二頭肌、半腱肌、半膜肌）	131-132
	134-136
	143-144
	146-149
	170-171
	182-183
	185-186
	207-209
	210*
	224-227
	260-263
	264-265
	292-294
	304-306
髂腰肌複合體（腰大肌、腰小肌、髂肌）	133-135
	137-138
	143-144
	223-226
	275-276
	282-283
	290-291
闊背肌	149*
	157-158
	164*
	204-205
	218-219
	272-274
	278-279
提肩胛肌	241-242

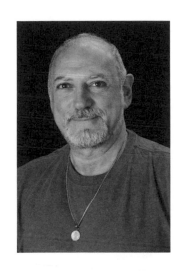

雷思利 · 卡米諾夫（Leslie Kaminoff）是瑜伽教育家，深受瑜伽宗師德悉卡恰建立的傳統所啟發，德悉卡恰是享譽世界的權威之一，他使用著重呼吸的個人化瑜伽進行療癒。雷思利是「呼吸計畫中心」的創始人，這個位在紐約市的非營利組織致力於讓瑜伽、運動和身體經驗之社群的教育變得更豐富。卡米諾夫是廣受國際肯定的專家，在瑜伽和呼吸解剖學領域擁有四十多年的經驗，他曾在全球許多重要的瑜伽協會、學校和培訓課程當中主持工作坊，也協助舉辦國際研討會，並積極參與目前有關美國瑜伽老師及治療師認證標準方面的論辯。

卡米諾夫是備受推崇的瑜伽部落格 e-Sutra 的創始人，也創作了大量數位內容，包括 yogaanatomy.net 上大受歡迎的線上課程。雷思利和他於公於私的伴侶莉迪雅 · 曼一起旅行和教書，他們現居紐約市和麻薩諸塞州鱈魚角。

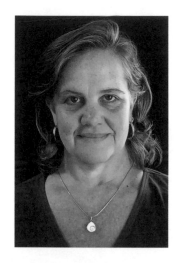

　　艾美‧馬修斯（Amy Matthews）自 1994 年以來一直在美國和世界各地教授身心動作課程和工作坊。她結合了經驗解剖學、運動學、胚胎學和動作發展與教育學、教育哲學和運動實踐的研究，在許多大學和工作室中教授身體認證課程。

　　馬修斯是身心平衡技法的教師、嬰幼兒動作發展教師、認證合格的拉邦動作分析師、動作治療師和瑜伽老師。她與莎拉‧巴納比（Sarah Barnab）共同創立了「嬰兒專案中心」，並與卡米諾夫共同創建了呼吸計畫中心的進階課程。

　　她現居緬因州和紐約市。詳情可見網站 www.movementpractices.com。

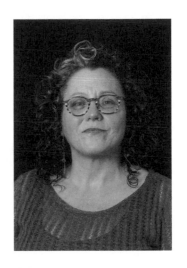

　　莉迪亞‧曼（Lydia Mann）是本書的視覺顧問和第三版插畫繪者，也是一位多才多藝的工作者，身兼藝術家、設計師、技術專家、活動企畫和插畫繪者，對人體解剖學和事物如何組合有著特殊的興趣。她曾在 Gil Hedley、Lauri Nemetz 和雷思利‧卡米諾夫的指導下學習解剖，並為雷思利和艾美的線上基礎課程設計了培訓資料。她為第一版《瑜伽解剖書》拍攝了瑜伽模特兒的照片（見第 120 頁的照片）並設計了美國版封面之後，她很高興能有機會為最新版提供插圖。

　　莎朗‧艾里斯（Sharon Ellis）是醫學插圖畫家，她與艾美‧馬修斯和雷思利‧卡米諾夫合作，為《瑜伽解剖書》的第一版和第二版繪製了解剖學插圖，並擁有這些插圖的版權。欲查詢使用許可，請聯繫：ellismed@aol.com。

國家圖書館出版品預行編目資料

瑜伽解剖書：解開瑜伽與人體的奧祕 / 雷思利.卡米諾夫(Leslie Kaminoff), 艾美.馬修斯(Amy Matthews)著；謝維玲,林侃璇譯. -- 增修三版. -- 新北市：大家出版：遠足文化事業股份有限公司發行, 2023.08
面； 公分
譯自：Yoga anatomy, 3rd ed.
ISBN 978-626-7283-31-8(平裝)

1.CST: 瑜伽 2.CST: 人體解剖學

411.15   112011390

better 17
瑜伽解剖書：解開瑜伽與人體的奧祕 增修三版

Yoga Anatomy third edition

作者·雷思利·卡米諾夫（Leslie Kaminoff）、艾美·馬修斯（Amy Matthews）｜繪圖者·莎朗·艾里斯（Sharon Ellis）、莉迪亞·曼（Lydia Mann）｜譯者·謝維玲、林侃璇｜解剖學名詞審定·曾國藩｜二、三、五至七章二版內容審定·趙子杰、吳惠美｜美術設計·林宜賢｜編輯協力·洪郁萱、邵可霓｜行銷企畫·陳詩韻｜責任編輯·楊琇茹｜總編輯·賴淑玲｜社長·郭重興｜發行人·曾大福｜出版者·大家出版/遠足文化事業股份有限公司｜發行·遠足文化事業股份有限公司（讀書共和國出版集團）新北市新店區民權路108-2號9樓　電話·(02)2218-1417 傳真·(02)2218-8057　劃撥帳號·19504465　戶名·遠足文化事業股份有限公司｜法律顧問·華洋法律事務所　蘇文生律師｜印製·凱林彩印股份有限公司｜定價·650元｜ISBN·978-626-7283-31-8(平裝)·9786267283349(PDF)·9786267283356(EPUB)｜初版一刷·2009年5月｜增修三版一刷·2023年8月｜有著作權·侵犯必究｜本書如有缺頁、破損、裝訂錯誤，請寄回更換｜本書僅代表作者言論，不代表本公司/出版集團之立場與意見